放射医学基础知识

主　编　鹿巧霞　陈丙力　叶　平　张庆锋
　　　　　刘　侃　张　静　张　野

中国海洋大学出版社
·青岛·

图书在版编目（CIP）数据

放射医学基础知识 / 鹿巧霞等主编 . -- 青岛：中国海洋大学出版社，2024. 11. -- ISBN 978-7-5670-3966-7

Ⅰ. R81

中国国家版本馆 CIP 数据核字第 20248EY042 号

放射医学基础知识

FANGSHE YIXUE JICHU ZHISHI

出版发行	中国海洋大学出版社
社　　址	青岛市香港东路 23 号　　邮政编码　266071
出 版 人	刘文菁
网　　址	http://pub.ouc.edu.cn
订购电话	0532-82032573（传真）
责任编辑	王　慧　　　　　　　电　　话　0532-85901092
电子信箱	shirley_0325@163.com
印　　制	青岛中苑金融安全印刷有限公司
版　　次	2024 年 11 月第 1 版
印　　次	2024 年 11 月第 1 次印刷
成品尺寸	185mm × 260 mm
印　　张	19. 5
字　　数	431 千
印　　数	1—1000
定　　价	98. 00 元

发现印装质量问题，请致电 0532-85662115，由印刷厂负责调换。

前言 FOREWORD

　　本书由华夏影像诊断中心联合国内部分临床一线优秀医师共同编写,按照国家对放射主治医师的专业素质要求,对放射医学技术、断层解剖、医用对比剂技术、介入放射学等与临床应用紧密相关的学科知识做了详细的汇总,总结了临床常见的医学问题、科学前沿问题、技术原理等。目的是丰富临床一线医师的专业知识,提高其临床实践能力,培养其独立思考、解决问题的能力。

　　本书内容共七章,第一章总结了历年考试的重点、难点、高频考点,第二章涉及 X 线的基本理论与应用,第三章涉及 CT 的成像原理与成像特点,第四章涉及磁共振成像原理及应用技术,第五章涉及影像诊断常用的对比剂及其不良反应,第六章涉及介入放射学的基本理论及应用,第七章涉及全身各部位的断层解剖知识。

　　本书具有科学系、系统性、实用性,深入浅出,以点带面,便于理解和记忆,既方便主治医师掌握和应用放射医学基础知识,也可以作为住院医师、主治医师、规培人员考试的参考书。

　　受编者学科水平所限,书中难免存在不足之处,恳请广大读者提出宝贵意见,以便再版时完善。希望我们在放射医学领域共同进步。

《放射医学基础知识》编委会

2024 年 5 月

目 录 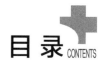CONTENTS

第一章　考点总结

第一部分　基础知识

1. 胃网膜右动脉是胃十二指肠动脉的分支。胃网膜左动脉是脾动脉的分支。
2. 肋软骨钙化开始于第 1 对肋骨，最后发生于第 2 对肋骨。
3. 肋骨骨折好发于第 4～7 对肋骨。
4. 第 8～10 对肋骨的肋软骨依次连于上位肋软骨的下缘，形成肋弓。
5. 不规则骨包括髋骨、颞骨、蝶骨、筛骨等。短骨包括腕骨和跗骨等。扁骨包括顶骨、胸骨、肋骨等。
6. 小肠分为6组：① 十二指肠。② 空肠上段，位于左上腹。③ 空肠下段，位于左中腹。④ 回肠上段，位于右中腹。⑤ 回肠中段，位于右中下腹。⑥ 回肠下段，位于盆腔内。
7. 肩袖由肩胛下肌、冈上肌、冈下肌和小圆肌的肌腱组成，不包括大圆肌的肌腱。
8. 胰腺体尾的标志为脾静脉，肠系膜上静脉是胰颈和胰体的分界线。
9. 胰腺钩突左前方，CT 显示两个血管断面，右侧应是肠系膜上静脉，左侧应是肠系膜上动脉。
10. 颅底孔道内通过的结构见表 1-1。

表 1-1　颅底孔道及其中通过的结构对照

颅底孔道	通过的结构
盲孔	导静脉
筛孔	嗅神经
视神经管	视神经、眼动脉、视神经硬膜鞘
眶上裂	动眼神经、滑车神经、三叉神经眼支、外展神经、眼静脉
圆孔	三叉神经上颌支
卵圆孔	三叉神经下颌支、上颌动脉副脑膜支、导静脉（岩小神经）
棘孔	脑膜中动脉
破裂孔	岩大神经
颈动脉孔	颈内动脉

颅底孔道	通过的结构
内听道	面神经、前庭蜗神经
颈静脉孔	舌咽神经、迷走神经、脊髓副神经降支、颈内静脉
舌下神经管	舌下神经
枕骨大孔	延髓与脊髓在此分界,椎动脉、副神经的脊髓根通过枕骨大孔

11. 寰枢关节脱位的最佳检查方法为 CT＋三维重建。

12. 胸骨角是胸骨柄与胸骨体的连接处,向前凸,两侧与第 2 对肋骨前端连接,平对气管分叉及第 4、5 胸椎椎体间隙。

13. 胸骨角与第 4 胸椎下缘连线为中、上纵隔分界。第 8 胸椎水平线下缘为中、下纵隔分界。

14. 膈有三个裂孔,在第 12 胸椎水平有主动脉裂孔,在第 10 胸椎水平有食管裂孔,在第 8 胸椎水平有腔静脉孔。

15. 主动脉裂孔内有主动脉、奇静脉、胸导管。食管裂孔内有食管、迷走神经、胃左动脉升支。

16. 额叶和顶叶的分界为中央沟。

17. 最容易显示顶枕沟的扫描方向为矢状位。

18. 肺野的横向划分:分别在第 2 对肋骨、第 4 对肋骨前端下缘各引一条水平线,将肺分为上野、中野、下野。肺野的纵向划分:分别将两侧肺纵行分为三等份,即将肺分为内带、中带、外带。

19. 小脑半球借上脚、中脚、下脚分别与中脑、脑桥、延髓相连接。

20. 小肠淋巴滤泡最丰富的部位是回肠末端。

21. 胃一般可分为 4 种形态:牛角型、钩型、瀑布型、长型(无力型)。

22. 上颌窦是最大的鼻旁窦,它开口于中鼻道的前份。额窦开口于中鼻道的筛漏斗。筛窦分为前、中、后组,前、中组开口于中鼻道,后组开口于上鼻道。蝶窦开口于蝶筛隐窝。

23. 前组鼻窦包括额窦、上颌窦、前组筛窦。后组鼻窦包括后组筛窦、蝶窦。

24. 眼眶构成骨:筛骨、蝶骨、腭骨、上颌骨、泪骨、颧骨、额骨。

口诀:颧额(腭)蝶筛泪上颌。

25. 左前斜位摄片最失真的部位为右后部位组织。

26. 男性尿道有三处狭窄,分别在尿道内口、尿道膜部和尿道外口,其中以尿道外口最窄。

27. 食管的三个压迹:主动脉弓压迹、左主支气管压迹、左心房压迹。

28. 正常男性尿道长 15～20 cm;女性尿道较短,长度为 3～5 cm。

29. 颈椎矢状径小于 10 mm、腰椎矢状径小于 15 mm 为椎管狭窄。侧隐窝矢状径小于 2 mm 为狭窄。

30. 正常成年男子的前列腺不超过 5 cm。前列腺增生超过耻骨联合上缘 20 mm。

31. 输尿管全长为 25～30 cm，一般有三处较明显的狭窄，分别位于输尿管的起始部、跨越小骨盆上口处和穿膀胱壁处。

32. 腹部 CT 中，与输尿管走行最邻近的是腰大肌。

33. 肠腔扩张的标准：小肠管直径≥3 cm，左半结肠管直径≥5 cm，右半结肠管直径≥7 cm。

34. 成人十二指肠全长为 20～25 cm。十二指肠球部皱襞为纵行、彼此平行的条纹，是溃疡的好发部位；降部以下黏膜皱襞的形态与空肠相似，呈羽毛状。十二指肠憩室好发于降部。

35. 十二指肠在降部内侧缘的中部无横行皱襞。

36. 鼻咽侧位片上，正常咽后壁厚度是 3.0 mm。顶后壁不超过 1.5 mm。

37. 未成年人腺样体（咽扁桃体）厚度与成年人腺样体厚度相同的年龄是 15 岁左右。

38. 正常成人股骨头直径约为 4.5 cm；髋臼直径约为 3.5 cm，角度为 12°～30°。

39. 肾旁前间隙是后腹膜与肾前筋膜之间的区域，侧方为侧椎筋膜，间隙内包括升结肠、降结肠、十二指肠水平部和大部分胰腺。肾周间隙位于肾前筋膜及肾后筋膜之间，内含肾上腺、肾脏、肾脏血管及周围的脂肪囊。肾旁后间隙位于肾后筋膜及腹横筋膜之间，仅含脂肪组织。

40. 三叉神经有三个分支：眼神经、上颌神经、下颌神经。眼神经经过眶上裂，上颌神经经过圆孔，下颌神经经过卵圆孔。

41. 唯一自脑干背面出脑的脑神经是滑车神经。

42. 眼动脉是由颈内动脉第一支发出的。

43. 钱伯林线是指硬腭后缘到枕骨大孔后上缘的连线。齿突超过腭枕线 3 mm 可诊断为颅底凹陷症（可将腭枕线理解为钱伯林线）。

44. 向大脑皮质旁中央小叶供血的动脉是大脑前动脉。

45. 颅骨圆形低密度影可能为蛛网膜颗粒压迹。

46. 左侧位心影呈椭圆形，上段为升主动脉，下段为右心室，中段由右心室的漏斗部与肺动脉主干构成。

47. 显示主动脉弓及主肺动脉窗的最佳位置是左前斜位。显示左心房的最佳体位是右前斜位。

48. 右前斜位片上心脏后缘自上而下依次为左心房、右心房。前缘自上而下依次为肺动脉、右心室。

49. 右肺门上部由上肺静脉干、上肺动脉及下肺动脉干后回归支构成，下部由右下肺动脉干构成；左肺门上部主要由左肺动脉构成。

50. 后前位胸片心左缘：上段为主动脉球（主动脉弓、主动脉结等）。中段为肺动脉段（主干），正常呈凹陷，又称心腰。下段为左心室。中段与下段交界处为左心耳，正常时不能与左心室区分，当左心房增大时，左心耳会突出。

51. 由主动脉弓发出的三支动脉自右向左为头臂干、左侧颈总动脉、左侧锁骨下动脉。

52. 常见的肺副叶：下副叶、左中副叶、后副叶、奇叶。

53. 在右上肺叶的内侧部分，副裂为一弧形条状阴影，呈纵形走向，凸面向外，止于肺门上方，呈倒置的豆点状，称为奇叶。

54. 叶间裂自膈内侧开始向上、向内斜形到肺门为弧形细线条影，此叶位于下叶的前内部，呈楔状，底部靠膈，尖端指向肺门，称为下副叶。

55. 正常成人奇静脉的横径范围为 3～7 mm。

56. 正常成人右下肺动脉的最大横径应为 1.5 cm。

57. 侧位胸片上，在气管影下端前方的椭圆形致密阴影，为右上肺静脉干侧位投影。

58. 第三蠕动波是食管环状肌的局限性不规则收缩运动，形成波浪状或锯齿状边缘，出现突然，消失迅速，多发于食管下段，常见于老年人和食管贲门失弛缓症患者。

59. 生理性钙化包括侧脑室脉络丛钙化、基底节钙化、小脑幕钙化、松果体钙化、大脑镰钙化。垂体钙化是病理性钙化。

60. 大脑中动脉的中央支称豆纹动脉。

61. 蝶鞍侧位片上前后径及深径分别为 11.5 mm 和 9.5 mm。

62. 颅中窝孔裂由前到后依次为圆孔、卵圆孔、破裂孔、棘孔。

63. 眶上裂上界为蝶骨小翼，下界为蝶骨大翼阴影，内侧为蝶骨体。

64. 按走行方向，眼外肌分为直肌和斜肌，直肌 4 条，即上直肌、下直肌、内直肌、外直肌。斜肌 2 条，有上斜肌和下斜肌。

65. 4 条直肌、上斜肌均起始于眶尖部视神经孔周围的总腱环。下斜肌不起自眶尖的总腱环。

66. 前交叉韧带起于胫骨髁间隆突的前方，向后上外行，呈扇形止于股骨外侧髁的内侧面。后交叉韧带起于胫骨髁间隆突的后方，向前上内走行，止于股骨内侧髁外侧面后部。

记忆方法：前交叉，前前外内；后交叉，后后内外。

67. 肺腺泡直径为 4～7 mm。

68. 正常前庭导水管宽度小于 1.5 mm。

69. 乙状窦前缘到外耳道的正常距离为 1～1.5 cm。

70. 正位胸片上可以显示的胸膜：右肺叶间裂（水平裂）。

71. 大脑动脉环（Willis 环）由前交通动脉、大脑前动脉始段、颈内动脉末段、后交通动脉和大脑后动脉始段吻合而成。

记忆方法：两前两后一颈内。

72. 第三脑室正常宽度约为 5 mm。

73. 轴位相上鼻咽腔呈双梯形。

74. 扣带回绕过胼胝体压部后向下延伸，并向内侧卷折形成的结构是海马。

75. 经窦汇以上的横断层面上，小脑幕与大脑镰后端连成"Y"形，小脑幕与大脑镰的交接处是自前上斜向后下，因此层面偏高时小脑幕被切得少，而大脑镰被切得多，两者连成长"Y"形,当层面偏低时则呈宽"Y"形。经窦汇的横断层面上,大脑镰消失,小脑幕直接与后方的窦汇相连成"V"形。呈"V"形和"Y"形,"杯口"内的脑组织为幕下结构,主要是小脑上蚓和小脑上池;"杯口"以外是幕上结构,主要为端脑枕叶。经窦汇以下的横断层面上,小脑幕呈"M"(双峰)形,随层面下移则呈"八"字形。"双峰"之间的脑组织为幕下结构,"双峰"以外则为幕上结构。"八"字形以前的脑组织为幕上的端脑枕叶,"八"字形以后则为幕下的小脑。

76. 鞍上池内结构包括垂体柄、视束、颈内动脉、视交叉、基底动脉。

77. 基底节主要包括尾状核、豆状核、屏状核、杏仁复合体。
豆状核与尾状核称纹状体。屏状核的外侧为最外囊。

78. 锤骨、砧骨、镫骨构成听骨链。

79. 胸膜腔位置最低的部分为肋膈隐窝。全膈的最低点是后肋膈角。

80. 奇叶只见于右肺上叶纵隔旁,没有独立的支气管。叶间裂有四层胸膜,不是独立的肺叶。

81. 右肾比左肾低 1～2 cm。

82. 半卵圆中心为皮层下纤维。

83. 正常变异较大的脑池是枕大池。

84. 原发综合征的典型表现为原发灶、肺门淋巴结及结核性淋巴管炎组成的哑铃状影。

85. 急性血行播散型肺结核,3～4 周出现大小均匀、密度均匀、分布均匀的弥漫粟粒结节,亚急性、慢性期时,病灶趋于不均匀,大小不一。

86. 正常胸部后前位 X 线片上见双侧第1、2后肋下缘对称的细条状阴影为胸膜返折影。

87. 男性乳头的位置,相当于第 6 胸椎水平。

88. 胆总管分为 4 段:十二指肠上段、十二指肠后段、胰腺段、十二指肠壁内段(最短)。

89. 肾上腺正常侧支厚度不超过 1 cm。胆囊炎患者的胆囊壁超过 0.3 cm。正常胆总管内径一般为 0.5～0.8 cm。

90. 结肠双对比 X 线造影检查可显示的最小解剖单元是结肠无名沟。

91. 胸椎旁线为左侧纵隔胸膜反折到降主动脉内侧所形成。

92. 前纵隔线为左、右两侧肺壁、脏层胸膜在胸骨后接近所形成。

93. 后纵隔线为两肺脏、壁层胸膜在食管后方相互靠近所形成。

94. 食管胸膜线为右肺胸膜与充气的食管右壁形成,呈凸面向左的线条影。

95. 临床上所指的胃窦部常为幽门部。

96. 结肠全长约 1.5 m。结肠袋到达乙状结肠时逐渐消失。

97. 气钡双重造影,一般服钡后 6 h 可达结肠肝曲。

98. 胆囊三角组成:胆囊管、肝总管、肝脏。

99. 胆囊呈梨形,分为胆囊底、胆囊体、胆囊颈、胆囊管。

100. 肠系膜上动脉的直接分支为<u>中结肠动脉</u>。

101. 肾门向肾内延续的一个较大的腔称为<u>肾窦</u>。肾实质与肾门之间的间隙为<u>肾窦</u>。

102. 出入肾门的结构合称肾蒂,包括肾动脉、肾静脉、肾盂、淋巴管和神经。解剖顺序由<u>前</u>向<u>后</u>是肾静脉、肾动脉、肾盂,由<u>上</u>向<u>下</u>是肾动脉、肾静脉、肾盂。

103. <u>心包上隐窝</u>位于主动脉弓的右后方。

104. 在泌尿生殖系统中舟状窝是指男性尿道末段膨大部。

105. 成人脊髓下缘平<u>第 1 腰椎下缘</u>,新生儿的脊髓下缘较低,平<u>第 3 腰椎下缘</u>。

106. 肺段支气管的分布:右肺分为 10 段,左肺分为 8 段。

右肺上叶:<u>尖段</u>、<u>前段</u>、<u>后段</u>。右肺中叶:<u>内侧段</u>、<u>外侧段</u>。右肺下叶:<u>背段</u>、<u>内基底段</u>、<u>前基底段</u>、<u>外基底段</u>、<u>后基底段</u>。

左肺上叶:<u>前段</u>、<u>尖后段</u>、<u>上舌段</u>、<u>下舌段</u>。左肺上下叶:<u>背段</u>、<u>内前基底段</u>、<u>外基底段</u>、<u>后基底段</u>。

107. 蛛网膜下腔是蛛网膜与软脑膜之间的间隙。

108. 软组织的 CT 值为 <u>30～60 HU</u>;脂肪的 CT 值是 <u>−100～−30 HU</u>;血肿的 CT 值为 <u>40～80 HU</u>,大于 94 HU 可排除血肿,考虑钙化;水的 CT 值为 <u>0</u>。

109. 肝脏分段的标记:肝中静脉将肝分为左叶、右叶。<u>肝左静脉</u>将左肝分为内、外两段。<u>肝右静脉</u>将右肝分为前、后两段。

110. 肝左、右分界以<u>正中裂</u>为界。<u>肝圆韧带裂</u>为肝左内叶及左外叶的分界。镰状韧带<u>不</u>是分界标志。

111. 游离性胸腔积液的概括见表 1-2。

表 1-2　游离性胸腔积液

量的分类	标准及特点
少量	未达第 4 前肋前缘。胸腔积液量少于 200 mL 不显示;胸腔积液 200～250 mL,肋膈角变钝;膈面模糊
中量	达第 2～4 前肋前缘。立位:外高内低、凹面向上的弧形阴影下部呈均匀高密度影,横膈被掩盖。卧位:大片均匀模糊影
大量	在第 2 前肋前缘以上。全胸部或肺尖以外的大部分胸部呈大片均匀浓密阴影。间接征象:纵隔移位或肋间隙增宽等

112. X 线成像波长范围为 <u>0.008～0.031 nm</u>。

113. X 线的特性:<u>穿透性</u>、<u>荧光效应</u>、<u>感光效应</u>、<u>电离效应</u>。

114. X 线的<u>穿透性</u>是 X 线成像的基础。透视主要利用 X 线的<u>穿透性</u>与荧光作用。<u>感光效应</u>是 X 线摄影的基础。<u>生物效应</u>是放射治疗的基础,也是进行 X 线检查时需要注意防护的原因。<u>电离</u>效应是放射损伤的基础。

115. 人体对 X 线吸收最多的为<u>骨骼</u>。空气对 X 线吸收最少。一般骨骼对 X 线的吸收量＞肌肉对 X 线的吸收量＞脂肪对 X 线的吸收量＞空气对 X 线的吸收量。

116. X 线管产生的 X 线仅占 <u>1%</u> 以下,99% 以上转化为热能。

117. 产生 X 线的基本条件:① <u>电子源</u>;② <u>高速电子流</u>;③ <u>高真空</u>;④ <u>电子轰击钨靶</u>。

118. 使 X 线清晰度降低的是<u>伴影</u>。

119. 一般应用 X 线选择应先选普通检查,再考虑造影,但是非绝对,例如,胃肠道检查首先应选用<u>钡剂造影</u>。

120. 棘球蚴病多发生在<u>西北牧区</u>。<u>血吸虫病多发生在华东和中南湖区</u>。

121. 软组织间产生对比度最好的组织是<u>活体肺</u>。

122. 软 X 射线波长长,采用<u>钼靶管球</u>,用于乳腺检查,管电压 <u>40 kV</u> 以下。

123. X 线透视与 X 线片的优点、缺点对比见表 1-3。

表 1-3　X 线透视与 X 线片的优点、缺点对比

普通检查	优点	缺点
X 线透视	简便、经济、快速,可以多角度转动观察,是动态的	影像空间分辨率差,影像细节显示欠清晰,不利于防护,无永久记录
X 线片	空间分辨率、密度分辨率较高,不受体厚或密度影响,X 线量较 X 线透视降低,有永久记录	不能反映动态变化

124. 放射防护包括主动防护与被动防护。主动防护的目的是尽量减少 X 线的发射剂量,限制每次检查的照射次数;被动防护的目的是使受检者尽可能少接受射线剂量。

125. 被动防护可以采取<u>屏蔽防护</u>和<u>距离防护</u>原则。屏蔽防护通常采用 <u>X 线管壳</u>、<u>遮光筒</u>、<u>光圈</u>、<u>滤过板</u>。

126. 各种特殊检查的特点及其应用见表 1-4。

表 1-4　各种特殊检查的特点及其应用

特殊检查	特点及其应用
体层摄影	用于重叠较多和处于较深部位的病变,用于检查气管、支气管、肺
软线摄影	采用钼靶管球、软 X 射线,用于乳腺的检查
高电压摄影	采用 120 kV 以上的电压摄片,用高比值隔板、小焦点,常用于胸部、心脏、胸部肿块的检查
放大摄影	采用微焦点,显示细微病变

127. CR 对肺内渗出性和结节性病变的检出率都高于传统的 X 线成像;由于<u>空间分辨率不足</u>,显示肺间质与肺泡病变不及传统的 X 线图像。

128. CR 的简介见表 1-5。

表 1-5　CR 的简介

项目	具体内容
特点	有 IP 成像板(磷光体构成)
工作原理	X 线管照射人体 → X 线成像→信息读出处理→数字式平片
优点	将信息转换为数字信息,能提高图像密度分辨、显示功能,采用图像后处理,降低辐射剂量,有图像存档与传输系统
缺点	时间分辨率差,空间分辨率差

129. 胃肠双对比造影可显示微皱襞,胃微皱襞包括胃小凹和胃小区。

130. DR 与 CR 比较,空间分辨率进一步提高,信噪比高,成像速度快,曝光量更低,探测器寿命更长;缺点为难以与原有 X 线设备匹配。

131. CR 采用数字影像记录板,DR 采用 X 线平板探测器。

132. 非晶硅平板探测器将 X 线直接转换成电信号。

133. CT 扫描设备:高压发射器、X 线球管、准直器(决定扫描层的厚度)、探测器(将 X 线信号转为电信号)、扫描架和扫描床。

134. 前准直器控制扫描层厚度;后准直器使探测器只接受垂直入射探测器的射线,阻止散射线。实际图像代表的层厚要大于准直宽度。

135. CT 重建方法包括傅里叶变换法、直接反投影法、滤波反投影法、迭代法、卷积反投影法。最常用是滤波反投影法。

136. 螺旋扫描应用滑环技术,曝光的同时检查床同步匀速移动,探测器同时采集数据,又称容积扫描。

137. 单层螺旋 CT 的 X 线束为薄扇形。多层螺旋 CT 的 X 线束为锥形。

138. 256 层 CT 完成整个胸部扫描的时间为 1 s;320 层 CT 完成肝脏扫描的时间为 0.5 s。心脏多层螺旋 CT 扫描的层厚为 0.625 mm。

139. 螺旋 CT 扫描与传统 CT 扫描相比最重要的优势是容积扫描。

140. 电子束 CT 可以推断冠状动脉壁钙化的狭窄程度。

141. CT 显示器所表现的高度信号的等级差别称为灰阶。

142. 人眼识别的灰阶范围是 16 个。

143. 窗宽:最亮灰阶所代表 CT 值与最暗灰阶所代表 CT 值的跨度。窗顶 =(窗位 + 窗宽)/2。

144. 窗位:窗宽上限所代表 CT 值与下限所代表 CT 值的中心值。窗底 =(窗位 - 窗宽)/2。

145. 窗宽确定图像 CT 值的跨度,窗位决定观察变化的区域;窗宽越窄,密度分辨力越高。

146. 螺距为球管旋转一周扫描床移动距离与准直器宽度的比。准直器宽度大于进床距离时螺距小于 1。

147. 像素是构成数字图像矩阵的基本单位(二维)。体素是代表一定厚度的三维的体积单元。实际上像素是体素在成像时的体现。

148. 螺距大于 1 时,密度分辨率降低;观察颅内血管结构时,螺距应小于 1。

149. 观察后颅凹,取听眶上线;对鞍区病变,常用冠状位扫描;扫描幕下部位,CT 扫描基线最好平行于上眶耳线。

150. 高分辨力扫描:高毫安秒(mAs)、薄层厚(一般为 1～2 mm)、大矩阵、高空间分辨力算法。支气管扩张应选择的 CT 扫描方式为高分辨力扫描。

151. 靶扫描提高的是空间分辨率。

152. 灌注扫描主要有组织血流量(CBF)、组织血容量(CBV)、平均通过时间(MTT)、峰值时间(TTP)等测量指标。无血液阻力指数参数。

153. 灌注扫描的临床应用:超急性期脑梗死的诊断、肿瘤灌注、肝肾功能的评价、心肌灌注。

154. CT 椎管造影对比剂一定是非离子对比剂,而且一定要说明书上明确表明用于蛛网膜下腔。

155. 目前小肠的充气造影尚未取得成功。

156. CT 透视不用螺旋扫描,主要作用是实时导引穿刺针;还可以在增强扫描时自动启动扫描,即 CT 值监测激发扫描。

157. 三维重建:多平面容积再现(MPVR)、表面阴影遮盖(SSD)、容积再现(VR)、仿真内镜(CTVE)、最大密度投影(MIP)、最小密度投影(Min-IP)。

158. 二维重建:多平面重建(MPR)、曲面重建(CPR)、计算容积重建(CVR)。

159. 新的血管 CT 仿真内窥镜已能从图像上分别将血管壁与钙化着伪彩色,可以分辨钙化性和非钙化性血管狭窄。

160. 几种图像后处理技术的特点见表 1-6。

表 1-6 几种图像后处理技术的特点

后处理技术	特点
MPR	常规进行的是横断图像重建,把横断图像的像素叠加起来回到三维容积排列上,然后根据需要组成不同方位的断层图像,最常用,可观察肿块性病变的长轴
SSD	可用于胸腹大血管、肺门及肺内血管、肠系膜血管、肾血管及骨与关节的三维显示
MIP	测量血管最准确的 CT 后处理技术
VR	可用于血管成像,骨骼与关节以及尿路、支气管树、肌束的三维显示
CTVE	主要用于胃肠道的内壁、血管和气管内壁、膀胱内壁甚至鼻道和副鼻窦内腔的观察

161. 高档 CT 的空间分辨力可达 24 LP/cm。

162. CT 的空间分辨力为 20 LP/cm,则像素大小为 0.25 mm。

163. 影响空间分辨力的因素有探测器的大小、探测器排列的紧密程度、采集的原始数据总量、重建算法。

164. 矩阵表示一个横成行、纵成列的数字阵列。扫描野(FOV)/矩阵=像素。矩阵越大,像素越小,空间分辨率越高。CT 图像的显示矩阵往往等于或大于采集矩阵。

165. 层厚越薄,密度分辨率越低,空间分辨率越高;层厚越厚,密度分辨率越高,空间分辨率越低。密度分辨率和空间分辨率是相反的。空间分辨率与密度分辨率、信噪比(SNR)都成反比。空间分辨率=采集矩阵/FOV×层厚。

166. 噪声主要影响图像的密度分辨力。噪声与体素的大小有直接关系,体素越大,接受光子越多,光子分布的均匀性越高,噪声越小,密度分辨率越高。

167. 降低噪声的措施:增加 mAs,提高电压,增加准直宽度,增加单位体素内光子量。噪声增加的主要原因为单位体素内光子量减少。

168. 信噪比(SNR)越大说明噪声对信号的影响越小,信号传递质量就越高,图像质量就越高。

169. 为了减少部分容积效应的发生,对较小的病灶尽量采用薄层扫描。

170. CT 的空间分辨率低于平片。

171. 脑灌注扫描用于诊断超早期(6 h 以内)脑梗死。CTA 是目前疑似冠心病患者的最佳筛选方法。

172. 对主动脉夹层 CT 血管成像可以明确分辨真腔和假腔,显示撕裂的内膜和开口;对动脉瘤 CT 血管成像不仅可以显示形态,还可以显示附壁钙化和血栓。

173. 胃癌的 CT 扫描是为了了解肿瘤对外的浸润状态;食管癌的 CT 扫描是为了了解纵隔淋巴结、肺野内有无转移,肿瘤与血管有无粘连及粘连程度。

174. 在扫描过程中,扫描部位随意和不随意的运动,可产生移动条纹伪影。

175. 屏与胶片有间隙会导致影像模糊。

176. 对比剂的引入方式:直接引入法(口服、逆行造影等)和间接引入法(静脉肾盂造影、胆道静脉造影、CT 增强等)。

177. 最常用的阴性对比剂为空气。双重造影中应用气体的目的是增加对比度。

178. 消化道常用对比剂是硫酸钡。

179. 食管检查,(稠)硫酸钡与水的质量比为(3~4):1。钡餐检查,硫酸钡与水的质量比为 1:(1~2)。胃肠道检查,硫酸钡与水的质量比为 1:4。

180. 胃肠双重对比造影用硫酸钡制剂必须达到下列要求:① 高浓度;② 低粘度;③ 细颗粒;④ 与胃液混合后不易沉淀和凝集;⑤ 粘附性强。

181. 对比剂的浓度及用量:食管中浓度为 200% 左右,口服量为 10~30 mL;胃和十二指肠中浓度为 160%~200%,口服量为 50~250 mL;小肠和结肠中浓度为 60%~120%,灌肠 150~300 mL。

182. 泛影葡胺属于高渗离子型对比剂;碘海醇、碘普罗胺(优维显)属于低渗非离子型对比剂,常用。

183. 碘对比剂的副作用发生机制:对比剂的副作用、对比剂的免疫反应、精神因素与副作用、经肝和肾排泄、对凝血机制的影响。

184. 碘对比剂不良反应的临床表现:

(1)轻度反应:主要表现为皮肤发红、荨麻疹、恶心、头晕、喉咙发热发痒、打喷嚏等。

(2)中度反应:主要表现为全身大量荨麻疹、轻微喉头水肿、血压一过性下降等。

(3)重度反应:主要表现为血压明显下降,休克,严重的气管、支气管水肿痉挛,严重的喉头水肿,甚至可能引起死亡。

185. 应用对比剂前一定要做碘过敏试验(口服法、舌下含服法、皮内注射法、静脉注射法、眼结膜试验),以静脉注射法为宜。

碘对比剂是临床上常用的 X 线对比剂,其不良反应多为过敏反应,所以应在造影前 1~2 天做碘过敏试验,结果为阴性者方可做碘对比剂检查。笔者认为,碘过敏试验不能预测到不良反应的轻重,过敏试验的临床意义不大,只能作为临床上的参考,小剂量碘过敏试验无助于预测碘对比剂是否发生不良反应,一般无须做过敏试验。

186. 对比剂反应的处理原则:有轻度反应,不必采取措施。有中度反应及重度反应,要立即停止对比剂的注射,静脉注射地塞米松 10～30 mg。

187. 顺磁性对比剂二乙基三胺五乙酸钆(Gd-DTPA)是目前临床最常用的 MRI 对比剂,为离子型对比剂、非特异性细胞外对比剂,不易通过血脑屏障,正常时不进入脑与脊髓。用量为 0.1 mmol/kg。主要使 T_1 缩短并使信号增强。

188. 超顺磁性和铁磁性粒子类对比剂:缩短横向弛豫时间(T_2 值),对鉴别肝硬化结节与肝细胞性肝癌最有意义。

189. 通常 MRI 为氢质子的 MR 图像。

190. 氢质子在磁感应强度 1 T 时进动频率为 42.58 MHz,磁感应强度 1.5 T 时进动频率为 63.87 MHz。

191. 磁旋比 γ 为原子核固有的特性,与外磁场 $β_0$ 无关。

192. 纵向弛豫时间(T_1)是纵向磁化矢量恢复到 63% 所需的时间,又称自旋-晶格弛豫时间;横向弛豫时间(T_2)是横向磁化矢量衰减到 37% 所需的时间,又称自旋-自旋弛豫时间。

193. 同一组织中 T_1 值大于 T_2 值。

194. 共振必须条件:射频(RF)脉冲频率与质子进动频率相同。

195. 进动的频率明显低于质子的自旋频率。自由水的运动频率显著高于拉莫尔频率。

196. 人体进入静磁场(即外磁场)前,体内质子的磁矩排列无序,质子总的净磁矢量为 0。进入静磁场后,质子的磁矩则呈有序排列,产生一个与外磁场磁力线方向一致的净磁矢量,称纵向磁化。

197. 在 MR 成像过程中,终止 RF 脉冲后产生的效应是质子发生弛豫。

198. 重复时间(TR):两次 RF 激励脉冲之间的间隔时间。TR 决定 T_1 信号加权。TR 越短,T_1 信号对比越强。

199. 回波时间(TE):从 RF 激励脉冲开始至采集回波的时间间隔,TE 决定 T_2 信号加权。TE 时间越长,T_2 信号对比越强。

200. T_1 加权成像(T_1WI):重点突出组织纵向弛豫差别。短 TE 短 TR。

201. T_2 加权成像(T_2WI):重点突出组织横向弛豫差别。长 TE 长 TR。

202. 质子密度图像(PD):主要反映组织质子含量差别。长 TR 短 TE。

203. 磁场强度:低场(0.1～0.5 T)、中场(0.6～1 T)、高场(1.5～3 T)及超高场(3 T 以上)。

204. 永磁体磁场强度一般不超过 0.3 T。永磁体磁场具有重量大、结构简单、运行成本低、场强低、热稳定性差的特征。

205. 梯度线圈用于选层和信号的空间定位。

206. 时间飞跃法(TOF)及相位对比(PC)属于不需使用对比剂进行相关成像的技术。主要利用血液流动的磁共振成像特点。

207. 若疑为脉络膜黑色素瘤,需加扫 T_1WI 加脂肪抑制序列。

208. 时间飞跃法(TOF)显示血管的主要机理为流入扫描层面的未饱和血液受到激发。

209. MRI 水成像可用于胰胆管造影、尿路造影、脊髓造影、涎腺造影、内耳造影。采用长 TE 技术获得的重 T_2WI 影像。

210. 海马硬化，应选择灌注成像。

211. 弥散加权成像(DWI)对诊断脑梗死最敏感。

212. 弥散成像利用正常组织与病理织之间水弥散程度和方向的差别成像。

213. 灌注加权成像(PWI)：利用到达组织的血容量的多少，借以评价毛细血管床的状态与功能。

214. 血氧水平依赖成像(BOLD)用于听觉、视觉、认知等方面的定位等研究。

215. MR 波谱：描述活体组织不同代谢产物。

216. MRI 的优点：① 没有电离辐射损害。② 对软组织分辨力更高。③ 多方向切面扫描(横断位、矢状位、冠状位、斜位)。④ 多参数成像(T_1WI、T_2WI、MRA 水成像、水抑制、脂肪抑制)。⑤ 对病灶敏感，有利于发现小的、早期病变。⑥可进行生物化学和代谢功能方面的研究。

217. MRI 的缺点：钙化显示不如 CT，对质子密度低的结构(如肺、骨皮质)显示不佳。

218. MRA 较 CT 的优点：无须向血管注入对比剂即可使血管显影。

219. 介入放射学分为血管性技术和非血管性技术。

220. 经皮肝穿刺胆道引流(PTCD)术后最常见的并发症是胆汁漏。

221. 血管性介入的中英文对比：

TAI：血管内灌注药物治疗；PTA：血管腔内成形术；TAE：血管内导管栓塞术；TIPSS：经颈静脉肝内门体系统支架分流术。

222. 最常用的动脉穿刺部位是股动脉。

223. 胃底食管静脉曲张破裂大出血的最优治疗方法是胃冠状静脉栓塞术。贲门黏膜出血应首选栓塞的血管是胃左动脉。

224. 不能手术的原发性肝癌，首选经导管动脉化疗栓塞(TACE)。

225. 对动静脉畸形多用 NBCA 栓塞。对动静脉瘘和动脉瘤用弹簧圈栓塞。

226. 短期栓塞剂(24～48 h)：自体血块；中期栓塞剂(2 天～4 周)：明胶海绵；长期栓塞剂：碘油、无水酒精、聚乙烯醇、螺圈、可脱球囊、NBCA。

227. 肾动脉狭窄疾病的主要病因为大动脉炎。采用 PTA 治疗效果最佳的是纤维肌发育不良。

228. PTA 治疗动脉硬化性狭窄成功率最高的部位是髂动脉。

229. 经导管药物灌注治疗消化道出血，目前国内最常使用的止血药物是加压素。一般初始给药的速度为 0.2 U/min。

230. 门脉高压，胃底静脉曲张出血的新的介入治疗是 TIPSS。

231. 牙龈出血为 TIPPSS 禁忌征。

232. 介入治疗的设备要求是具有 C 臂系统。

233. 介入治疗中 DSA 的视野较小。

234. DSA 的优点：实时成像，绘制血管路径图，减少碘对比剂的用量，影像后处理，突出微小的密度差别,减少胶片用量。

235. 5-氟尿嘧啶主要作用于 S 期,影响 DNA 生物合成的药物。这类药经导管动脉内灌注一次常用剂量为 1 000～1 500 mg。

236. 羟喜树碱对 G 晚期及 S 期敏感,具有给药时机依赖性,血药浓度达到一定水平后,疗效不再增加。

237. 5-氟尿嘧啶、羟喜树碱属于细胞周期特异性药物。

238. 顺铂(CDDP)具有剂量依赖性,疗效与剂量成正比。

239. 作为顺铂的剂量限制性毒性的是肾脏毒性。

240. 内科性脾切除通常经脾动脉注入栓塞物质实现,故也可称为脾动脉栓塞术。内科性肾切除指通过导管肾动脉栓塞以达到消除肾分泌生物活性物质的功能,常用于不宜手术和血管成形术的肾动脉狭窄所致的高血压、恶性高血压的晚期肾衰竭、肾病所致严重蛋白尿、严重肾萎缩并发肾性高血压。

241. 自体血凝块作为栓塞材料时多用于胃肠道出血。

242. 可脱离性球囊多用于海绵窦动静脉瘘瘘口的阻塞栓塞。

243. 主要用于永久性、中央性闭塞大口径或主干血管的栓塞材料是(不锈钢)螺圈。

244. 肝癌患者行介入栓塞化疗术最常用栓塞剂是 38% 的碘化油。

245. 支气管动脉栓塞治疗大咯血首选的栓塞剂是明胶海绵。

246. 胸壁出血,可采取内乳动脉栓塞;对保守治疗无效的鼻外伤出血,可采取颌内动脉栓塞;肺癌伴咯血,可采取支气管动脉栓塞;对鼻咽部肿瘤,可采取颈外动脉栓塞;骨盆骨折致盆腔大出血,可采取髂内动脉栓塞。

247. 正常门静脉压为 0.67～1.33 kPa。

248. 巴德-吉亚利综合征的造影表现:膜状狭窄、膜状闭塞、节段性狭窄、节段性闭塞、下腔静脉瘤、肝静脉阻塞。心律失常为常见并发症。

249. 对巴德-吉亚利综合征首选的治疗方法是介入性 PTA 和支架植入。

250. 腹主动脉狭窄 PTA 的适应证:腹主动脉远端局部狭窄,狭窄远近端的压力差 1.33 kPa 以上。

251. 腹主动脉狭窄内支架植入的适应证:主要在 PTA 后出现以下情况时,可考虑实行内支架辅助治疗:① 残留狭窄大于 30%,或两端压力差大于 1.33 kPa;② 高度偏心性狭窄,或并发夹层动脉瘤;③ PTA 后再发狭窄,或术后吻合口狭窄。

252. 脾栓塞后可以出现的并发症为脾脓肿。

253. 肝门部肿瘤为 TIPSS 的禁忌证。肝癌伴门静脉主干癌栓形成,是栓塞治疗的禁忌证。

254. 肝细胞性肝癌(HCC)占据肝脏的 70% 以上为介入治疗的绝对禁忌证。

255. PTA 最早用于肢体动脉。

256. 糖尿病为经皮肾穿刺造瘘术的禁忌证。

257. TACE 治疗 HCC 后常见的并发症为栓塞胆囊动脉,常表现为术后右上腹部痛,呈放射状,伴发热。

258. 肾动脉内支架植入的禁忌证:① PTA 导致血管损伤。② 非顺应性病变,球囊无法扩张开。③ 肾内小血管狭窄(直径小于 4 mm)或弥漫性肾血管病变。④ 病变长度大于 2 cm、狭窄位于肾动脉分支处为相对适应证,需谨慎行支架植入。

259. 国内医师采用经导管周围动脉内溶栓术时,最常使用的溶栓药物是尿激酶。

260. 支气管动脉造影和栓塞最严重的并发症为脊髓损伤。

261. 前列腺中叶肥大为介入治疗的禁忌证。

262. 经皮腰椎间盘切除术的英文缩写为 PLD。腰椎间盘溶解术的英文缩写为 PLID。经皮激光腰椎间盘减压术的英文缩写为 PLDD。

263. 正常人的左、右支气管夹角:分叉角度为 60°～85°,右侧为 20°～30°,左侧为 30°～45°。

264. 第 3 腰椎体表定位:脐上 3 cm。剑突平第 11 胸椎平面。剑突与肚脐连线之中点相当于第 1 腰椎平面。两侧髂骨嵴连线之中点平第 4～5 腰椎间隙。髂前上棘连线之中点相当于第 2 骶椎平面。第 3 颈椎体表定位相当于下颌角。

265. 平对胸骨角 8 结构歌诀:二肋二狭弓两端,四椎下缘奇拐弯,导管左移气管杈,上下纵隔分界线。歌诀解析:二肋:第 2 肋软骨。二狭:食管第 2 狭窄处。弓两端:主动脉弓起端和止端。四椎下缘:第 4 胸椎体下缘。奇拐弯:奇静脉向前跨肺根注入上腔静脉。导管左移:胸导管向左移行处。

(鹿巧霞　陈丙力　毛　毳　韩玉龙　杨　洸　马雯慧)

第二部分　相关专业知识

1. 脑梗死好发于大脑中动脉供血区。

2. 高血压脑出血最常见的部位为基底节。好发年龄为 55～65 岁。

3. 脑出血水肿高峰期为发病后 4～6 天。脑梗死水肿高峰期为发病后 2～5 天。

4. 脑出血、脑梗死的病理原因多为动脉粥样硬化。

5. 自发性蛛网膜下腔出血的原因有动脉瘤、高血压动脉粥样硬化、动静脉畸形。

6. 烟雾病病理改变主要是双侧颈内动脉末端管腔狭窄或闭塞。病变区动脉内膜增生、肥厚、变性,脑底侧支循环血管明显扩张。脑梗死、脑出血和脑萎缩是烟雾病的主要表现。

7. 颅内动脉瘤多于中年发病,分为先天性、损伤性、感染性和动脉硬化性。小于 1.0 cm 为一般动脉瘤,1.0～2.5 cm 为大动脉瘤,大于 2.5 cm 为巨大动脉瘤。

8. 粟粒状动脉瘤多由感染和动脉硬化所致;囊状动脉瘤大都分布在较大动脉分叉处,多由先天血管壁薄弱所致;梭形动脉瘤多由动脉硬化所致;壁间动脉瘤与纤维肌肉营养不良有关;假性动脉瘤多由外伤导致。

9. 海绵状血管瘤是一种血管畸形,镜下主要由缺少肌层和弹力层的薄壁海绵窦组成,常伴有钙化,含铁血黄素沉着及胶质增生,可见于脑实质及脑膜。

10. 动静脉畸形(AVM)主要发生在大脑中动脉、大脑前动脉供血区。

11. 脑膜膨出多由妊娠4～6周时神经外胚层和中胚层发育障碍,导致神经管闭合不全所致,指硬脑膜和蛛网膜突出于颅裂畸形导致的颅骨缺损区之外,该畸形均发生于中线区,70%发生于枕部。

12. 胼胝体发育不良的发生年龄是胚胎第8周,常伴第三脑室上移、两侧脑室分离,临床表现可无任何症状。

13. 丹迪-沃克综合征的病理改变:小脑蚓部缺如、第四脑室囊状扩大、脑积水、脑部畸形。

14. 脑裂畸形为神经元移行异常,常合并灰质异位。灰质异位的症状为癫痫发作。

15. 蛛网膜囊肿为包裹在蛛网膜与软脑膜之间含脑脊液的囊肿,分为先天性和继发性。先天性蛛网膜囊肿多见于儿童,好发于侧裂池,偶尔可发生于脑室,囊肿与蛛网膜下腔不相通,又称真性蛛网膜囊肿。继发性蛛网膜囊肿多由外伤、炎症所致,囊腔与蛛网膜下腔有狭窄的通道相通,又称假性蛛网膜囊肿。

16. 蛛网膜囊肿可挤压局部脑组织和颅骨,引起脑组织移位、变形及颅骨变薄。

17. 表皮样囊肿(胆脂瘤)为起源于外胚层的先天性肿瘤,钻孔样生长。

18. 皮样囊肿:起源于神经外胚层,好发于后颅凹,无特征性临床症状与体征。

19. 结节性硬化:常染色体显性遗传,多见于儿童。脑内病灶表现为室管膜下胶质结节、皮质胶质结节、白质内异位细胞团、灶性脱髓鞘;病变最常见于大脑,可累及小脑和脑干。常并发多个器官的错构瘤。

20. 多发性硬化主要发生在脑白质内,多见于20～40岁女性,特点为多发、多变,常见的首发症状是视力障碍。晚期主要表现为脑萎缩。

21. 脑面血管瘤病即斯特奇-韦伯综合征,主要见于三叉神经眼支分布区,有颅内钙化者,多位于顶枕部。临床表现为对侧偏瘫、同侧偏盲。

22. 神经纤维瘤病为神经外胚层和中胚层的常染色体显性遗传性疾病,多见于男性。根据临床表现和基因定位分为神经纤维瘤病Ⅰ型和Ⅱ型。主要特征为皮肤咖啡牛奶斑和周围神经多发性神经纤维瘤。Ⅱ型又称中枢神经纤维瘤或双侧听神经瘤病。

23. 脑干最常见的肿瘤是星形细胞瘤。

24. 星形细胞瘤多发生于20～40岁年龄组。Ⅱ级星形细胞瘤病程较长,多发生于青年和儿童;Ⅲ、Ⅳ级星形细胞瘤发病较急,多见于中年以上。成人星形细胞瘤多发生于幕上,儿童星形细胞瘤则多发生于幕下。

25. 少突胶质细胞瘤主要发生于额叶,多以癫痫为首发症状。

26. 室管膜瘤好发于第四脑室,主要发生于小儿和青少年,成人中较少见,老年人中罕见。发病高峰为6～15岁。典型临床表现为步态不稳。

27. 10岁以下儿童最常见的颅内恶性肿瘤是髓母细胞瘤,这类肿瘤起源于小脑蚓部,常突入第四脑室,引起梗阻性脑积水,多见于男性。

28. 分泌抑制青春期激素的结构为松果体。

29. 儿童松果体区最常见的肿瘤为生殖细胞瘤。

30. 血管网状细胞瘤大多数发生在后颅凹,多见于中年男性,囊变是突出特点。

31. 脑膜瘤起源于蛛网膜细胞,最好发于脑表面富有蛛网膜颗粒的部位。大部分位于幕上(约85%),多见于大脑凸面和矢状窦旁。脑膜瘤质地坚硬,血供丰富,由脑膜动脉和(或)脑内动脉供血,包膜完整。

32. 最好发于桥小脑角区的肿瘤为听神经瘤,常表现为内听道扩大,早期可有耳鸣及听力下降。

33. 三叉神经瘤起源于神经鞘膜的施万细胞。

34. 瘤体直径小于1.0 cm的垂体腺瘤称为垂体微腺瘤。临床表现有闭经、肢端肥大、尿崩症、泌乳。无视力障碍。

35. 瘤体直径大于1 cm的垂体腺瘤为垂体巨腺瘤,可出现视力障碍,甚至脑积水。

36. 颅咽管瘤好发于5~10岁和40~60岁两个年龄段,肿瘤有包膜,常见蛋壳样钙化。

37. 脊索瘤通常位于斜坡中线附近和蝶鞍后部,多引起广泛的颅底骨质破坏,大多伴有出血和囊变,半数以上患者散在结节状钙化。

38. 颅内转移瘤最好发的部位是大脑皮质、皮质下区及髓质交界区。最多见的原发肿瘤为肺癌。

39. 动脉瘤常位于鞍旁。脑膜瘤常位于鞍结节。颅咽管瘤常位于鞍上。

40. 颅内最常见的肿瘤是胶质瘤。最常见的恶性肿瘤为转移瘤。颅内脊索瘤好发于斜坡。

41. 硬膜下血肿多以桥静脉破裂所致。硬膜外血肿以脑膜中动脉破裂常见。

42. 对冲性脑损伤最常发生的部位是额叶、颞叶。

43. 脑脊液鼻漏常见于筛骨骨折。

44. 结核性脑膜炎最易侵犯的脑膜部位是脑底池。最常受累的脑神经为面神经。

45. 单纯疱疹病毒性脑炎最常累及的部位是颞叶。

46. 猪绦虫的囊尾蚴经血行播散寄生于脑组织内,形成脑囊虫病。

47. 最常见的脊髓内肿瘤为胶质瘤。最常见的脊髓外硬膜下肿瘤为神经鞘瘤。最常见的脊髓外硬膜外肿瘤是转移瘤。

48. 椎管内肿瘤最常见于脊髓外硬膜下,以神经鞘瘤最多见,多发生于胸段。

49. 儿童最常见的脊髓肿瘤为星形细胞瘤,常表现为脊柱疼,神经症状出现得晚。

50. 髓内室管膜瘤约为脊髓胶质瘤的60%,常发生于颈髓和脊髓圆锥,在马尾少见。平均发病年龄43岁,略多见于女性。

51. 神经鞘的肿瘤主要有三种病理类型:施万细胞瘤(即神经鞘瘤)、神经纤维瘤与神经节瘤。神经鞘瘤的发生率略高于神经纤维瘤的发生率。

52. 神经鞘的肿瘤常发生于20~50岁,略多见于女性。临床症状与椎间盘突出相似,均有疼痛、放射性神经根性痛。这类肿瘤常发生于颈部,偶尔发生于脊髓内及马尾,呈哑铃状。

53. 脊膜瘤多较小,单发,呈圆形,主要表现为神经功能损害。

54. 脊髓空洞症最常见于颈段与颈至胸脊髓，约 50% 的患者合并阿诺德-基亚里畸形 I 型。

55. 视神经分为四部分：眼内段（最短）、眶内段（最长）、管内段、颅内段。

56. 眶内炎性假瘤为眶内非特异性增殖性炎症，中年人发病较多，一般为单侧发病，眼球突出和疼痛为主要表现，病变经抗生素及激素治疗后常好转，但停药后又可反复发作。

57. 眼型格雷夫斯病（Graves disease）是引起成年人单眼或双眼突出的最常见原因。病变主要损害眼外肌和上睑提肌。主要临床特点是无痛性突眼。

58. 脉络膜黑色素瘤是成年人最常见的眶内恶性肿瘤，起源于葡萄膜色素细胞，多发生于老年人，常为单侧性。肿瘤含有较多的血管，而细胞间质稀少。临床常表现为视力下降或视物变形，可继发青光眼。

59. 视网膜母细胞瘤为神经外胚层的恶性肿瘤。绝大多数见于 3 岁以下儿童，常为单侧性。按肿瘤生长方式可分为内生型、外生型、混合生长型、弥漫生长型及苔藓状生长型，其中以混合生长型最为常见，肿瘤钙化发生率可高达 80%～90%。患者常因白瞳症而就医。

60. 视神经胶质瘤多为分化好的星形细胞瘤，好发于儿童。多单发，发展缓慢，不引起血行和淋巴管转移，约 1/3 的患者患有神经纤维瘤病。临床表现为视力减退和轴性眼球突出。视力障碍的发生早于眼球突出。

61. 视神经脑膜瘤多发生中年女性，眼球突出为临床特点。

62. 海绵状血管瘤是成年人眶内最常见的良性肿瘤，多见于 30～50 岁女性。肿瘤多在肌锥内，常表现为无痛性渐进性眼球突出。

63. 成人最常见的眼眶内原发性肿瘤是海绵状血管瘤，最常见的视神经肿瘤是视神经脑膜瘤，最常见的眼内恶性肿瘤是脉络膜黑色素瘤。

64. 泪腺肿瘤中最常见的为泪腺混合瘤。

65. 颈动脉海绵窦瘘是由于颈内动脉或颈外动脉分支与海绵窦之间的异常交通而引起的神经眼科综合征。常表现为搏动性眼球突出。

66. 中耳乳突炎最常见的是化脓性中耳炎，最多见于气化型乳突；慢性化脓性中耳乳突炎易发生于板障型乳突，于幼年发病。

67. 继发性胆脂瘤多发生于上鼓室，其发展途径：上鼓室→乳突窦入口、乳突窦。

68. 外耳道狭窄及闭锁，为最常见的外中耳畸形。

69. 正常内耳道宽度为 4～6 mm，内耳道宽度小于 3 mm，考虑为狭窄。

70. 内耳畸形包括耳蜗畸形、前庭畸形、前庭导水管扩大、半规管发育不良、内耳道畸形。

71. 真菌性鼻窦炎最常见的病原菌为曲霉菌和毛霉菌。

72. 鼻窦粘液囊肿是分泌物阻塞副鼻窦口而引起的，多发于筛窦，其次发生于额窦；鼻窦浆液囊肿（黏膜下囊肿）多发于上颌窦，单发多见。

73. 鼻腔和鼻窦各部位按恶性肿瘤的发生率从大到小依次为鼻腔、上颌窦、筛窦小房、额窦、蝶窦。

74. 鼻腔和鼻窦的恶性肿瘤中最常见的病理类型是鳞癌(低分化)。鼻窦良性肿瘤最常见的类型是骨瘤。鼻咽部最常见的良性肿瘤是鼻咽纤维血管瘤。

75. 鼻窦骨瘤密质型多见于额窦内,松质型多发生于筛窦小房内,混合型多见于额窦。

76. 咽后脓肿的高发年龄为3个月至3岁。

77. 鼻咽纤维血管瘤又称青年鼻咽血管纤维瘤,易发于青年男性。该病发源于蝶骨体、枕骨基部,医师一般认为其起源于蝶骨、枕骨间纤维软骨膜或骨膜。患者多因鼻血就诊。渐进性鼻塞是最常见的症状。

78. 鼻咽癌常见于鼻咽腔的顶壁,其次见于鼻咽腔的侧壁,发生于鼻咽腔前壁和底壁的极少。常伴有淋巴结转移,其中,最多的是颈深上淋巴结后组转移。

79. 鼻咽癌分为上行型、下行型和混合型。上行型(脑神经侵犯型)常破坏颅底骨,有前组脑神经受累,颈内淋巴结转移较少见。下行型(颈部肿块型)常见淋巴结肿大,一般无颅底骨破坏,可有后组神经受损症状。

80. 鼻咽癌向颅内转移最常见的途径为破裂孔。

81. 鼻咽癌的病理类型包括鳞状细胞癌、腺癌、泡状细胞癌、未分化癌。

82. 将声门各区按喉癌发病的概率从大到小排列:声门区、声门上区、声门下区。将声门各区按淋巴结转移率从大到小排列:声门上区、声门下区、声门区。

83. 声门上型喉癌早期表现为咽部不适或异物感,后期痰血,咽痛。声门型喉癌的主要症状为声音嘶哑。声门下型喉癌多无症状。

84. 腮腺区发生最常见的良性肿瘤是良性混合瘤。腮腺最常见的恶性肿瘤是黏液表皮样癌。

85. 肺气肿是指终末细支气管远端(呼吸细支气管、肺泡管、肺泡囊和肺泡)的气道弹性减退,过度膨胀、充气和肺容积增大或同时伴有气道壁破坏的病理状态。

86. 肺气肿病理分为小叶中心型肺气肿、全小叶型肺气肿、间隔旁肺气肿、瘢痕旁肺气肿。

87. 肺泡壁破裂融合致含气腔隙大于10 mm时称肺大疱,无壁。

88. 肺实变是指终末细支气管以远的含气腔隙内的空气被病理性液体、细胞或组织所替代。病变累及的范围可以是腺泡、小叶、肺段或肺叶。

89. 空洞:影像上定义为大于相应支气管直径2倍且与上下层面支气管不连续的灶内透亮影,或大于5 mm的圆形或类圆形空气样低密度影。

90. 肿瘤空洞多为中央性厚壁空洞,壁不规则,可有壁结节。壁厚度≤4 mm倾向于良性,壁厚度≥15 mm倾向于恶性。

91. 空腔是肺内生理腔隙的病理性扩大,肺大疱、肺囊肿及肺气囊等都属于空腔。

92. 先天性支气管扩张的病理改变是管壁平滑肌、腺体和软骨减少或缺如。

93. 支气管扩张的发病机制包括支气管腔的阻塞、支气管本身的化脓性炎症、支气管壁的弹性组织破坏、外力对支气管的牵引。

94. 结节是指直径小于 3 cm 的肺内类圆形病灶，3 cm 及以上的病灶则称为肿块。

95. 先天性支气管囊肿大多发生在肺内，少数发生在纵隔内。病理上，囊肿壁较薄，其内充满黏液。囊壁有黏液腺、软骨、弹力纤维和平滑肌，囊肿不与支气管相通，但感染后囊肿可与支气管相通。

96. 慢性支气管炎的病理改变为支气管黏液腺增生、肥大、黏液分泌亢进、支气管阻塞及周围炎、阻塞性肺气肿。

97. 支气管扩张最好发的部位是左肺下叶。肺隔离症的好发部位是左肺下叶后基底段。支气管异物常发生于右肺下叶。

98. 肺炎系指发生于肺实质与肺间质的炎症性疾病。

99. 大叶性肺炎充血期为发病后 12～24 小时，红色肝样变期为发病后 2～3 天，灰色肝样变期为发病后 4～6 天，消散期为发病后 7～10 天。

100. 大叶性肺炎指炎症累及一个或多个肺叶、肺段。病因以细菌最常见，其中以肺炎双球菌最常见。临床好发于青壮年，典型症状有咳铁锈色痰。

101. 支气管肺炎多见于婴幼儿，主要致病菌为葡萄球菌和肺炎双球菌，炎症沿支气管自上而下蔓延或沿终末细支气管横向蔓延。主要病理表现是气管周围炎和肺泡周围炎。

102. 在发病后 2～3 周支原体肺炎患者血冷凝集试验比值升高。

103. 隐球菌病多为肉芽肿病变，常见肺部结节状或肿块状病灶，常单发，一般无钙化，病灶多位于肺部外围，以下叶多见。

104. 血源性肺脓肿多见于肺外围。致病菌多为金黄色葡萄球菌。空洞形成时间：5～6 天。

105. 局灶机化性肺炎的发生是因为肺泡壁成纤维细胞增生。

106. 炎性假瘤本质上是慢性增生性炎症。组织学上分为四型：组织细胞增生型、乳头状增生型、硬化性血管瘤型、淋巴细胞／浆细胞型。

107. 肺结核是由人型或牛型结核分枝杆菌在肺内所引起的一种常见的慢性传染性疾病。低热、咳嗽、盗汗和消瘦为主要的临床症状。基本病理：渗出、增殖、干酪性病变。

108. 肺结核中，Ⅰ型为原发性肺结核，Ⅱ型为血行播散型肺结核，Ⅲ型为继发性肺结核，Ⅳ型为结核性胸膜炎，Ⅴ型为肺外结核。

109. 肺结核化疗原则：早期、联合、适量、规律、全程。

110. 诊断肺结核最可靠的依据是痰结核菌阳性。

111. 预后最差的肺癌病理类型为小细胞癌。

112. 肺癌分为三型：① 中央型肺癌发生于肺段以上的支气管。② 周围型肺癌发生于肺段以下的支气管。③ 弥漫型肺癌在肺内弥漫性分布，一般为细支气管肺泡癌。

113. 支气管肺癌的发病高峰年龄为 50～60 岁，常见症状有咳嗽、咳痰、咯血、胸痛及发热等。

114. 肺转移性肿瘤的转移途径有血行转移、淋巴道播散、胸膜种植性转移、气道转移。肺癌最常见的转移途径为淋巴转移。

115. 肺癌肿块最大直径大于 3 cm 为 T_2 期。

116. 结节病是一种非干酪坏死性肉芽肿,多侵犯两侧肺门和纵隔淋巴结。发病年龄多在 20～50 岁。临床症状多数较轻或无症状,急性活动期可出现结节红斑、皮疹、发热、多发性关节炎以及血沉增快等,结节病抗原试验(Kveim 试验)呈阳性,结核菌素试验呈阴性。

117. 胸壁最常见的良性肿瘤为脂肪瘤,最常见到的恶性肿瘤为恶性纤维组织细胞瘤。

118. 弥漫性恶性胸膜间皮瘤多见于壁层胸膜。局限性胸膜间皮瘤(FPM)多见于脏层胸膜。

119. 纵隔内最常见的肿瘤是神经源性肿瘤。前纵隔内最常见的肿瘤是胸腺瘤。胸腺瘤组织分型:上皮细胞型、淋巴细胞型、混合型。恶性淋巴瘤好发于中纵隔。

120. 胸腺瘤多见于成年人,约 30% 的患者可出现重症肌无力。神经源性肿瘤多位于后纵隔脊柱旁,良性肿瘤多见。

121. 容量增加是心腔扩大的原因。循环阻力增加是心室肥厚的主要原因。

122. 心脏外形增大类型:普大型、二尖瓣型、主动脉型、移行型。

123. 肺充血是指肺动脉内血流量增多,主要见于左向右分流的先天性心脏病,常见于房间隔缺损、室间隔缺损、甲亢性心脏病。

124. 肺血减少常见于肺动脉狭窄、三尖瓣病变、法洛四联症。

125. 肺动脉收缩压＞4.0 kPa(30 mmHg),平均压＞2.7 kPa(20 mmHg)称肺动脉高压。主要原因:① 肺动脉血流量增加,见于左向右或右向左分流畸形;② 心排出量增加的疾病;③ 肺小动脉阻力增加;④ 肺疾病,如慢性支气管炎、肺气肿及肺纤维化。

126. 肺毛细血管-肺静脉压超过 1.3 kPa(10 mmHg)称肺静脉高压,如果压力高于 3.3 kPa(25 mmHg),即可引起肺水肿。

127. 成人最常见的"左向右分流"先天性心脏病是房间隔缺损。

128. 房间隔缺损类型:Ⅰ孔型(原始孔型)、Ⅱ孔型(继发孔型)、低位缺损(静脉窦缺损)、房间隔完全缺损(单心房),其中Ⅱ孔型最常见。

129. 室间隔缺损分型:膜部缺损、嵴上型、嵴下型和肌部缺损。

130. 动脉导管由左侧第六对主动脉弓的背侧部分演变而来,动脉导管未闭约占先心病的 20%。动脉导管未闭分为长管型、漏斗型和窗型。

131. 先天性肺动脉狭窄可分四类:瓣膜狭窄、瓣下型狭窄、瓣上型狭窄、混合型狭窄。

132. 法洛四联症(TOF)的病理包括肺动脉狭窄、室间隔缺损、主动脉骑跨和右心室肥厚。典型体征为喜蹲踞。

133. 房间隔缺损:胸骨左缘 2～3 肋间有收缩期杂音,肺动脉第二心音亢进、固定分裂。室间隔缺损:胸骨左缘 3～4 肋间有收缩期杂音。肺动脉狭窄:胸骨左缘 2～3 肋间有收缩期杂音。法洛四联症:胸骨左缘 2～4 肋间有响亮的收缩期杂音,肺动脉第二心音减弱或者消失。动脉导管未闭:胸骨左缘 2 肋间有连续性杂音伴震颤,向颈部传导,脉压大,有周围血管搏动征。

134. 房间隔缺损:右心房、右心室增大,心腰突出。室间隔缺损:左、右心室增大。动脉导管未闭:左心房、左心室大。法洛四联症患者可见靴型心。

135. 肺静脉畸形分型:心上型、心内型、心下型、混合型。

136. 先天性主动脉缩窄的典型临床表现为上肢高血压、下肢低血压。

137. 风湿性心脏病患者中最常见的瓣膜病是二尖瓣狭窄。风湿性心脏病患者主动脉瓣狭窄,X线检查表现肺血正常,升主动脉扩张,突出右心缘,主动脉结大,肺动脉段凹陷,左心室增大。风湿性心脏病患者的主动脉瓣关闭不全,X线检查表现肺轻度淤血,主动脉结大,肺动脉段凹陷,左心室显著增大。

138. 二尖瓣狭窄的主要病理改变为瓣叶增厚融合,瓣膜表面粗糙硬化,沿瓣膜边缘有小赘生物,腱索缩短、粘连。

139. 粥样硬化病变主要位于冠状动脉的内膜,早期内膜出现黄色平坦或略隆起的脂纹。最好发粥样硬化病变的动脉位于左冠状动脉前降支近段。

140. 冠状动脉狭窄程度的判定标准:Ⅰ级,管腔狭窄不足25%;Ⅱ级,管腔狭窄26%~50%;Ⅲ级,管腔狭窄51%~75%;Ⅳ级,管腔狭窄>75%。

141. 冠状动脉有轻度狭窄(Ⅰ或Ⅱ级),心电图可发现心肌缺血改变,但是患者无临床症状。

142. 心肌梗死最常见的并发症为室壁瘤形成,主要见于左心室。

143. 高血压性心脏病患者的左心室前负荷增加。头疼、头晕、失眠为常见症状。

144. 肺源性心脏病最常见的病因为慢性支气管炎。该病患者常有右心室肥厚和扩张。

145. 扩张型心肌病常累及左心室;肥厚型心肌病最常累及室间隔(肌部)和左心室,为常染色体显性遗传,常有家族史;限制型心肌病主要累及心室的流入道和心尖,病理为心内膜的纤维组织增生。

146. 心脏最常见的肿瘤是黏液瘤,常见部位为左心房。这类肿瘤起源于房间隔卵圆窝附近的原始内皮细胞或心内膜细胞。

147. 心包囊肿属于先天性病变,多位于前纵隔,常见于心膈角(更多见于右侧),数厘米大小,囊壁薄,光滑,内含浆液,不与心包腔相通。一般无临床症状。

148. 动脉呈病理性扩张,并超过原主动脉管腔的50%(或1.5倍)时称为动脉瘤。一般胸主动脉直径大于4 cm或与邻近管腔(尤其是近心端)比较大于1/3称病理性扩张。

149. 真性主动脉瘤:动脉呈病理性扩张,瘤壁由动脉壁的内膜、中膜、外膜三层完整结构构成,主要由动脉硬化引起。假性动脉瘤仅有外膜甚至只有血管周围结缔组织包绕,主要由外伤引起。

150. 主动脉夹层的主要病理改变是主动脉内膜撕裂,血液进入中膜。

151. 主动脉夹层的DeBakey分型:Ⅰ型夹层广泛,破口在升主动脉;Ⅱ型局限于升主动脉,破口也在升主动脉;Ⅲ型局限或广泛,破口均在降部上端。

152. 主动脉夹层的Stanford分型:A型,累及升主动脉的主动脉夹层,相当于DeBakeyⅠ型和Ⅱ型;B型,主动脉夹层局限于降主动脉或累及腹主动脉以远,相当于

DeBakey Ⅲ型。

153. 大动脉炎是以中膜损害为主的非特异性全层动脉炎,多见于青年女性。

154. 龛影的病理基础是消化道壁的缺损。憩室的病理基础是消化道局部发育不良或肌壁薄弱。

155. 黏膜缺损未及黏膜肌层时称糜烂,累及黏膜下层时称溃疡。

156. 食管壁及小肠壁超过 5 mm,胃壁超过 10 mm,大肠壁超过 10 mm,可诊断为管壁增厚。

157. 胃排空时间约为 4 小时,小肠排空时间约为 9 小时。

158. 血液通过门静脉系统的胃冠状静脉和胃短静脉进入食管黏膜下静脉和食管周围静脉丛,经奇静脉进入上腔静脉,于是形成食管或(和)胃底静脉曲张。

159. 食管贲门失弛缓症多见于青壮年,多见于女性。主要病理表现为中、下段食管及贲门部痉挛、狭窄、肌层增厚,伴上段食管扩张。特征表现为间断性吞咽困难。

160. 食管癌好发于 40～70 岁的男性,多为鳞状上皮癌。好发部位为食管的中段。典型临床表现为进行性吞咽困难。

161. 食管平滑肌瘤为食管最好发的良性肿瘤,起于食管的肌层、黏膜肌层,故肿瘤位于黏膜下壁内,好发于食管的中下段。将钡剂均匀涂抹在肿瘤表面,而表现为均一的"涂抹征"。肿瘤常呈边界锐利、光整的充盈缺损。缺损与正常食管分界清楚,其夹角常为钝角。肿瘤被清楚地勾画出来,形成"环形征",为本病的典型特征性 X 线表现。

162. 绝大部分十二指肠溃疡发生在球部。胃溃疡好发于胃体小弯侧或胃窦部。

163. 慢性、周期性和节律性上腹痛是消化性溃疡疼痛的特点。胃溃疡的疼痛特点为进食—疼痛—缓解。十二指肠溃疡疼痛特点为疼痛—进食—缓解。

164. 胃癌好发于 40～60 岁,男性患者多于女性患者。50%～60% 发生在胃窦部,其次发生在贲门和胃体小弯。

165. 早期胃癌是指癌组织局限于黏膜内或侵及黏膜下层而尚未到达固有肌层,不论其大小或有无转移。

166. 早期胃癌最常见的类型是Ⅱc型(平坦凹陷型)。中、晚期胃癌以 Borrmann Ⅲ型(浸润溃疡型)最多见。

167. 胃癌转移途径:淋巴转移、血行转移、直接侵犯和种植。

(1)淋巴转移(主要方式):根据肿瘤的发生部位,首先可分别转移到幽门上组、幽门下组、胃上组或脾胰组,之后可转移到腹膜后、肠系膜、门静脉周围,还可通过胸导管转移到肺门淋巴结或左锁骨上淋巴结。

(2)血行转移:通过门静脉转移到肝内十分常见。

(3)直接侵犯和种植:种植在卵巢上形成转移性黏液癌,称克鲁肯贝格瘤。

168. 残胃癌是指病灶切除后,残胃内发生癌变并引起症状,多发生于术后 10～15 年。

169. 十二指肠憩室多位于降段内侧,距离壶腹部 2.5 cm 范围内的居多,多见于老年人。

170. 肠结核分为溃疡型和增生型,以溃疡型为多见,好发部位是回盲部。

171. 克罗恩病为非特异性肠炎,也称节段性肠炎,主要发生于<u>回肠末端</u>。溃疡呈<u>纵行</u>,宜形成窦道或瘘管,溃疡多位于<u>系膜侧</u>。好发于<u>青壮年</u>。

172. 溃疡性结肠炎多见于<u>左半结肠</u>,可累及<u>回盲部</u>,多见于 <u>20～40</u> 岁,大便异常,呈<u>血性黏液稀便</u>。

173. 肠梗阻分为<u>机械性肠梗阻</u>、<u>动力性肠梗阻</u>、<u>血运性肠梗阻</u>。

174. 机械性小肠梗阻为肠梗阻最常见的类型,多由<u>肠粘连</u>引起。临床表现主要为急性腹痛、呕吐、停止排气及腹胀四大症状,伴有<u>肠鸣音亢进</u>。

175. 绞窄性小肠梗阻常因肠系膜血管狭窄、<u>血循环障碍</u>,引起小肠坏死所致。临床表现主要为腹痛、呕吐、腹胀并常伴有休克。

176. 麻痹性肠梗阻常因腹部手术后、腹部炎症、胸腹部外伤和感染而引起。临床表现为腹痛、腹胀、便秘、<u>肠鸣音消失</u>。

177. 急性结肠梗阻较为常见的是<u>乙状结肠扭转</u>,多见于<u>老年人</u>,儿童急性结肠梗阻多为肠套叠所致。<u>腹胀</u>为主要症状。

178. 先天性巨结肠的基本病变为<u>纵肌与环肌之间</u>的神经丛和黏膜下神经丛内神经节细胞先天性缺如和不足。

179. 约 70% 的结肠癌发生于<u>直肠和乙状结肠</u>,还可发生于盲肠、升结肠。病理分为<u>增生型</u>、<u>浸润型</u>、<u>溃疡型</u>、<u>混合型</u>。结肠癌多为<u>腺癌</u>。主要表现为便血、<u>大便变细</u>和有里急后重感。

180. 结肠息肉是指隆起于结肠黏膜上皮表面的局限性病变,好发于<u>直肠</u>、乙状结肠;多见于儿童,症状以反复性血便为主。病理分为<u>腺瘤性息肉</u>、<u>炎性息肉</u>、<u>错构瘤灶息肉</u>、<u>增生性息肉</u>,息肉一般在 <u>2 cm</u> 以下。

181. 肝海绵状血管瘤是最常见的<u>肝脏良性肿瘤</u>,多见于<u>年轻女性</u>;一般无包膜,少数病灶中心<u>可出现瘢痕或钙化</u>,镜下病灶可见大小不等的<u>血管腔及血窦</u>;病灶主要由肝动脉供血。大多数患者无临床症状,多在查体时或检查其他疾病时偶然发现,自发性破裂出血少见。

182. 肝腺瘤多见于<u>年轻女性</u>,与<u>长期口服避孕药</u>密切相关。肝腺瘤体积一般较大,可无任何异常。有包膜,主要由肝细胞组成,但肝细胞的排列杂乱无章,<u>不具有</u>正常肝小叶结构,结构内无胆管,病灶容易出血,肿瘤实质内可见脂肪。

183. 肝癌分为<u>巨块型</u>、<u>结节型</u>和<u>弥漫型</u>。肝癌肿块直径 ≥5 cm 为巨块型,直径 ≤5 cm 的单个或多个结节组成的肝癌病灶为结节型,弥漫型肝癌多为 <u>1 cm 以下</u>小结节,弥漫分布于肝脏内。

184. 微小肝癌的定义:病灶直径 ≤ 1 cm。小肝癌是指直径小于或等于 <u>3 cm</u> 的单发结节,或 2 个结节直径之和<u>不超过 3 cm</u> 的结节。

185. 肝癌可通过血行转移或通过淋巴系统转移,<u>血行转移</u>多见,常见转移部位为肺、<u>肾上腺</u>、<u>骨</u>、<u>肾</u>、<u>脑</u>等,少数情况下还可形成种植转移。<u>甲胎蛋白含量明显升高</u>是其特征。

186. 弥漫性肝癌形成门静脉瘤栓的比例最高。肝转移瘤最多见于<u>结肠癌</u>转移。

187. 胆管细胞癌按部位可分为<u>肝内型</u>和<u>肝外型</u>,病理分为<u>肿块型</u>、<u>浸润型</u>和胆管内生长型。发病因素包括慢性胆系感染、肝内胆管结石、原发性硬化性胆管炎。

188. 肝硬化病理上以广泛的肝细胞变性、坏死和肝细胞结节状再生为特征，伴有结缔组织增生及纤维间隔形成，正常肝小叶结构破坏，假小叶形成，肝逐渐变形、变硬。诊断基于三个标准：弥漫性病变、存在纤维化、肝细胞结节状再生。常见病因包括肝炎（尤以乙型肝炎多见）、酗酒、药物中毒、胆汁淤积、肝淤血、某些代谢性疾病和寄生虫病等。

189. 细菌性肝脓肿通常由胆道炎症所致。阿米巴性肝脓肿多经门静脉进入肝脏。

190. 典型肝脓肿可出现三层环状病理结构，由外向内分别为水肿带、纤维肉芽组织、炎性坏死组织。

191. 巴德-吉亚利综合征为肝静脉阻塞引起的症状群，导致肝静脉阻塞的主要原因包括肝静脉血栓形成，肿瘤压迫肝静脉或下腔静脉，下腔静脉肝段阻塞。

192. 肝包虫病即肝棘球蚴病。包虫囊一般有内外两层囊，内囊为棘球蚴本身形成的囊，含内侧的生发层或外侧的角皮层；而外囊为肝组织形成的纤维层。

193. 肝局灶性结节增生（FNH）为良性肿瘤样病变，无恶变可能，为单发分叶状肿块，无包膜。肿块内主要由正常肝细胞和库普弗细胞组成，细胞排列紊乱，无正常肝小叶结构，病灶内含有血管和胆管组织，中心部位为星状瘢痕组织，且向周围延伸呈放射状排列似分隔状，瘢痕内含有大的动脉和静脉。女性患者多于男性患者。

194. 按化学成分可将胆石分为 3 种类型：胆固醇类结石，胆固醇含量占 80% 以上；胆色素类结石，胆固醇含量少于 25%；混合类结石，胆固醇含量占 55%～70%。在我国胆石以胆色素类结石为主。

195. 结石形成的因素：胆汁成分变化，胆囊收缩，胆汁排泄，胆汁内黏蛋白含量及胆囊黏膜状况不同等。

196. 急性胆囊炎主要症状为右上腹痛，向右肩胛放射，体检可有右上腹压痛，肌紧张和墨菲征阳性。

197. 胆囊癌多发生于 50～80 岁，多见于女性，常合并胆囊结石。胆囊癌多发生在胆囊底或颈部。85% 的胆囊癌为腺癌，鳞癌和其他类型少见。病理分为浸润型、乳头状型和黏液型，其中浸润型最为常见。胆囊癌无特异性临床症状，转移出现得较早。

198. 胆管癌好发于肝门区左、右肝管汇合部。

199. 胆囊腺肌增生症病理改变为胆囊黏膜和肌层增生所致的胆囊壁增厚，并有黏膜增生突入肌层形成小囊，称为壁内憩室或扩大的罗-阿窦，窦腔与胆囊相通，窦腔内可有小结石形成。

200. 胆总管囊肿分为 5 型：Ⅰ型，胆总管呈囊状、纺锤状或柱状扩张，占 80%～90%，为最常见类型；Ⅱ型，胆总管单发憩室，占 2%；Ⅲ型，十二指肠壁内段胆总管囊状膨出，占 1.4%～5%；Ⅳ型，多发性胆总管囊肿，位于肝内和肝外，或肝外多发；Ⅴ型，肝内胆管囊状扩张，又称卡罗利病。

201. 胆总管囊肿多见于女性，约 2/3 见于婴幼儿。黄疸、腹痛和腹部包块为典型三联征。

202. 胰腺癌的发生部位，胰头占 60%，胰体占 15%，胰尾占 5%，弥漫性占 20%。胰腺癌多来源于导管上皮，占80%，少数发生于腺泡。约90%为腺癌。肿瘤多缺乏血供。血行转移以转移至肝脏最常见。淋巴转移以转移到胃十二指肠动脉、肠系膜上动脉根部、腹腔动脉、腹主动脉等周围淋巴结较多。

203. 无痛性黄疸为胰头癌最突出的症状。胰腺体尾部癌常有腹痛和腹部肿块。

204. 环状胰腺属于先天性畸形。腹叶原始胰腺组织在围绕十二指肠轴旋转的过程中就开始与背叶融合，因而形成胰腺组织环绕十二指肠的先天异常。异位胰腺最常出现在胃和十二指肠的黏膜下层或肌层。

205. 脾淋巴瘤的病理分型：弥漫肿大型、粟粒结节型、巨块型及混合型。

206. 脾脏最常见的恶性肿瘤为淋巴瘤，最常见的良性肿瘤为脾血管瘤。

207. 脾梗死常发生于前缘近脾切迹处，梗死灶呈锥形，底部位于被膜，尖端指向脾门，病变区内可见坏死细胞，随后被纤维组织取代。多数脾梗死无症状，常在尸检时偶然发现。

208. 单纯性异位肾不超过中线，常伴有旋转异常；交叉异位肾也称横过异位肾，其上中段输尿管跟随异位肾一并跨越中线，但输尿管末端在膀胱的开口侧正常。

209. 游走肾和肾下垂患者的肾脏大小、形态和输尿管长度正常。

210. 根据重复的程度，肾盂输尿管重复畸形可分为具有两个独立肾盂和输尿管的完全性重复畸形和两个输尿管在下行至某处会合并开口于膀胱的不完全性重复畸形。后者多见。重复肾常伴有旋转异常或其他畸形。

完全性重复畸形的两条输尿管在膀胱开口部位一般表现为下肾盂输尿管在膀胱的开口部位正常；上肾盂输尿管为异位开口，可开口于膀胱三角外侧角之内下方，也可开口于尿道，女性患者的上肾盂输尿管还可开口于子宫、阴道，异位开口输尿管口常出现狭窄或伴有输尿管膨出。

211. 马蹄肾：肾融合畸形，两肾上极或下极融合，输尿管仍在脊柱两侧，融合部位多为下极，融合部位称为峡部，多为肾实质。马蹄肾一般位于主动脉和下腔静脉前方，可有多条肾动脉，不易并发肾肿瘤。

212. 多囊肾有两种类型：常染色体隐性遗传型（婴儿型）多囊肾，发病于婴儿期，是输尿管芽间质部增生造成集合小管呈囊状或柱状扩张所致，临床较罕见，肾盂、肾盏变形不常见；常染色体显性遗传型（成年型）多囊肾，常发现于中青年（30～40岁）时期，也可在其他年龄段发病，常合并肝囊肿、胰腺囊肿和脾囊肿，一般不伴脾大及功能亢进。

213. 血管平滑肌脂肪瘤由血管、平滑肌和脂肪组织所构成。约20%的患者伴有结节性硬化。肿瘤富有血管，故可有出血，也可见坏死、囊变和钙化。

214. 肾腺瘤是一种潜在恶性肿瘤。

215. 成人最常见的肾肿瘤是肾细胞癌，主要病理成分为透明细胞。血行转移多见，最常见的转移部位为肺。血尿、疼痛和肿块为肾癌最常见的三大症状。

216. 移行细胞癌最好发的部位是膀胱。

217. 儿童泌尿系最常见的肿瘤是肾母细胞瘤，最有特点的临床表现是腹部包块。成人泌尿系最常见的肿瘤是膀胱癌（主要为移行细胞癌）。

218. 肾动脉狭窄最常见的原因为*动脉粥样硬化*。

219. 肾栓塞:栓子性栓塞常见于*心房纤维震颤*,血栓性栓塞则多由动脉粥样硬化所造成。

220. 肾脓肿多由血性播散感染所致,最常见致病菌为*金黄色葡萄球菌*,脓肿较少破入肾盂、肾盏,起病突然,发热、寒战,有肾区疼痛、*叩击痛*,多无尿路刺激症状。

221. 肾结核主要为*血行感染*。多数肾结核为*单侧性*。早期病变在*乳头部或髓质锥体的深部*。

222. 肾自截是指*肾结核*晚期并发输尿管完全闭塞,全肾广泛钙化,不会引起肾脏位置的改变。

223. 肾结核最具特征性的临床表现是*慢性膀胱刺激症状*。

224. 先天性输尿管囊肿外层为*膀胱黏膜*,中层为*输尿管肌层*,内层为*输尿管黏膜*。

225. 输尿管结核继发于*肾结核*,血尿常是*终末血尿*。

226. 输尿管结石是最常见的尿路结石,绝大多数来自肾结石;*输尿管下段*的结石占50%~70%,主要症状为*疼痛和血尿*,绞痛较肾结石的绞痛*更典型*、*更剧烈*。

227. *膀胱先天发育异常*包括膀胱发育不全伴有尿道缺如、膀胱重复异常、先天性膀胱憩室、脐尿管异常、梅干腹综合征、膀胱外翻、巨膀胱-小结肠-肠蠕动不良综合征。

228. 膀胱肿瘤多数为*移行细胞乳头状肿瘤*,在*膀胱侧壁*和*三角区*最多见。临床主要表现为*无痛肉眼血尿*。

229. 对诊断膀胱嗜铬细胞瘤有重要意义的是*在排尿、膀胱充盈或按压膀胱时血压升高*。

230. 膀胱癌从病理组织学上分为*移行细胞癌*(92%)、*鳞状细胞癌*(6%~7%)、*腺癌*(0.5%~2%)和*未分化癌*(1%以下)。最常见于*膀胱三角区*和两旁的*侧壁*,好发于*成年男性*,主要症状为*无痛性血尿*。

231. 急性细菌性膀胱炎的致病菌多为*大肠杆菌*。发病突然,有尿痛、尿频、尿急症状。常见*终末血尿*症状。

232. 膀胱结石多在*膀胱内*形成,多见于*10岁以下*的男孩。主要症状是*膀胱刺激症状*。典型的膀胱结石症状是排尿时,*尿流突然中断*,阴茎头部剧痛。

233. 肾上腺囊肿的分类:*内皮囊肿*、*假性囊肿*、*上皮性囊肿*、*包虫性囊肿*。

234. 肾上腺皮质腺瘤多发生于*一侧*,对侧肾上腺常萎缩。通常为*单发*,瘤体较小,直径多为*1~2 cm*,包膜完整,内含丰富*脂质*。肿瘤生长缓慢,*有恶变的可能性*;易发年龄为20~40岁,男、女性患者之比为1∶3。

235. 肾上腺嗜铬细胞瘤多起源于肾上腺*髓质*内成熟的*神经嵴细胞*(嗜铬细胞)。大约*10%*在肾上腺外(多见于腹主动脉旁),*10%*瘤体在双侧,*10%*呈恶性,*10%*出现于儿童,*10%*为多发性。肾上腺嗜铬细胞瘤又称为*10%肿瘤*。病理上嗜铬细胞瘤常*较大*,易发生坏死囊变和出血。典型的临床表现为*阵发性高血压*。

236. 肾上腺髓样脂肪瘤属于*罕见*疾病,多单侧发病,为*良性无分泌功能*肿瘤,来源于肾上腺*间胚叶组织*,瘤体内主要含*成熟的脂肪细胞和骨髓细胞*。

237. 肾上腺皮质腺癌较为少见,多为有功能性。病灶一般为<u>单发</u>。肿瘤较大,可伴<u>出血坏死及囊变</u>等,转移出现得早,多为<u>淋巴转移</u>。

238. 肾上腺是转移癌的好发部位,主要以<u>血性播散</u>的方式转移到肾上腺,<u>肺癌转移</u>居多,最初发生在<u>肾上腺皮质</u>。转移瘤极少造成肾上腺功能改变。

239. 肾上腺结核多为<u>两侧性</u>,大多累及<u>皮质和髓质</u>。主要症状是乏力、皮肤色素沉着、低血压等,可引起<u>肾上腺皮质功能低下</u>。

240. 肾上腺增生多为<u>皮质醇增多</u>,为双侧发病,可呈<u>弥漫性</u>或<u>局限性</u>增生,切面见皮质增厚。镜下见<u>束状带细胞</u>增生,细胞体积大。

241. 脂肪肉瘤是腹膜后肿瘤中最常见的也是最大的肿瘤,可分为三型:<u>实体型</u>,肿瘤分化不好,以<u>纤维成分</u>为主,其中脂肪成分少。<u>假囊肿型</u>,为黏液脂肪肉瘤。<u>混合型</u>,肿瘤内成分以纤维组织为主伴散在的脂肪细胞;平滑肌肉瘤最易发生肝内转移。

242. 急性前列腺炎的致病菌为<u>革兰氏阴性杆菌</u>。

243. 前列腺癌多为<u>腺癌</u>,常从前列腺的<u>外周带</u>发生。良性前列腺增生通常发生在<u>移行带</u>。

244. 前列腺增生症亦称前列腺肥大,是<u>老年男性</u>常见病。<u>尿频</u>是前列腺增生最早期的症状,夜间较显著。典型表现为<u>进行性排尿困难</u>。

245. 子宫的先天畸形包括先天性无子宫、幼稚子宫、双子宫、单角子宫、残角子宫、纵隔子宫(完全性、部分性)、双角子宫(完全性、部分性、鞍形子宫)等畸形。

246. 子宫肌瘤是女性生殖系统中最常见的良性肿瘤,多见于<u>40～50</u>岁。子宫肌瘤多见于<u>子宫体</u>,分为<u>肌壁间肌瘤</u>、<u>浆膜下肌瘤</u>和<u>黏膜下肌瘤</u>,其中肌壁间肌瘤最多见。产生明显症状的是<u>黏膜下肌瘤</u>。

247. 子宫体癌又称子宫内膜癌,高发年龄为<u>58～61</u>岁。雌激素与子宫内膜癌的关系目前已经明确。子宫内膜癌多见于宫底部内膜,腺癌占80%～90%。主要转移途径为<u>直接蔓延</u>、<u>淋巴转移</u>,晚期有<u>血行转移</u>。主要表现为绝经后不规则阴道出血。

248. 宫颈癌是最常见的妇科恶性肿瘤,好发于子宫颈鳞状上皮与柱状上皮移行区,分为<u>内生型</u>、<u>外生型</u>、<u>溃疡型</u>。<u>鳞癌</u>占多数。主要转移途径为<u>直接蔓延及淋巴转移</u>,血行转移少见。淋巴转移首先至髂内、髂外和闭孔淋巴结组,以后可至髂总、腹股沟深浅、腹主动脉旁淋巴结组。早期主要症状为接触性阴道出血。

盆腔淋巴结大于 <u>1.5 cm</u>,腹主动脉旁淋巴结大于 <u>1.0 cm</u> 提示淋巴结转移。

249. 卵巢囊肿多为单侧性,最常见的为单纯囊肿,囊肿直径多小于 <u>5 cm</u>,好发年龄为 30～40 岁。滤泡囊肿直径多小于 <u>3 cm</u>。多囊卵巢病多双侧受累,临床表现为<u>不孕、多毛、肥胖</u>。

250. 卵巢癌以<u>浆液性囊腺癌</u>最多见,多为单侧,绝大多数是由浆液性囊腺瘤恶变而来。临床表现为腹腔的肿块迅速增大,常有压迫症状。转移包括局部侵犯、腹膜腔的<u>直接种植</u>、<u>淋巴转移</u>,血行转移较少见。黏液性囊腺癌腹膜种植可形成腹腔假性黏液瘤。

251. 骨质软化指单位体积内骨组织有机成分<u>正常</u>而钙化<u>不足</u>。骨质疏松指有机成分和无机成分比例均<u>下降</u>,但两者的比例仍正常。

252. 骨质破坏指局部骨质为病理组织代替而造成骨组织消失。骨质坏死是指骨组织局部代谢的停止。骨质增生硬化：单位体积骨量增多。

253. 长骨骨干骨折的类型有横形骨折、斜形骨折、螺旋形骨折、粉碎性骨折等。颅骨骨折常见凹陷骨折。脊柱常见椎体压缩骨折。股骨颈常见嵌插骨折，这类骨折很少见到骨折线，仅表现为骨小梁的交错使局部密度轻度增大，极易漏诊。

254. 关节脱位以肘关节脱位最常见。肘关节脱位常向后方脱位。肩关节常向前下方脱位。髋关节以后脱位最常见。

255. 将长管状骨按急性化脓性骨髓炎的发病率从高到低排序依次为胫骨、股骨、肱骨、桡骨。

256. 急性化脓性骨髓炎的病原菌多为金黄色葡萄球菌。

257. 慢性硬化性骨髓炎（Garré 骨髓炎）病理上表现为骨质硬化。慢性骨脓肿（Brodie 脓肿）病理上为慢性局限性骨髓炎。

258. 脊柱结核多由结核分枝杆菌血行感染而来。根据病变部位可分为椎体结核和附件结核，前者多见，后者少见；椎体结核又可分为中心型、边缘型和韧带下型。易发于儿童和青年。发病部位以腰椎最多。

259. 短骨骨干结核多见于 5 岁以下儿童，常双侧多发，好发于近节指（趾）骨。长骨结核好发于骨骺和干骺端。

260. 关节结核多继发于肺结核或其他部位结核，可分为滑膜型及骨型，以前者多见。滑膜型的病理改变主要为结核性肉芽组织增生。滑膜型多见于少年儿童，好发于持重的大关节，最多见于髋关节、膝关节。

261. 常见骨病的好发部位如表 1-7 所列。

表 1-7　常见骨病的好发部位

骨病	好发部位
急性化脓性骨髓炎	长骨干骺端（10 岁以下儿童）
骨软骨瘤	胫骨近端和股骨远端
内生软骨瘤	手和足的管状骨
骨瘤	颅骨、鼻窦、下颌骨
软骨肉瘤	骨盆
骨肉瘤	长骨干骺端（11～20 岁）
尤因肉瘤	四肢长骨骨干（少年）
骨巨细胞瘤	股骨下端、胫骨上端（20～40 岁）
骨囊肿	长骨（以肱骨上端最多见）
脊索瘤	颅底、骶尾部
骨结核	脊柱

262. 骨肿瘤的好发时期如表 1-8 所列。

表 1-8　骨肿瘤的好发时期

好发时期	骨肿瘤
婴儿期	急性白血病和神经母细胞瘤的骨转移
少年期	尤因肉瘤
青年期	骨肉瘤、成软骨细胞瘤、骨软骨瘤
40 岁以上	转移瘤、骨髓瘤、软骨肉瘤

263. 骨软骨瘤由骨性基底、软骨帽、纤维包膜三部分组成。

264. 骨巨细胞瘤病理学上分为三级：Ⅰ级为良性，Ⅱ级为过渡类型，Ⅲ级为恶性。

265. 骨样骨瘤多发生于胫骨、股骨，发生于脊椎者大多位于附件，很少发生于颅骨。夜间痛明显，水杨酸类药物可以缓解疼痛。

266. 最常见的原发性恶性骨肿瘤为骨肉瘤。最常见的恶性骨肿瘤为骨转移瘤。最常见的良性骨肿瘤为骨软骨瘤。儿童时期最常发生的骨肿瘤／肿瘤样病变为骨嗜酸性肉芽肿。

267. 骨肉瘤起源于骨间叶组织。主要成分为肿瘤性成骨细胞、肿瘤性骨样组织、肿瘤骨，还可见到肿瘤性软骨组织和纤维组织。

268. 最易发生成骨性转移的肿瘤为前列腺癌。最容易发生骨转移的肿瘤是乳腺癌。

269. 骨肉瘤最早转移的部位是肺。骨肉瘤的主要转移途径是血行转移。

270. 软骨肉瘤中心型以原发性居多；周围型以继发性居多，常继发于骨软骨瘤。

271. 骨髓瘤为起源于骨髓网织细胞的恶性肿瘤，特征表现为本周蛋白尿。

272. 脊索瘤是起源于残留的脊索组织的低度恶性肿瘤。

273. 骨尤因肉瘤好发于青少年四肢长骨，对放疗敏感。

274. Albright 综合征：骨纤维异常增殖症合并性早熟，皮肤色素沉着。

275. 骨囊肿好发于儿童，常出现病理性骨折。多发生于长骨，以肱骨上端最多见。

276. 类风湿性关节炎的最初病变为关节滑膜。该病好发于中青年女性的手、足小关节，关节侵犯常起于近侧指间关节，常为对称性。类风湿因子阳性。

277. 按先后顺序，强直性脊柱炎侵犯部位依次为骶髂关节、腰椎、胸椎、颈椎。

278. 强直性脊柱炎最常侵犯的外周关节为髋关节，常双侧受累。

279. 色素沉着绒毛结节性滑膜炎多发生于青壮年，男性患者略多于女性患者。膝关节最易受累。

280. 股骨头缺血性坏死最常见的原因是外伤。病理基础为骨小梁表面新骨沉积。

281. 腕月骨缺血坏死好发于年轻手工业工人，右侧发病率高。足舟骨缺血坏死好发于 3～10 岁儿童，常单侧受累；跖骨头骨骺缺血坏死常见于第 2 跖骨头。

282. 脊椎滑脱最常见于第 4～5 腰椎。椎体骺板缺血性坏死的最好发部位为第 8～11 胸椎。

283. 颈椎病中发病率最高的是神经根型。

284. 维生素 D 缺乏性佝偻病的临床特点：① 食物中缺乏维生素 D 或日光照射不足，

致患儿缺乏维生素 D,进而引起钙磷代谢障碍,骨骼缺钙而致骨样组织钙化不足,产生骨质软化。② 好发于 6 个月至 1 岁的婴幼儿。③ 主要症状有夜惊、多汗、睡眠不好,体征有出牙晚、方颅、串珠肋、鸡胸和小腿畸形等。④ 化验发现血钙、血磷浓度低和碱性磷酸酶浓度高等。

285. 痛风性关节炎好发于男性,最易侵犯第一跖趾关节。

286. 甲状旁腺功能亢进多见于中年女性。主要表现为高血钙症状、肾病症状、骨病症状、软组织转移性钙化。血清碱性磷酸酶浓度升高、血清钙浓度升高、尿钙增多、血清磷浓度降低、尿磷增多、甲状旁腺素分泌增多。

287. 肺癌最常见的类型是鳞癌,预后最差的和对放疗及化疗均敏感的肺癌类型是小细胞肺癌。

288. 颈椎病最常见的类型是神经根型。

289. 上尿路结石最常见的类型是草酸钙结石。

290. 原发性肝癌最常见的大体类型是结节型。

291. 最常见的肠梗阻类型是粘连性肠梗阻。

292. 动脉造影,肝脏海绵状血管瘤在动脉期即可出现沿动脉分布的点状或小片状影,称为树上挂果征。

(叶 平 刘 侃 张 野 张 静 周 凯 孙雪园)

第三部分　专业知识及专业实践能力

1. 脑梗死后可以看到"模糊效应"常在第 2～3 周。

2. 结节性硬化的 CT 表现:以颅内多发钙化为主要表现,钙化常于 2 岁后出现;钙化的结节在 CT 平扫是通常呈等密度或稍高密度。

3. 多发性硬化的 CT 表现:双侧侧脑室旁多发低密度斑,病灶新旧不一,活动期可有强化。MRI:大小不一类圆形,T_1WI 低信号,T_2WI 高信号,多位于侧脑室体部、前角、后角周围、半卵圆中心、胼胝体,或为融合斑,可见"直角脱髓鞘"征。

4. CT 图像出现带征提示脑梗死。

5. 海绵状血管瘤境界清楚,多位于肌锥内,T_1WI 上低信号,T_2WI 上高信号。

6. 最有利于脑外肿瘤定位的 CT 表现为脑皮层受压内移。

7. 头颅外伤 2 天,CT 显示蝶窦有气液平面,颅内有积气,诊断为颅底骨折。

8. 少突胶质细胞瘤的典型 CT 表现是病灶内可见不规则钙化。

9. 脑出血与脑梗死的 CT 表现相似是在慢性期。

10. 星形细胞瘤分 4 级,增强扫描时 Ⅰ 级星形细胞瘤常无增强。

11. 不属于良性星形细胞瘤征象的是出血、坏死。

12. 不发生脑膜瘤的部位是侧脑室外侧白质区。

13. 外伤后脑内血肿,周边血肿较深部血肿吸收得<u>慢</u>。

14. 颅咽管瘤的钙化呈<u>蛋壳样</u>。

15. 蛛网膜下腔出血的主要 CT 表现是<u>外侧裂池</u>见高密度影。

16. 颅脑肿瘤的间接征象是<u>脑水肿</u>。

17. 脑脓肿壁上显示短 T_2 低信号的最可能是<u>胶原结构</u>。

18. 肾上腺性营养不良性脑白质病:双侧侧脑室后角周围的白质区呈蝶翼状对称性低密度区(长 T_1 长 T_2),一般由<u>顶叶</u>、<u>枕叶</u>向<u>额叶</u>发展。在颞叶不常见。

19. 三尖瓣下移畸形亦称埃布斯坦畸形,平片上心脏呈方盒形或呈球形中重度增大,<u>右心房</u>显著增大。

20. 无脑儿是指胎儿无<u>颅顶骨</u>而颅底发育完全。

21. 颅咽管瘤的 CT 显示<u>鞍上池</u>内有类圆形肿物,压迫视交叉和第三脑室前部,可出现脑积水。肿物呈不均匀低密度为主的囊实性,囊壁的<u>壳形钙化</u>和实性部分的不规则钙化呈高密度。囊壁和实性部分呈<u>环形均匀</u>或不均匀强化。水肿少见。

22. 眶内海绵状血管瘤最有特征性的 CT 表现是<u>肿瘤内静脉石</u>。视神经鞘脑膜瘤有<u>双轨征</u>。

23. 颅脑疾病的间接征象包括<u>脑室</u>、<u>蛛网膜下腔</u>、<u>颅骨</u>、<u>中线结构</u>的改变。

24. 新生儿缺氧性脑病,CT 呈现"<u>双圈征</u>"是指皮质、白质密度减小,基底节、背侧丘脑密度正常。

25. 硬膜外血肿与硬膜下血肿的比较见表 1-9。

表 1-9　硬膜外血肿与硬膜下血肿的比较

	硬膜外血肿	硬膜下血肿
定义	颅内出血积聚于颅骨与硬脑膜之间	颅内出血积聚于硬脑膜和蛛网膜之间
CT 表现	平扫,血肿表现为颅骨内板下双凸形(梭形)高密度区,边界锐利,血肿范围一般不超过颅缝(可跨中线),血肿密度多均匀。后期血块完全液化,呈低密度,可见占位效应	急性期表现为颅板下方新月形高密度影;亚急性和慢性硬膜下血肿,可表现为高密度、等密度、低密度或混杂密度。硬膜下血肿范围广泛,不受颅缝限制(但不跨中线),由于常合并脑挫裂伤,故占位效应显著

26. 听神经瘤 CT 显示<u>桥小脑角池</u>内等、低或高密度肿块,瘤周轻、中度水肿,偶尔见<u>钙化或出血</u>,均匀、非均匀或环形强化。第四脑室受压移位,伴幕上脑积水。骨窗观察<u>内耳道</u>呈锥形扩大。增强 MRI 可无创性诊断内耳道内 <u>3 mm</u> 的小肿瘤。

27. 脑膜瘤常表现为靠近肿瘤的<u>颅骨局限性增生</u>。三叉神经瘤常表现为<u>岩骨尖破坏</u>。听神经瘤常表现为<u>内听道扩大</u>。

28. 血管网状细胞瘤大多数发生在<u>后颅凹</u>,多见于<u>中年男性</u>,<u>囊性变</u>是突出特点。可见<u>壁结节</u>。增强后环形强化,<u>壁结节</u>明显均匀强化。

29. 脉络膜黑色素瘤好发于<u>后 1/3</u> 脉络膜。本病好发于<u>中老年人</u>,大多为单侧发生。CT 早期仅表现为<u>眼环局限性增厚</u>。MRI 呈短 T_1、T_2 信号(典型 MRI 特征)。

30. 颅内肿瘤最易合并出血的是<u>多形性胶质母细胞瘤</u>(Ⅳ级星形细胞瘤),增强时有<u>明显的均一强化及花环样强化</u>。该类肿瘤可发生种植转移。

31. 室管膜瘤好发于<u>第四脑室</u>,为等密度肿块,边界清,可呈分叶状,瘤内常有散在<u>点状钙化及多发低密度囊变</u>。绝大多数肿瘤位于脑室内,一般不伴有<u>瘤周水肿</u>。完全实质型主要发生于 <u>50 岁左右</u>的成人。

32. 髓母细胞瘤好发于 <u>10 岁以下儿童</u>,起源于<u>小脑蚓部</u>,CT 表现为<u>后颅凹</u>中部均匀一致的类圆形略高密度影,少数为等密度,边缘较清楚,呈均匀性强化,周围有低密度<u>水肿带</u>,很少有出血、囊变及钙化。

33. 髓母细胞瘤与室管膜瘤的鉴别见表 1-10。

表 1-10　髓母细胞瘤与室管膜瘤的鉴别

	髓母细胞瘤	室管膜瘤
平扫	多为高密度	多为等密度
囊变	少见	常见
钙化	少见	常见
瘤周水肿	常见	偶见
第四脑室	向前移位、闭塞	环绕瘤体
脑脊液变化	前方见脑脊液环绕	后方见脑脊液环绕

34. 脊索瘤的 CT 表现为<u>斜坡</u>、<u>鞍背</u>、<u>后床突</u>及<u>岩骨</u>骨质破坏,代之以圆形或不规则形略高密度影,不均质,边界清楚,可见点片状散在钙化灶或残存的碎骨片。

35. 颅内转移瘤的脑水肿范围与肿瘤大小<u>不成正比</u>。

36. 化脓性脑膜炎早期,CT 检查无异常发现。病变进展时,基底池、纵裂池密度增大,类似增强表现。增强检查可见软脑膜及皮质的线状强化。

37. 脑囊虫病分为<u>脑内实质型</u>、<u>脑室型</u>、<u>脑膜型</u>、<u>混合型</u>。

38. 急性脑炎慢性钙化型无水肿,脑膜型囊壁<u>有</u>强化。

39. 髓外硬膜内肿瘤多为完全性梗阻,脊髓移位明显,阻塞层面呈<u>杯口状</u>压迹。髓外硬膜外肿瘤梗阻面呈<u>梳状或锯齿状</u>突然中断,脊髓移位<u>不明显</u>。

40. 神经鞘瘤 T_2WI 多为<u>高</u>信号,囊变多见,增强扫描<u>不均匀</u>强化;神经纤维瘤 T_2WI 多为<u>等或略低</u>信号,常轻度均匀强化。

41. 蛛网膜下腔改变:① 髓内肿瘤,蛛网膜下腔变窄,且向外移位。② 髓外硬脊膜内肿瘤,脊髓旁有窄带状对比剂柱,弧形压迹偏向其一端。对侧蛛网膜下腔受移位脊髓压迫而<u>变窄</u>,近肿瘤处呈<u>尖椎状</u>阻塞。脊髓移位于<u>弧形梗阻面</u>是髓外硬脊膜内肿瘤的特点。③髓外硬膜外肿瘤,蛛网膜下腔变窄,向<u>内</u>移位,脊髓移位<u>不明显</u>。

42. 蛛网膜囊肿:包裹在<u>蛛网膜与软脑膜</u>之间含脑脊液的空腔,有<u>占位效应</u>,增强扫描<u>不强化</u>,囊壁不显示。

43. 表皮样囊肿(胆脂瘤):起源于外胚层的先天性肿瘤,<u>钻孔样</u>生长。CT 特征性表现为轮廓规则或不甚规则的低密度区,沿<u>腔隙</u>生长,与正常脑组织分界清楚,周围无水肿区。其密度可低于、等于脑脊液密度,少部分表现为高密度,可见钙化。增强扫描<u>不强化</u>。DWI <u>高</u>信号。

44. 皮样囊肿：平扫 CT 表现为低密度肿块，为圆形或椭圆形，边缘锐利，无瘤周水肿，有较厚的囊壁，有时可见囊壁的钙化。增强扫描瘤体及囊壁均无强化。

45. 某患儿，2 岁，出生后不久即发现双侧白色瞳孔，CT 检查显示眼环后部可见形态不规则稍高密度软组织肿块向球内突出，有团块状钙化影。最有可能的诊断是视网膜母细胞瘤。

46. 某患者，女，50 岁，右眼突，CT 显示视神经肿瘤，内有钙化，视神经孔扩大，骨质增生，增强明显，诊断为脑膜瘤。

47. 某患者，女，47 岁，左眼球向外下突出 2 月余，逐渐加重，伴复视，CT 显示左侧额窦扩大，窦腔内呈软组织密度，骨壁变薄，左眼球受压移位，诊断为额窦黏液囊肿。

48. 对鞍区肿瘤平扫，显示混杂密度影的是脊索瘤。

49. 诊断眼眶爆裂骨折，最好的检查方法是 CT 冠状扫描。

50. 颅面血管瘤病和结节性硬化都存在脑内钙化。

51. 增强 CT 扫描可将肿瘤与瘤周水肿分开。

52. 对颈动脉海绵窦瘘 CT 平扫，表现为眼球突出，眼上静脉、眼下静脉迂曲扩张，呈弯曲条状软组织密度影，位于视神经和上直肌之间。增强 CT 扩张的眼上静脉明显强化，患侧海绵窦扩大。DSA 表现为海绵窦立即显影、扩张，并可见迂曲扩张的眼上静脉显影，可显示瘘口的位置。

53. 显示鼓窦及鼓窦入口最清楚的标准体位是梅氏位。摄片角度为双 45°。

54. 鼓室盾板是上鼓室表皮样瘤首先破坏之处。

55. 真菌性鼻窦炎典型征象为增生的软组织内可见散在斑片状或沙粒状高密度的钙化区。

56. 对诊断上颌窦癌最有价值的 CT 征象为窦腔密度高伴骨质破坏。

57. 鼻咽癌的 CT 平扫呈等密度，一般无囊变或钙化。增强后肿瘤呈轻度强化。

58. 鼻咽癌黏膜下型早期，CT 横断扫描很难发现肿瘤，而冠状面扫描有助于诊断。可表现为鼻咽侧壁平坦、僵直，咽隐窝消失，咽旁间隙外移变窄。

59. 鼻咽癌的 TNM 分期见表 1-11。

表 1-11 鼻咽癌的 TNM 分期

分期	浸及范围
T_0	原发肿瘤部分不明显
T_1	肿瘤局限于鼻咽腔内，包括深部浸润
T_2	肿瘤已侵及咽旁间隙，但仅限于咽旁间隙
T_3	肿瘤已侵及咽旁间隙，有前组颅神经侵犯，伴颅底骨破坏
T_4	肿瘤已侵及蝶窦，有后组颅神经侵犯
N_0	无局部淋巴结转移
N_1	同侧单个淋巴结转移 ≤3 cm
N_2	3 cm＜同侧单个淋巴结转移 ≤6 cm；同侧多个淋巴结转移 ≤6 cm；双侧、对侧淋巴结转移 ≤6 cm

续表

分期	浸及范围
N_3	淋巴结转移 > 6 cm
M_0	无远处转移
M_1	有远处转移

60. 慢性化脓性涎腺炎 X 线平片的主要征象是<u>涎石</u>。

61. 腮腺混合瘤多见于<u>中年女性</u>,肿瘤生长缓慢,单发;肿块密度一般高于腮腺密度;增强 CT:<u>均匀或环状强化</u>。

62. 腮腺淋巴瘤多见于<u>中年男性</u>;MRI:较易形成蛋白含量高的囊腔,T_1、PDWI、T_2 均呈<u>高信号</u>。

63. 错构瘤的特点为<u>爆米花样钙化</u>。

64. 肺叶不张的 CT 表现:肺体积收缩,胸廓<u>变小</u>,纵隔向<u>患侧</u>移位,同侧膈肌升高,叶间胸膜移位。

65. 癌性空洞的特征:① <u>壁厚</u>,内壁欠规则,常见结节;② 有<u>偏心性</u>空洞;③ 周围<u>无卫星灶</u>。

66. 心包积液最常见的原因是<u>结核</u>。

67. 常见的良性结节钙化类型不包括<u>沙粒样钙化</u>。沙粒样钙化常见于<u>乳腺癌</u>。

68. 支气管肺炎易发生于<u>两肺下叶</u>。

69. 类风湿关节炎患者肺部受累最常见,常呈蜂窝状改变。

70. 可见骨骼和牙齿的纵隔肿瘤是<u>畸胎瘤</u>。

71. 弥漫性肺气肿患者的 X 线平片表现为<u>胸骨后间隙增大</u>。

72. 正位胸片最容易漏诊的为<u>右肺中叶不张</u>。

73. 圆形肺不张可见<u>彗星尾征</u>,常见于<u>下叶侧、后基底部</u>,一般密度均匀,边缘锐利或模糊,与胸膜呈<u>锐角相交</u>。

74. 刀鞘状气管表现为气管矢状径<u>增大</u>、冠状径<u>变小</u>,气管指数(冠状径与矢状径之比)<u>≤ 0.5</u>。

75. 肺隔离症:体层摄影可显示来自<u>主动脉系统的异常血管</u>。<u>主动脉造影</u>观察有无主动脉系统的分支以便确诊。CT 平扫见到<u>主动脉或肋间动脉分支供血</u>可明确诊断。SSD、VR、MIP 等后处理技术易于显示体循环供血。

76. 支气管肺炎 X 线表现为双肺中下肺野<u>沿支气管分布</u>的斑片状略高密度影。

77. 不易看到胸膜反应的肺部炎症是<u>支原体肺炎</u>。

78. 过敏性肺炎的影像学表现:有斑片状边缘模糊阴影,病变可为<u>游走性</u>,两肺弥漫分布的 2～8 mm 粟粒状阴影,有线状、网状及粟粒状阴影。

79. 部位、大小、数目可一日数变的肺气囊是<u>葡萄球菌肺炎</u>的特征性表现。

80. 间质性肺炎最重要的改变是<u>肺气肿</u>。

81. 炎性假瘤的影像特征:有靠近或紧贴胸膜的<u>孤立肿块或结节影</u>,边缘不规则,可有分叶、毛刺,毛刺多较长。无胸水及胸壁改变,部分病灶见典型胸膜凹陷征。钙化、空洞少见。

82. 肺炎性假瘤与肺癌的鉴别诊断:肺炎性假瘤一般位于肺的周边,呈孤立肿块影,钙化、空洞少见;肺癌的肿块:多呈分叶状、边缘毛糙、不光滑,密度不均匀,坏死区密度更低,可伴胸腔积液,肺门及纵隔淋巴结转移较多。

83. 慢性空洞包括厚壁空洞、薄壁空洞、张力性空洞、慢性纤维空洞。张力性空洞内往往有液平。

84. 肺部炎症破坏后发生坏死出血、钙盐沉着,最终导致结果是钙化。

85. 中央型肺癌最早出现的X线征象为局限性肺气肿。

86. 右上肺中央型肺癌、右上肺肺不张的特征性X线表现为"反S征"。

87. 肺转移瘤患者的两肺呈多发或单发的较大结节,肿块见于精原细胞瘤转移。

88. "小泡征"常见于以下肺癌类型:腺癌、细支气管肺泡癌。

89. 周围型肺癌的征象:① 主要征象有分叶征、毛刺征、强化征、胸膜凹陷征。分叶征:深分叶征在肺癌诊断中有重要意义。毛刺征:肿瘤轮廓清楚,但不光整,常见细短毛刺。强化征:肺癌的增强特点可归纳为增强幅度大,$20\sim60$ HU;时间密度曲线上升速度快,峰值维持时间长;血流灌注高;85%的患者最终为均质性强化。胸膜凹陷征:多平面重建有利于显示胸膜凹陷征。② 次要征象:结节征、空泡征、支气管充气征、空洞征和血管集束征。

90. 淋巴结转移:淋巴结短径大于1 cm。

91. 结节病的分期及影像表现见表1-12。

表1-12　结节病的分期及影像表现

分期	影像表现
0期	无异常X线所见
Ⅰ期	肺门淋巴结肿大
ⅡA期	肺内弥漫性浸润,伴肺门淋巴结肿大
ⅡB期	肺内弥漫性浸润(无明显纤维化),不伴肺门淋巴结肿大
Ⅲ期	肺纤维化,肺容积缩小,肺门变形,出现蜂窝,支气管血管集束变形

92. 硅结节的显示是诊断硅肺和混合硅肺的主要依据。硅结节大多数在两侧肺野中、下部内中带区域出现,以在右侧为多见;硅结节的晚期融合一般从两侧锁骨附近外围开始。

93. 石棉肺的主要病理改变为弥漫性间质纤维化、肺气肿。影像学特点为胸膜斑。易并发恶性胸膜间皮瘤。

94. 恶性胸膜间皮瘤的主要X线征象是胸膜肿块;CT表现有胸膜增厚、胸膜钙化、胸腔积液、患侧胸腔容量缩小、肿瘤直接外侵,一般无钙化。

95. 局限性胸膜间皮瘤(FPM)为孤立的、边缘光滑锐利的胸膜软组织肿块。密度均匀,有明显强化,可高度提示FPM,若见有蒂与胸膜连接则基本可以肯定诊断。出现明显侵袭性及大量胸腔积液则提示恶性FPM。

96. 良性胸腺瘤的 CT 特点：① 前纵隔内有软组织密度的圆形或卵圆形肿块；② 肿块的周缘光滑、锐利；③ 肿块的边缘有弧形钙化；④ 肿块的周围脂肪层存在且完整；⑤ 临床症状不明显或无症状。胸腺瘤组织分型：上皮细胞型、淋巴细胞型、混合型。

97. 急性血行播散型（粟粒型）肺结核早期，X 线片上仅见肺纹理增强，3～4 周才见典型粟粒样结节。X 线表现为大小、分布、密度均匀。

98. 继发性肺结核的典型部位为上叶尖后段及下叶背段。

99. 某患者为青年女性，前纵隔有囊性肿物，内有脂肪-液体平面，增强扫描出现边缘环状强化，最有可能的诊断为囊性畸胎瘤。

100. 心脏病变的透视特点：缩窄性心包炎患者心脏搏动减弱。左心室室壁瘤患者心脏局部矛盾运动。轻度心肌炎患者心脏搏动正常。主动脉关闭不全患者反向搏动点上移，心脏搏动普遍增强。

101. 心包积液达 300～500 mL，X 线平片才能显示异常改变。典型者表现为心影短期内迅速增大而肺野清晰，心脏向两侧扩大，呈烧瓶样或球状，上腔静脉增宽，主动脉变短，心脏搏动明显减弱而主动脉搏动正常。

102. 肺静脉高压在胸片上最早表现为上肺静脉扩张。

103. Kerley B 线：长 2～3 cm、宽 1～3 mm 的水平横线，多位于肋膈角区，常见于二尖瓣狭窄和慢性左心衰；Kerley A 线：长 5～6 cm、宽 0.5～1 mm 的自肺野外斜行引向肺门的线状阴影，多位于肋膈角区，常见于急性左心衰；Kerley C 线：呈网格状，多位于肺下野，常见于肺静脉高压加重者。

104. 肺门残根样表现多见于肺动脉高压。

105. 肺梗死：梗死区表现为肺野外围三角形、楔形或半圆形阴影，直径 3～5 cm，底边面向胸膜，尖端指向肺门。

106. 超声心动图是先心病首选的无创性检查方法。

107. 动脉导管未闭最典型的 X 线征象是主动脉结部增宽突出。心血管造影可见主动脉降部内下壁与左肺动脉上外壁直接相连。

108. 测量心肌厚度应在舒张末期长轴位或短轴位。

109. 大动脉炎的 X 线征象：降主动脉内收征。

110. 动脉导管未闭的患者，出现右心室肥厚提示肺动脉高压。

111. 房间隔缺损（ASD）：呈二尖瓣型心脏，左心室及主动脉结小，肺动脉段突出，右心房、右心室增大。肺血增多呈充血状。透视观察肺门血管影明显增粗，搏动强烈，即"肺门舞蹈"。

112. 室间隔缺损（VSD）：心脏呈二尖瓣型，主动脉结正常或增大，肺动脉段突出，左、右心室增大，肺血增多，呈肺充血表现。

113. 法洛四联症（TOF）的 X 线表现：肺少血，心脏呈"靴形"，心底部增宽，心腰明显凹陷或平直，心尖圆隆、上翘，右心室增大，左、右心房无明显改变，肺动脉细小，肺血减少。心血管造影检查是诊断该病的"金标准"。

114. 肺静脉畸形呈"8"字形。

115. 二尖瓣狭窄：肺淤血、间质性肺水肿或肺动脉高压。心脏呈二尖瓣型，主动脉结小，肺动脉段突出，左心房、右心室增大。二尖瓣区钙化为直接征象。

116. 二尖瓣关闭不全：肺血正常或轻度肺淤血，心脏呈二尖瓣型。主动脉结大小正常，肺动脉段轻突，左心房、左心室增大，重度者右心室增大，肺循环高压。

117. 主动脉瓣狭窄：肺血正常，心脏呈主动脉型，升主动脉扩张，突出右心缘，主动脉结大，肺动脉段平直或凹陷，左心室增大，主动脉瓣区钙化为直接征象。

118. 主动脉瓣关闭不全：肺轻度淤血，心脏呈主动脉型，主动脉结大，肺动脉段凹陷，左心室显著增大，左心缘搏动增强。

119. 缩窄性心包炎以结核性常见。X线片：心脏大小正常或轻度增大；心缘不规则、僵直、可见钙化，搏动减弱或消失，上腔静脉影增宽，肺淤血等，钙化为该病的特征性表现，显示率约为13%。

120. CT和MRI（结合CTA、MRA）均可显示主动脉夹层的真腔、假腔、内膜片及内膜破口。确定主动脉夹层的类型。扫描速度快，显示附壁血栓敏感为CT的主要优点，但是CT不适于观察主动脉瓣关闭不全，内膜破口的检出率低；MRI能弥补CT的上述不足，动态观察血流变化，准确显示破口和再破口的部位和数目，无须使用对比剂，适用于碘过敏者。

121. 某患者，女性，3岁，左侧第二肋有收缩期杂音，胸片显示肺纹理稀疏、纤细、透光好，心影呈"靴"形。考虑为法洛四联症。

122. 双心房影为左心房增大的可靠指征。

123. 轻度静脉曲张最初局限于食管下段，黏膜皱襞稍增宽或略微迂曲，管壁边缘略不平整。中度静脉曲张常累及食管的中段，典型表现为食管中、下段的黏膜皱襞明显增宽、迂曲，呈蚯蚓状或串珠状充盈缺损。重度静脉曲张扩展至中、上段甚至全部食管。

124. 应鉴别食管静脉曲张与中、下段增殖型食管癌，静脉曲张管壁柔软而伸缩自如；一般肿瘤病变较局限，上、下界限清楚，充盈缺损不规则，管壁僵硬、不能扩张。

125. 食管贲门失弛缓症的特征表现为间断性吞咽困难。X线表现：食管高度扩张，食管内有液体潴留时，钡剂呈雪花样散落，下端成鸟嘴状或萝卜根样变细，黏膜完整。

126. 早期食管癌只侵犯黏膜和黏膜下层，其大小在3cm以下。食管局部黏膜皱襞增粗、扭曲、紊乱，常见有1条或2条以上黏膜中断，边缘毛糙。局部可见有0.2～0.4cm的小龛影。局限性的小充盈缺损直径一般在0.5cm左右，最大不超过3cm。

127. 垂体微腺瘤的CT征象：垂体高度异常、垂体内密度改变、垂体上缘膨隆、垂体柄偏移、鞍底骨质改变、血管丛征等。

128. 平坦型糜烂性胃炎与早期胃癌短期治疗后的鉴别点是病灶消失。

129. 胃溃疡的直接征象为龛影。龛影口部常有一圈黏膜水肿造成的透明带，依其范围而有不同的表现。① 黏膜线：为龛影口部宽1～2mm的光滑、整齐的透明线；② 项圈征：龛影口部的透明带宽数毫米，如一个项圈；③ 狭颈征：龛影口部明显狭小，使龛影犹如具有一个狭长的颈。④ 黏膜纠集征象：黏膜皱襞如车轮状，向龛影口部集中，到达口部边缘并逐渐变窄则为良性溃疡的一个特征。

130. 溃疡恶变征象:龛影周围出现小结节状充盈缺损或小段<u>环堤</u>;周围黏膜皱襞<u>杵状增粗或中断</u>;龛影变为不规则或边缘出现尖角征;治疗过程中<u>龛影增大</u>。

131. 穿透性溃疡:龛影大而深,深度<u>超过 1 cm</u>,口部有宽大透亮带。

132. 穿孔性溃疡:龛影大,如囊袋状,站立位见气、液、钡分层现象。

133. 胼胝体溃疡:龛影大,直径<u>不超过 2 cm</u>,深度<u>不超过 1 cm</u>,口部有宽大透亮带伴黏膜纠集。

134. 良性溃疡与恶性溃疡的鉴别诊断见表 1-13。

表 1-13　良性溃疡与恶性溃疡的鉴别诊断

	良性溃疡	恶性溃疡
龛影形状	呈圆形或椭圆形,边缘光滑、整齐	不规则,扁平,有多个尖角
龛影位置	突出于胃轮廓外	位于胃轮廓之内
龛影周围口部	黏膜水肿的表现如黏膜线、项圈征、狭颈征,黏膜皱襞向龛影集中,直达口部	指压迹样充盈缺损,有不规则环堤,黏膜皱襞中断、破坏
附近胃壁	柔软,有蠕动波	僵硬,峭直,蠕动消失

135. 中、晚期食管癌分型中同时向腔内外侵犯的类型是<u>髓质型癌</u>。

136. 胃窦癌的特征表现为"<u>肩胛征</u>"。

137. 幽门前区"<u>双肩征</u>",幽门管细长,呈线样改变为<u>先天性肥厚型</u>幽门狭窄最可靠的 X 线征象。

138. 溃疡型结核的 X 线典型征象:肠管张力增大,管腔挛缩,可有激惹征象,管腔边缘呈锯齿状,可见斑点状小龛影。

增殖型结核的典型征象:主要表现是<u>管腔变形、缩短</u>,黏膜紊乱、增粗,可呈多个大小不一的<u>充盈缺损</u>,激惹多不明显。

139. 克罗恩病的 X 线表现:回肠末端黏膜增粗,当侵及黏膜下层出现肉芽组织时,见<u>卵石样</u>或息肉样<u>充盈缺损</u>,并可见多发小刺状或典型的<u>系膜侧纵行溃疡</u>,系膜对侧可见<u>成串的假憩室</u>,可有激惹征,晚期伴有管壁增厚、僵硬、狭窄,瘘管、脓肿形成。该病特征是病变呈<u>阶段性</u>分布,有"卵石征"及纵行溃疡。

140. 溃疡性结肠炎的钡灌肠检查:① 急性期,管腔内黏液增多,黏膜挂钡不良;肠管痉挛激惹,呈"<u>线样征</u>";充盈时肠壁边缘呈锯齿状,排空后见小刺状溃疡,溃疡较大时呈"T"状或领扣状。② 亚急性期,黏膜呈颗粒状、息肉状;肠袋变形,肠管僵硬。③ 慢性期,肠管变短,肠袋消失,肠腔细如<u>铅管</u>,累及回盲瓣者有回流性回肠炎改变,可见结肠中毒性扩张。<u>5%</u>可发生癌变。

141. 绞窄性小肠梗阻有"<u>假肿瘤</u>"征象。麻痹性肠梗阻,大、小肠呈均等<u>积气、扩张</u>,可有<u>气-液平面</u>。

142. 先天性巨结肠的典型表现为狭窄段、狭窄段近段的扩大段、二者之间的移行段及排便后 24 小时<u>钡剂存留</u>。

143. 结肠癌的 CT 分期:一期只有腔内肿块而无肠壁增厚;二期管壁增厚<u>超过</u>

10 mm,但<u>不侵犯</u>邻近器官;三期侵及邻近器官;四期有远处转移。

144. 良性息肉一般体积较小,如体积<u>超过 1 cm³</u>,则恶变率明显提高。<u>气钡双重造影</u>是诊断该病最重要且首选的检查手段。

145. 结肠息肉恶变的征象有息肉形态<u>不规则</u>(如直径大于 3 cm);1 年内复查,息肉<u>增大至原来的 2 倍</u>(体积增长迅速);蒂缩短或消失。

146. 肝血管瘤:<u>早进晚出,灯泡征</u>;原发性肝癌:<u>快进快出</u>;肝转移癌:牛眼征。

147. 肝腺瘤 CT 平扫,呈等密度或略低密度,动脉期明显均匀强化。

148. 肝腺瘤与肝脏局灶性结节增生(FNH)的共同 CT 特征是<u>增强扫描动脉期病灶明显强化</u>。

149. 肝脏占位性病变中,"<u>假包膜征</u>"最常见于原发性肝癌。

150. 肝癌在多期 MR 增强扫描时可表现为<u>速升速降型</u>、<u>速升缓降型</u>、<u>缓慢上升型</u>和<u>轻微强化型</u>四种强化模式。

151. 肝肿瘤病灶中心见到 T_1WI 像高信号,常见的原因是<u>肿瘤出血</u>。

152. 胆管细胞癌多为<u>乏血供肿瘤</u>,动脉期及门静脉期病灶周边出现薄层<u>环状强化</u>,中央低密度区无明显强化,延迟期强化范围由周边向中心延伸充填,病灶中心可呈<u>相对高密度</u>。癌栓<u>较少见</u>。

153. 肝脏的 CT 值低于脾的 CT 值,即可诊断为<u>脂肪肝</u>。

154. 肝脂肪变性区域内的正常肝岛通常位于<u>胆囊床附近</u>,以<u>左叶内侧段</u>最常见,无占效应。

155. 局灶性结节增生(FNH)的 CT 表现:平扫显示肿块密度均匀,略低或等密度。<u>中心瘢痕组织</u>呈低密度或略低密度。增强扫描尤其是双期扫描可充分反映病灶的特点,动脉期呈均匀<u>高强化</u>,有些病灶可见粗大供血动脉。中心瘢痕组织无强化,表现为低密度。周围条索状纤维分隔在实质强化衬托下,呈<u>放射状低密度条影</u>;<u>静脉期和延迟期</u>病灶密度下降,呈等密度或略低密度,中心瘢痕可有延迟强化。

156. 单纯性肝囊肿 MRI:T_1WI 呈低信号,T_2WI 为明显高信号。

157. 胆囊结石的 MR 表现:MRCP 显示高信号胆汁内见低信号充盈缺损。

158. 气肿性胆囊炎是由<u>产气性细菌</u>引起的急性胆囊炎,多发生于<u>老年人</u>,起病急,病情危重。右上腹部见到椭圆形密度减低区。

159. 胆囊造影首次摄片时间应为脂肪餐后 <u>30 分钟</u>。

160. 胆囊癌的 CT 分型:① 浸润型,胆囊壁不规则增厚,CT 增强囊壁明显强化。② 结节型,单发或多发结节<u>突向腔内</u>,CT 增强结节明显强化。③ 肿块型,胆囊由软组织肿块充填,CT 增强动脉期<u>肿块明显强化</u>,且持续时间长。④ 梗阻型,多为胆囊<u>颈部</u>肿瘤。

161. 针对胆管癌做 MRI 胆管造影,可显示胆管突然狭窄或中断,梗阻端呈锥形或不规则形,肝内胆管扩张呈"<u>软藤征</u>"。

162. 鉴别息肉与结石困难时,<u>可变换体位检查</u>,息肉和腺瘤的位置不变,而结石常有变动。

163. 息肉样病变直径<u>大于 1 cm</u>,患者年龄<u>大于 60 岁</u>,应怀疑有恶变;病变位于胆囊颈部,直径小于 1 cm,也应高度怀疑有恶性的可能。

164. 急性出血坏死性胰腺炎的 CT 表现:胰腺体积常有明显<u>弥漫性增大</u>,胰腺密度<u>不均</u>,增强后更明显,周围脂肪间隙<u>消失</u>,边界模糊,胰外积液、小网膜囊积液多见,两肾前筋膜、肾周筋膜可增厚,病灶有气泡提示<u>产气杆菌感染</u>,假性囊肿多为单房,囊壁均匀。

165. 胰头癌有反"3"字征。胰体和胰尾癌有"<u>垫样</u>"征。

166. 胰胆管造影,胰腺癌表现为主胰管的阻塞,可呈截然中断,末端可呈直线形或尖端变细,亦可表现为<u>偏心性充盈缺损</u>。

167. MRCP 可以直观地显示梗阻扩张的胰管胆管的<u>部位</u>、<u>形态</u>、<u>梗阻程度</u>。

168. 胰腺癌的 CT 分期见表 1-14。

表 1-14　胰腺癌的 CT 分期

分期	影像表现
Ⅰ 期	有胰腺肿块,无周围血管和脏器侵犯
Ⅱ 期	胰腺癌侵犯周围组织、器官(如肠系膜血管、腹腔动脉、主动脉、门静脉、胃)
Ⅲ 期	局部淋巴结转移
Ⅳ 期	肝或其他器官转移

169. 胰岛细胞瘤为<u>富血管性</u>,增强扫描早期<u>均匀明显强化</u>,大者可环形强化,且持续时间<u>长</u>。

170. 脾梗死灶呈三角形或楔形,底近脾的外缘,尖端面向<u>脾门</u>,无强化。

171. 脾破裂的 CT 表现:<u>新月形或半月形病变</u>,位于脾边缘,相邻脾实质受压变平或呈内凹状,新鲜血液的 CT 值略高或接近于脾的 CT 值,其后逐渐下降,增强后脾实质<u>强化</u>而血肿<u>不强化</u>。

172. 慢性胰腺炎的典型表现是<u>串珠状钙化</u>。

173. 急性出血坏死型胰腺炎的并发症:① 蜂窝组织炎,常发生在<u>胰体和胰尾</u>,常先累及小网膜囊和左肾旁间隙。② 脓肿,位于胰腺内或胰腺外,对脓肿壁增强扫描时可见有强化,脓肿内有时可见<u>积气</u>。③ <u>假性囊肿</u>。④ <u>门静脉系统血管闭塞和血栓形成</u>。

174. 环状胰腺可见双泡征。异位胰腺可见<u>脐样征</u>、<u>导管征</u>。

175. 慢性血吸虫肝病最常见的特征的 CT 表现是<u>肝脏广泛的线样钙化</u>。

176. 胃溃疡口部水肿带的 X 线征象:<u>黏膜线</u>、<u>项圈征</u>、<u>狭颈征</u>。

177. 胆道梗阻最好发的部位是<u>胰腺段</u>。

178. 与急性胰腺炎的 CT 表现不符的是胰腺及胰管<u>钙化</u>(此为慢性胰腺炎的 CT 表现)。

179. 对胰腺癌 CT 是首选的检查方法,主要表现:① 胰腺局部增大,肿块形成。② 胰管扩张。③ 胆总管扩张。④ 肿瘤侵犯胰腺周围血管。⑤ 肿瘤侵犯周围脏器。⑥ 肿瘤转移。

180. 脾脏增大:脾长径<u>大于 10 cm</u>,短径超过 <u>4 cm</u>,头尾方向超过 <u>13 cm</u>;CT 上脾大于 <u>5 个肋单元</u>;脾脏小于 <u>5 个肋单元</u>,但其<u>下缘超过肝下缘</u>,也认为脾脏增大。

181. 对肾血管平滑肌脂肪瘤的 CT 诊断有确诊意义的是<u>瘤内有脂肪成分</u>。

182. 对急性膀胱炎凭临床和<u>尿液检查</u>就可确诊,一般不需要影像学检查。

183. <u>超声检查</u>为肾缺如、异位肾的首选影像学检查方法。

184. <u>高密度</u>性肾囊肿最常见于囊肿内出血。尿毒症性囊肿是有恶变倾向的肾脏囊性病变。

185. 鉴别肾盂旁囊肿和肾盂积水的最佳方法是<u>CT 增强并延迟扫描</u>。

186. 最常见的女性生殖系结核是<u>输卵管结核</u>。在临床上最常见的男性生殖系统结核是<u>附睾结核</u>。

187. 肾囊肿增强无强化。尿路造影显示肾盂、肾盏<u>受压、伸长、移位、变形</u>表现。

188. 关于肾转移癌的描述,肾无功能<u>不正确</u>。

189. 骨囊肿常表现为干骺端或骨干中央的<u>椭圆形骨质破坏区</u>,长轴与长骨平行,边缘光整,常有<u>硬化边</u>,骨皮质变薄,一般无骨膜反应。

190. 对肝肿瘤的定性诊断很有帮助的是<u>肿瘤的形态和信号强度变化</u>。

191. 当宫颈癌在 T_2 加权像显示阴道下 1/3 的正常低信号被高信号肿物侵犯,但无盆壁浸润,应为<u>ⅢA</u> 期。

192. 关于多囊肾的影像学,尿路平片检查(KUB):双肾影分叶状<u>增大</u>。静脉肾盂造影(IVP):双侧肾盏肾盂移位、拉长、变细、分离,呈<u>蜘蛛足样改变</u>。CT 检查:双肾布满大小不等的圆形或卵圆形水样低密度病变,CT 增强低密度灶无强化。

193. 肾血管平滑肌脂肪瘤影像学:CT 表现为肾实质内或突向肾外的边界清楚的混杂密度肿块,内有脂肪性低密度区和软组织密度区。增强后脂肪不强化。血管性结构<u>明显强化</u>。MRI 表现为 T_1T_2 呈混杂信号肿块,内有脂肪高信号,被脂肪抑制技术所抑制,呈<u>低信号</u>。

194. 肾细胞癌患者一侧肾盂不显影的可能原因为<u>肾盂及肾盏</u>阻塞,肿瘤侵及<u>肾盂</u>,血块阻塞集合系统,肾静脉受累及。

195. 肾盂积水的影像改变,最早出现的部位是<u>肾小盏杯口</u>。

196. 肾结核患者中,静脉肾盂造影最早出现的肾盂改变发生在<u>肾锥体</u>。

197. 肾结核最早发生的部位是<u>肾乳头</u>。

198. 肾自截:肾结核晚期并发输尿管完全蔽塞,全肾<u>广泛钙化</u>。

199. 先天性输尿管囊肿最常见的好发部位为<u>输尿管膀胱壁内段</u>。

200. 输尿管囊肿静脉尿路造影典型者表现为输尿管末端"眼镜蛇头"状膨大,充盈对比剂的囊肿周围可见一个环状透亮区,膀胱内见椭圆形的<u>充盈缺损</u>,边缘光滑。

201. 膀胱癌:局部膀胱壁增厚或有腔内肿块,累及周围脂肪,侵犯邻近器官,盆腔淋巴结转移。充盈<u>缺损</u>,单发或多发。MRI 可显示肿瘤对膀胱壁的侵犯深度。
膀胱肿瘤的分期标准依据肿瘤侵犯膀胱壁的深度。

202. 膀胱结核继发于<u>肾结核</u>,好发于<u>三角区</u>,尤其是输尿管开口周围。<u>线样钙化</u>,膀胱挛缩,容量减少(小膀胱)。

203. 常累及双侧肾上腺的病变有肾上腺结核、肾上腺转移瘤。

204. 肾上腺腺瘤通常含有<u>脂肪成分</u>,多发生于一侧,对侧肾上腺常<u>萎缩</u>;皮质醇腺瘤多为 <u>2~3 cm</u>;无功能腺瘤多<u>大于 3 cm</u>。

205. 肾上腺疾病的影像学检查,首选 <u>CT</u>。

206. 原发性肾上腺皮质癌患者的 CT 检查显示较大的肾上腺肿块,直径常超过 <u>6 cm</u>。肿块密度不均,周围为软组织密度,内有坏死或陈旧性出血,显示低密度。增强 CT:不规则强化,坏死无强化。可发现下腔静脉受累、淋巴结转移及其他脏器转移。

MRI:T_1 低,T_2 高,常有坏死,可见出血所致的更高信号。增强扫描:<u>不均一强化</u>。

207. 观察前列腺的最佳 MRI 扫描层面为<u>横轴位</u>。

208. 关于子宫的先天畸形,CT 可发现<u>先天性无子宫、较小的幼稚子宫、双子宫</u>。

209. 子宫肌瘤的影像学表现:CT 显示子宫增大,呈分叶状;CT 平扫:密度等于或略低于周围正常子宫肌;增强 CT:肌瘤不同程度强化。<u>MRI</u> 是发现和诊断最敏感的方法,可分辨黏膜下、肌层内、浆膜下肌瘤。T_1 肌瘤信号类似子宫肌;T_2 明显<u>低</u>信号,边界清楚,与周围子宫肌信号形成鲜明对比。

210. 子宫内膜癌的分期见表 1-15。

表 1-15　子宫内膜癌的分期

分期	侵及范围
0 期	癌局限于宫体
Ⅰ 期	肿瘤局限于宫体
Ⅱ 期	宫颈受侵
Ⅲ 期	子宫外受侵,但范围限于真骨盆
Ⅳ 期	侵犯膀胱或肠管或发生远隔转移

211. 宫颈癌的影像学表现如下。CT:子宫颈增大,子宫颈被侵犯。<u>周围脂肪层消失</u>为向外侵犯的根据。MRI:宫颈肿块,T_1 <u>等</u>信号,T_2 <u>中等</u>信号。

212. 子宫内膜异位症的好发部位为<u>双侧卵巢</u>。

213. 卵巢囊腺癌分为浆液性囊腺癌和黏液性囊腺癌,以浆液性囊腺癌最多见。

214. 卵巢囊腺癌的影像学表现如下。CT:盆腔有巨大肿块,内有多发大小不等、形态不规则的囊性部分,其间隔和囊壁厚薄不均,有明显呈软组织的实体部。增强 CT:<u>肿瘤间隔、囊壁、实体部分显著强化</u>。

215. 卵巢癌典型的大网膜种植表现:<u>饼状软组织肿块</u>。

216. 骨质破坏的基本 X 线表现是<u>骨结构消失</u>。

217. 骨质软化常见"<u>假骨折线</u>"。

218. 科利斯骨折:桡骨远端距离远端关节面 <u>2.5 cm</u> 以内的骨折,且伴有远侧断端向<u>桡背侧移位</u>,向掌侧成角。常合并尺骨茎突骨折和下尺桡关节分离。

219. 史密斯骨折:远折端向掌侧移位并<u>下尺桡关节脱位</u>,向背侧成角。

220. 骺离骨折:表现为骨骺与干骺端对位异常和骺线增宽。

221. 青枝骨折：表现局部骨皮质皱褶、凹陷或隆起而不见骨折线。

222. 急性化脓性骨髓炎发病 10 天内进行 X 线平片检查，骨骼可无明显变化。其骨膜下脓肿多形成于发病后 3～5 天。血源性骨髓炎脓肿形成的时间是 10 天左右。

223. 化脓性骨髓炎的骨质破坏最早发生于干骺端松质骨。

224. 慢性化脓性骨髓炎呈明显的骨质破坏伴周围骨质硬化，骨膜新生骨增厚，并同骨皮质融合，呈分层状，外缘呈花边状。

225. 急性化脓性骨髓炎对骨质的最大危害是指骨破坏广泛。最早出现的 X 线征象为弥漫性软组织肿胀。

226. 发生慢性硬化性骨髓炎，无骨质破坏或死骨。

227. 慢性骨脓肿（Brodie 脓肿）多见于胫骨上端和桡骨下端。

228. 长骨结核好发于骨骺和干骺端。与化脓性骨髓炎不同的是死骨较大，呈块状。破坏灶常跨越骺线。

229. 诊断成人脊柱结核最可靠的依据：X 线摄片显示椎间隙狭窄，相邻椎体边缘模糊及椎旁脓肿形成。

230. 软骨瘤合并血管瘤者称马弗西综合征。

231. 骨巨细胞瘤：为交界性肿瘤，长骨骨端，椎体，膝关节周围（股骨下端、胫骨上端），有乒乓球样感觉，有压痛、肿胀，活动受限，良、恶性与病理分级不一致。X 线片无骨膜反应，骨端偏心位，有溶骨性改变、肥皂泡样改变。

232. 骨巨细胞瘤恶变征象：筛孔样骨质破坏，骨皮质破坏中断，并形成软组织肿块，骨膜增生并中断形成骨膜三角。病变增大迅速。

233. 非骨化性纤维瘤：好发于 8～20 岁的青少年长骨，发生于四肢长骨的一侧，基底位于皮质，呈边界清楚、有薄层硬化边的圆形或卵圆形的骨质破坏区，边缘膨胀，常多个病灶毗连，呈串珠或泡沫状，长轴与长骨平行。

234. 骨母细胞瘤又称成骨细胞瘤，为良性侵袭性病变，肿瘤较大，超过 2 cm。无明显的增生硬化和核心瘤巢，多发生于脊椎的横突、棘突。

235. 骨纤维肉瘤中央型主要 X 线表现为边缘模糊的溶骨性破坏，周围呈筛孔样改变，周围伴有明显软组织肿块，瘤内少有钙化及骨化征象。

236. 骨肉瘤的 X 线表现：瘤骨（象牙状、棉絮状和针状），骨质破坏（虫蚀状、斑片状和筛条状），骨膜增生（平行、分层及三角），软组织肿块（含瘤骨）。

237. 恶性骨肿瘤最常见的骨膜反应类型是骨膜三角。

238. 软骨肉瘤：中心型以原发性居多；周围型以继发性居多，常继发于骨软骨瘤。

239. 软骨肉瘤好发于长骨、骨盆、肩胛骨等。表现为骨质破坏区及其内软骨钙化或骨化，可穿破骨质形成大的软组织肿块，骨膜反应少见。

240. 骨尤因肉瘤：好发于青少年的四肢长骨，表现为地图样溶骨性破坏，葱皮样骨膜增生，可形成骨膜三角和放射状短骨针。

241. 脊索瘤多发生于中老年人的脊柱两端，即颅底和骶尾骨。

242. 骨髓瘤的 X 线和 CT 表现为广泛骨质疏松，以脊椎和肋骨明显；多发性骨质破坏,为穿凿样、鼠咬样;有软组织肿块和病理性骨折;骨质硬化少见。MRI 呈"椒盐征"。

243. 骨纤维异常增殖症的影像学表现:囊状膨胀性改变、磨玻璃样改变、丝瓜瓤样改变、地图样改变。

244. 骨囊肿好发于儿童,常出现病理性骨折。

245. 动脉瘤样骨囊肿有偏心性吹气球样膨胀改变。

246. 退行性骨关节病以关节软骨退变,关节面和其边缘形成新骨为特征,X 线表现为关节间隙变窄,软骨下骨质增生硬化,骨赘形成,关节可发生半脱位,通常不伴有骨质疏松。

247. 色素沉着绒毛结节性滑膜炎:膝关节最易受累,早期显示周围软组织肿胀及关节积液征,关节软骨破坏时出现关节僵直,骨端关节边缘部骨侵蚀破坏。T_2WI 霉斑样、胡须样低信号。

248. 股骨头骨骺缺血坏死:早期 X 线表现中,最有诊断价值的征象是患侧股骨头骨骺边缘透亮带。

249. 股骨头缺血坏死的影像学表现如下。X 线:股骨头密度增大,股骨头局限性疏松、囊变,不均匀硬化,髋臼增大。新月征是诊断该病的重要征象。MRI:异常条带影,T_1 低信号,T_2 低信号(骨质增生硬化)或内高外低两条并行信号(双线征)。

250. 关节间隙变窄不是股骨头缺血坏死的典型表现,股骨头缺血坏死,一般髋关节间隙正常。

251. 腰椎小关节退变,关节突增生,可突向椎管,使椎管变形和狭窄,而呈三叶草样。

252. 下腰椎黄韧带增厚并钙化主要引起椎管狭窄。

253. 痛风的 X 线表现:初期,手、足小关节非对称性肿胀,最常见于第一跖趾关节。进展期,关节边缘出现圆或椭圆形穿凿样骨破坏,边界锐利,骨缺损边缘部翘起突出。关节间隙不对称狭窄。骨端松质破坏和痛风结节内出现钙化斑(痛风石)。晚期,变化加重,产生半脱位或脱位,关节畸形,最终关节强直。

254. 类风湿性关节炎好发于中青年女性的手、足小关节,关节侵犯常起于近侧指间关节,常为对称性。类风湿因子呈阳性。

255. 维生素 D 缺乏病初期,最早出现 X 线改变的部位是尺骨远侧干骺端。

256. 甲状旁腺功能亢进一般发生于 30～50 岁,多见于女性。影像学表现:① 全身骨骼广泛性骨质疏松为主要表现。② 骨膜下骨吸收,最早见于中节指骨的桡侧基底部与骨干的交界处。③ 软骨下骨吸收。④ 局限性囊状骨质破坏(棕色瘤)。⑤ 骨质软化。⑥ 骨质硬化。⑦ 尿路结石。⑧ 关节软骨钙化。⑨ 软组织钙化。⑩ 有甲状旁腺腺瘤。

257. 椎间盘膨出显示为纤维环低信号影向四周均匀膨隆。

258. 月骨骨化年龄约为 4 岁。腕骨中出现得最晚的是豌豆骨。肘关节骨骺中出现得最晚的是外侧髁骨骺。

259. 容易漏诊的骨折有肋骨骨折、儿童长骨两端的撕脱骨折、骨骺分离、股骨颈嵌插骨折。最易漏诊的骨折类型是嵌插骨折。

260. 骨缝分离的诊断标准是大于 2.0 mm。

261. 颅内肿瘤的影像表现见表 1-16。

表 1-16　颅内肿瘤的影像表现

肿瘤名称	影像表现
颅内动脉瘤	平扫为圆形稍高密度影,边缘清楚,增强有均匀强化,T_1WI、T_2WI 均表现为无信号
星形细胞瘤	为幕上 Ⅰ、Ⅱ 级星形细胞瘤。大多数表现为脑内均匀的低密度灶,类似水肿,少数为混杂密度病灶;约 1/4 的病变有钙化;大多数肿瘤边界不清楚
少突胶质细胞瘤	钙化是少突胶质细胞瘤的特点,钙化可呈局限点片状、弯曲条索状、不规则团块状
室管膜瘤	肿瘤多位于脑室系统内,最多见于第四脑室内。肿瘤为等密度或稍高密度,其内可有散在低密度囊变区和高密度钙化
脑膜瘤	大部分位于幕上,典型表现为肿瘤以宽基底靠近颅骨或者硬脑膜,可有颅骨增厚、破坏或变薄等脑外肿瘤的征象
垂体腺瘤	对垂体微腺瘤需行冠状位和薄层增强扫描;垂体大腺瘤肿瘤呈圆形,也可呈分叶状。冠状位扫描显示肿瘤呈哑铃状,这是由于伸于鞍上,中部受鞍膈束缚
颅咽管瘤	肿瘤多为囊性和部分囊性,蛋壳样钙化
松果体瘤	松果体生殖细胞瘤于第三脑室后部出现,边缘清楚,有稍不规则、不很均匀的略高密度病灶。钙化常见而清楚
听神经瘤	肿瘤多为类圆形,少数为半月形,可压迫第四脑室,使其变形、闭塞,形成阻塞性脑积水
脑转移瘤	肿瘤密度不等,60%～70% 的病例为多发,且多表现为很小的肿瘤却有广泛水肿,此为转移瘤的特征
三叉神经瘤	常跨越中、后颅凹,呈哑铃状,可伴岩骨破坏
髓母细胞瘤	小脑蚓部、后颅凹中部有均匀一致的类圆形略高密度影
脊索瘤	斜坡中线附近和蝶鞍后部,中颅凹底,斜坡、鞍背、后床突及岩骨骨质破坏

262. 常见疾病 MRI 成像在 T_1WI 和 T_2WI 上的信号表现见表 1-17。

表 1-17　常见疾病 MRI 成像在 T_1WI 和 T_2WI 上的信号表现

T_1WI	T_2WI	常见疾病
低	高	脑肿瘤、转移瘤、脑梗死、脑软化、脱髓鞘病变
低	低	动脉瘤、动静脉畸形、烟雾病、肿瘤内血管、钙化、骨化
高	高	亚急性期脑出血、瘤内出血、脂肪性病变、含蛋白和黏液的病变
高	低	黑色素瘤、肿瘤卒中
混杂	混杂	动脉瘤、动静脉畸形伴血栓、部分脑肿瘤

263. 某患者,女性,42 岁,头痛、头晕 2 年,头颅 CT 片如图 1-1。脑膜瘤 CT 表现:① 左侧额部可见一个类圆形软组织肿块,呈宽基底,与大脑镰左旁相连;② 平扫呈一个较高密度病灶,边界清楚;③ 增强后病灶明显均匀强化;病灶周围可见低密度的水肿区,无强化。最可能诊断为脑膜瘤。

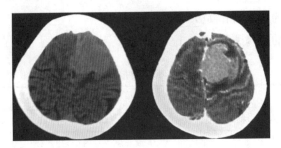

图 1-1

264. 某患者,男性,30 岁,发生交通事故,急查头颅 CT, CT 图像如图 1-2 所示。CT 显示额叶、颞叶、枕叶、顶叶急性硬膜下血肿合并蛛网膜下腔出血。

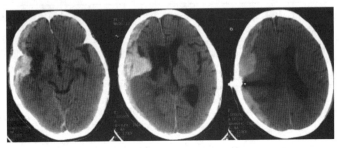

图 1-2

265. 某患者,女性,75 岁,进行性右耳听力下降 2 年。磁共振图像如图 1-3 所示,病灶位于右侧桥小脑角区,以囊性为主,其内可见少量实性成分,T_1WI 囊壁呈等信号(与脑灰质相比),囊腔呈低信号(略高于脑脊液信号);T_2WI 囊腔呈明显高信号(比脑脊液信号略高),实性部分呈等信号(与脑灰质相比),增强扫描壁呈明显不规则环形强化,其内可见多个实行突起结节样强化。最可能的诊断为听神经瘤。

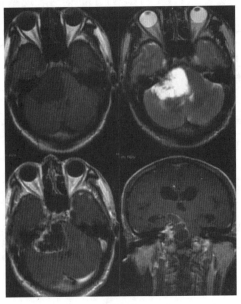

图 1-3

266. 某患者,男性,53 岁,感到右侧肢体活动不灵、记忆力下降、失写半个月,MRI 片如图 1-4 所示,诊断为<u>左侧额颞叶胶质瘤</u>。

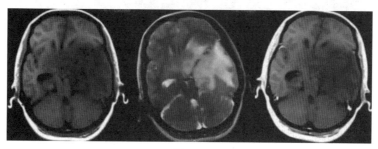

图 1-4

左侧额颞叶胶质瘤的 MRI 表现:① 左侧额颞叶占位性病变,边界不清,形态不规则;② T_1WI 像表现为低信号影,T_2WI 为高信号,病灶周围有大片状水肿,占位征象明显,左侧侧脑室受压变扁,中线结构右移;③ Gd-DTPA 增强扫描,病灶无强化或轻度强化。需与脑脓肿、脑膜瘤区别。脑脓肿薄壁环形强化,内壁光滑,较有特征;脑膜瘤一般强化较均匀,可见脑膜尾征,可资鉴别。

267. 某患者,男性,50 岁,自述肢体麻木、有酸胀感 2 年伴感觉减退。MRI 片如图 1-5 所示,诊断为<u>脊膜瘤</u>。

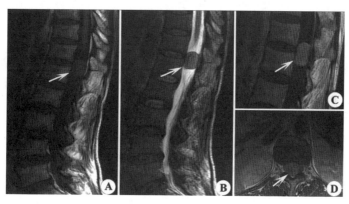

图 1-5

T12-L1 水平髓外硬膜内肿瘤,考虑为脊膜瘤。MRI 表现:① T12-L1 水平椎管内局灶性软组织块影,范围较局限;② 脊髓受压变形、移位,肿块侧蛛网膜下腔增宽,对侧狭窄;③ 病灶 T_1WI 呈等信号或略高信号,T_2WI 呈等信号或略低于脊髓信号;④ Gd-DTPA 增强呈明显较均匀强化;⑤ 肿瘤宽基底与脊膜相连。

268. 某患者,男性,53 岁,发现右颈部肿物半年。MRI 检查如图 1-6,诊断为<u>右侧鼻咽癌</u>。

右侧鼻咽癌的 MRI 表现:① 右侧鼻咽部软组织肿块,右侧咽隐窝消失,左侧咽隐窝变浅;② T_1WI 呈中低信号,T_2WI 呈中高信号,增强后软组织肿块中度强化;③ 颈部发现肿物,可能是肿大的转移淋巴结;④ 咽旁间隙受累,颅底斜坡骨质未见明显破坏,颅内未见明显侵犯。

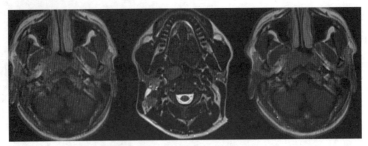

图 1-6

269. 某患者,男性,32 岁,发热、咳嗽 3 天,体温最高 39.8℃,胸片及 CT 检查如图 1-7 所示,诊断为<u>右肺上叶后段大叶性肺炎</u>。

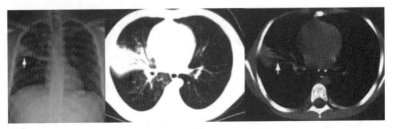

图 1-7

270. 某患者,男性,22 岁,体检发现纵隔肿块 3 个月,无症状,CT 检查见图 1-8,诊断为<u>胸腺瘤</u>。

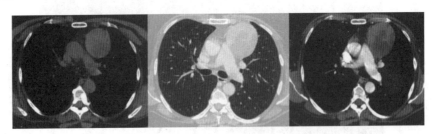

图 1-8

良性胸腺瘤:纵隔左上方类圆形软组织肿块影,边缘光滑,境界清晰,病灶内密度不均匀,增强扫描实性部分呈中等强化,囊性部分无强化。

271. 某患者,男性,64 岁,近来咳嗽,CT 检查如图 1-9 所示,诊断为<u>周围性肺癌</u>。

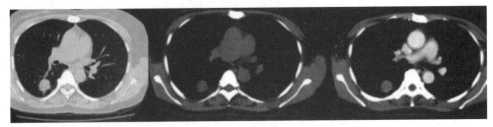

图 1-9

右肺上叶后段周围型肺癌的诊断依据:① 右肺上叶后段有肿块,肿块直径较大;

② 肿块边缘毛糙,呈分叶状,并且可见密集短毛刺;③ 肿块周围见月晕征;④ 邻近胸膜可见胸膜凹陷征;⑤增强扫描见肿块中等度强化。

272. 某患者,男性,44 岁,剑突下疼痛伴呕吐半年余,加重 1 周,胃钡剂造影检查见图 1-10,诊断为*胃癌*。

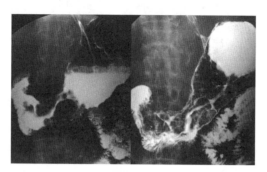

图 1-10

胃癌的诊断依据:① 患者有剑突下疼痛并呕吐半年的病史;② 钡餐见胃腔内龛影,并可见"半月综合征",胃壁局部充盈缺损,有黏膜破坏现象。

273. 某患者,女性,70 岁,上腹闷胀 10 多年,加重 1 月,上腹部 MR 检查如图 1-11,诊断为*肝右叶囊肿*。

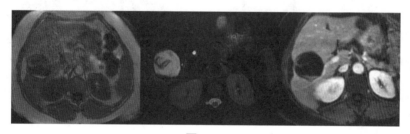

图 1-11

肝右叶囊肿的诊断依据:① 肝右后叶可见一个类圆形病灶,边界清楚、光滑、锐利,T_1WI 呈低信号,T_2WI 为高信号,压脂呈高信号;② Gd-DTPA 增强后病灶无强化,境界更为清晰。

274. 某患者,女性,37 岁,右上腹部阵发性闷痛,劳累后加重,休息可自行缓解,无放射痛。上腹部 MR 检查如图 1-12,诊断为*肝右叶后段海绵状血管瘤*。

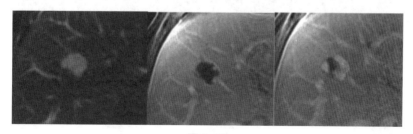

图 1-12

275. 某患者,男性,32 岁,上腹部持续胀痛并进行性加重,伴恶心、呕吐,CT 如图

1-13,诊断为急性出血性坏死型胰腺炎。

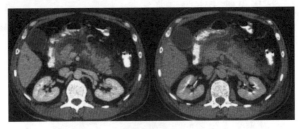

图 1-13

276. 某患者,男性,51 岁,既往有胃溃疡病史,腹痛 3 天并加重 1 天,X 线片如图 1-14 所示,膈下有游离气体,为典型急性胃穿孔。

277. 某患者,男性,36 岁,反复左侧腰痛 1 年余,加重 1 周,静脉肾盂造影(IVP)如图 1-15 所示,诊断为左肾双肾盂双输尿管重复畸形。

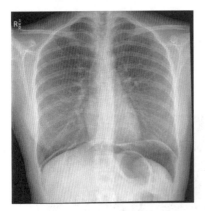

图 1-14

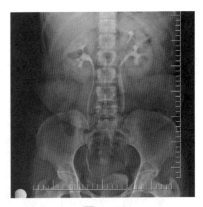

图 1-15

左肾双肾盂双输尿管重复畸形的诊断依据:静脉肾盂造影显示左侧上、下肾盂均显影,肾影略狭长,可见重复输尿管影,呈现左侧两套肾盂输尿管。

278. 某患者,男性,25 岁,1 年前无诱因出现活动后心悸,偶尔伴轻度头晕,血压波动在 21.3～26.7/12.7～18.7 kPa(160～200/95～140 mmHg),CT 片如图 1-16 所示,诊断为多囊肾。

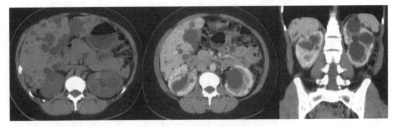

图 1-16

多囊肾的诊断依据:① CT 平扫,双侧肾脏体积不大,略有缩小,双肾实质内见大量大小不一囊性水样密度区,肾实质明显受压变薄,可见肾盂、肾盏拉长、挤压变形,肾边缘略呈分叶状。② 增强扫描囊性病变不强化。鉴别诊断：多发肾囊肿，双肾积水（由先天性疾病或后天性输尿管梗阻所致）。

279. 某患者，男性，41 岁，反复无痛性血尿 4 月余，CT 片如图 1-17 所示，诊断为<u>右肾囊肿，左肾肾癌</u>。

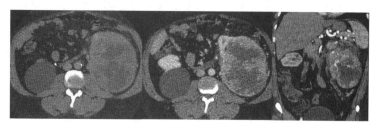

图 1-17

280. 某患者，男性，69 岁，间歇性无痛全程肉眼血尿 6 年余，加重 1 年，CT 片如图 1-18 所示，诊断为<u>右肾盂移行细胞癌</u>。

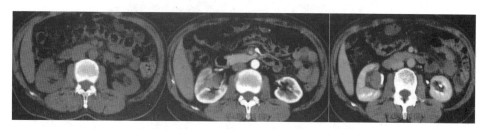

图 1-18

281. 某患者，女性，72 岁，反复肉眼血尿 1 年，排尿疼痛。CT 片如图 1-19 所示，诊断为<u>膀胱癌</u>。

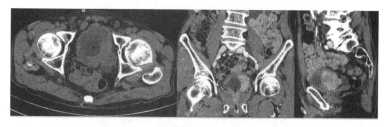

图 1-19

282. 某患者，女性，69 岁，腰痛伴右下肢疼痛 3 周，加重 1 周，MRI 片如图 1-20 所示，诊断为<u>子宫内膜癌</u>。

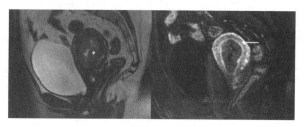

图 1-20

283. 某患者,女性,57 岁,已婚,发现左侧卵巢肿物 1 月余,腹胀、腹痛 10 天,CT 片如图 1-21 所示,诊断为<u>卵巢癌</u>。

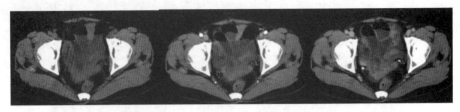

图 1-21

284. 某患者,女性,14 岁,右膝关节肿痛、活动受限 3 个月,X 线片、MRI 片如图 1-22所示,诊断为<u>骨肉瘤</u>。

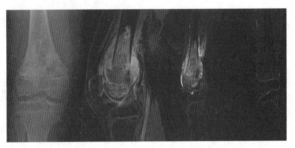

图 1-22

285. 某患者,女性,36 岁,跌倒后左腕部着地,X 线片如图 1-23 所示,诊断为<u>左腕科利斯骨折</u>。

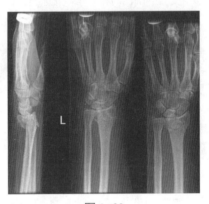

图 1-23

286. 某患者,男性,10 岁,左大腿远端疼痛 1 年,X 线片、MRI 片如图 1-24 所示,诊断为<u>骨巨细胞瘤</u>。

骨巨细胞瘤的诊断依据:① X 线平片显示右胫骨远端呈膨胀性多房性偏心性骨破坏区。瘤内可见骨性间隔,致肿瘤出现皂泡状透亮区。② MRI 显示病灶 T_1WI 为低信号,T_2WI 像呈略不均匀高信号,病灶边缘硬化环呈长 T_1 短 T_2 信号,界限清晰。鉴别诊断:骨囊肿,软骨母细胞瘤。

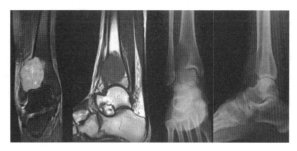

图 1-24

287. 某患者,男性,10 岁,左侧肱骨外伤后疼痛伴活动受限 1 年,X 线片、MRI 片如图 1-25,诊断为<u>单纯性骨囊肿</u>。

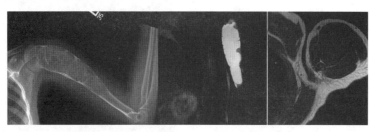

图 1-25

288. 某患者,男性,59 岁,左髋部肿胀、疼痛,伴活动受限 6 个月,MRI 片如图 1-26 所示,诊断为<u>脊椎结核</u>。

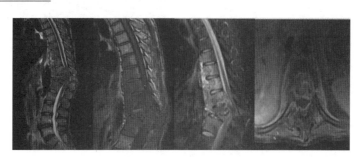

图 1-26

脊椎结核的诊断依据:矢状面可见胸腰段椎体破坏及楔形变,局部成角畸形后突入椎管内,椎间盘破坏,椎间隙消失,椎体 T_1WI 信号减低,T_2WI 信号稍增高,椎管狭窄,相应水平脊髓受压变细;横断面椎体周围及双侧腰大肌内侧可见巨大软组织影,T_2WI 呈高信号,代表周围寒性脓肿。

289. 某患者腹痛 3 天,无发热,X 线片、CT 片如图 1-27 所示,诊断为<u>胆囊结石</u>。

290. X 线摄影中腰椎斜位片上的苏格兰犬征(scottie dog sign)如图 1-28 所示。

①"狗嘴巴"为近胶片侧<u>横突</u>;②"狗眼睛"为近胶片侧<u>椎弓根</u>;③"狗耳朵"为近胶片侧<u>上关节突</u>;④"狗脖子"为近胶片侧<u>椎弓峡部</u>;⑤"狗身体"为<u>椎弓板</u>;⑥"狗腿"为<u>下关节突</u>;⑦"狗尾巴"为远胶片侧的<u>横突</u>。

291. 骨骺、干骺端结核的特征性 X 线表现为<u>破坏区常横跨骺线</u>。

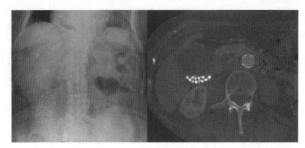

图 1-27

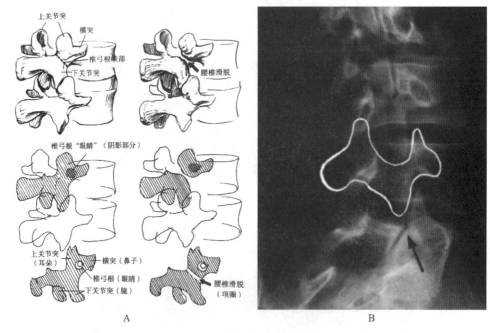

图 1-28

292. 股骨头缺血坏死的病因:外伤、过量应用激素、酗酒等。

293. 骨结核:可见沙砾样死骨。骨髓炎:可见长条状死骨。

294. 软骨瘤可分为内生性和外生性软骨瘤。内生性软骨瘤好发于短管状骨。

295. 骨母细胞瘤多发生于脊椎的横突、棘突。

296. 软骨母细胞瘤多位于骺板闭合前的骨骺部,病灶周围可见硬化边,内见斑点或半环状钙化可确诊。

297. 冠状动脉狭窄程度的判定标准:Ⅰ级,管腔狭窄<25%;Ⅱ级,25%≤管腔狭窄≤50%;Ⅲ级,50%<管腔狭窄≤75%;Ⅳ级,75%<管腔狭窄<100%;Ⅴ级,管腔狭窄100%。

298. 心包积液在300~500 mL X线平片才有异常改变。

299. 腹膜后转移瘤比较常见。生殖系统、胃、胰腺、结肠等处的肿瘤均可沿腹膜后淋巴系统扩散。转移的淋巴结分布与原发病变的性质、部位有一定关系,例如,睾丸、子宫、卵巢肿瘤比较容易转移到肾门及主动脉旁淋巴结;胰腺、胃癌易转移到邻近的淋巴结;结肠癌易转移到肠系膜根部淋巴结。

300. 胃癌种植在卵巢上形成转移性黏液瘤,称克鲁肯贝格瘤。

301. 胃溃疡的直接征象是龛影。

302. 继发性肺结核所具备的肺尖部最易受累、可形成纤维性空洞,病程长,时好时坏,新旧病变交错。

303. 胃双重造影的质量标准是轮廓线连续完整、胃小沟清晰、胃小区清晰、低张充分。

304. 绞窄性肠梗阻的X线征象有小跨度卷曲肠襻、假肿瘤征、咖啡豆征、空回肠换位征、长液面征。

305. 退行性滑脱与椎弓崩裂并滑脱的重要鉴别点在于椎弓峡部有无局部不连。

306. 腹膜后恶性肿瘤的首选影像学检查方法为CT检查。

307. 甲状旁腺功能低下脑内钙化的好发部位包括豆状核、丘脑、齿状核、尾状核。

308. 结核性脑膜炎的CT表现包括脑沟及脑池内呈高密度改变,增强扫描脑沟及脑池结节状强化,脑沟及脑池内可见钙化,后期可伴有脑积水。

309. 早期胃癌根据肉眼形状分为3种类型(部分专家认为混合型也属于一种类型,则有4种类型,考试时要具体看题,无法分辨时建议选3种)。

310. 正位胸片上,动脉导管未闭的特征表现是漏斗征。

311. 室间隔缺损晚期发展成小血管阻塞性肺动脉高压,当右心室压力升高超过左心室压力时,继发右向左分流,形成艾森门格综合征。

312. 瞳间线为左、右眼瞳孔的连线,在实际应用中常用左、右外眦连线,亦称眼间线。听眦线为外耳孔与同侧外眦的连线。此线为X线摄影学上的颅骨基底线,亦称为X线摄影学基线。听眶线为外耳孔与眼眶下缘的连线。此线为解剖学上的颅骨基底线,亦称为解剖学上的颅骨基线或水平线。听鼻线为外耳孔与鼻中棘的连线。此线约与上齿咬颌面平行。听口线为由外耳孔与同侧口角的连线。

313. 狗耳征(Dog Ear Sign):是腹水在仰卧前后位腹部平片上的X线征象之一。当有少量腹水时,患者于仰卧位上,陶氏窝是腹腔最低和最后方的隐窝,腹水常借重力作用沉积于此窝内。若膀胱内有中等量以上尿存留,充盈的膀胱软组织影形似狗头,左、右陶氏窝内的腹水形似两侧的狗耳,故称狗耳征,如图1-29。此外在宫外孕破裂后大出血,于仰卧位时,亦可出现此征,根据病史及临床表现鉴别不难。

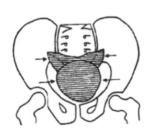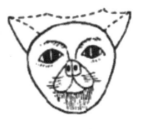

图1-29

314. 宫颈癌的临床分期见表 1-18。

表 1-18　宫颈癌的临床分期

期别	肿瘤范围
Ⅰ 期	癌灶局限在宫颈
Ⅰ$_a$ 期	肉眼未见癌灶,仅在显微镜下可见浸润癌。间质浸润深度为 5 mm,宽度＜7 mm
Ⅰ$_{a1}$ 期	间质浸润深度＜3 mm,宽度＜7 mm
Ⅰ$_{a2}$ 期	间质浸润深度 3～5 mm,宽度＜7 mm
Ⅰ$_b$ 期	临床见癌灶局限于宫颈,肉眼见浅表的浸润癌,临床前病灶范围超过 Ⅰ$_a$ 期
Ⅰ$_{b1}$ 期	临床病灶体积＜4 cm^3
Ⅰ$_{b2}$ 期	临床病灶体积＞4 cm^3
Ⅱ 期	癌灶已超出宫颈,但未达盆壁,累及阴道,但未达阴道下 1/3
Ⅱ$_a$ 期	癌累及阴道为主,无明显宫旁浸润
Ⅱ$_b$ 期	癌累及宫旁为主,无明显宫旁浸润
Ⅲ 期	癌灶超越宫颈,阴道浸润已达下 1/3,宫旁浸润已达盆壁,有肾盂积水或肾无功能(非癌所致的肾盂积水或无功能除外)
Ⅲ$_a$ 期	癌累及阴道为主,已达下 1/3
Ⅲ$_b$ 期	癌浸润宫旁为主,已达盆壁,或有肾盂积水或肾无功能
Ⅳ 期	癌播散超出真骨盆或癌浸润膀胱黏膜及直肠黏膜
Ⅳ$_a$ 期	癌浸润膀胱黏膜或直肠黏膜
Ⅳ$_b$ 期	癌浸润超出真骨盆,有远处转移

（叶　平　鹿巧霞　刘　侃　张　静　冉　勇　周丹丹）

第二章　X线成像基础

1. 依据人体在 X 线影像上的密度,下列组织中密度最低的为(　　)。

　　A. 钙化　　　　　　B. 体液　　　　　　C. 神经组织　　　　D. 脂肪

　　E. 软骨

答案:D

解析: 可把肺部、呼吸道、胃肠道、鼻窦、乳突内的气体可当成纯气体,软组织的致密程度大于脂肪,肌腱、肌肉、软骨、血液、水的密度依次减小,故 D 项脂肪的密度最低。胸部的肋骨密度高,对 X 线吸收得多,胶片上呈现高密度,肺组织内主要为气体,密度低,对 X 线吸收得少,胶片上体现为低密度。较厚的部分对 X 线吸收得多,透过的 X 线量少,胶片上表现为高密度,较薄的部分透过的 X 线多,被吸收得少,胶片上表现为低密度。

2. 德国科学家伦琴发现 X 线的时间是(　　)。

　　A. 1885 年　　　　　B. 1895 年　　　　　C. 1886 年　　　　D. 1896 年

　　E. 1905 年

答案:B

解析: 1895 年 11 月 8 日,德国物理学家威廉·康拉德·伦琴发现了 X 射线。

3. 当层厚选用 10 mm,螺距等于 1.5 时,表明球管每旋转 360°,检查床前进(　　)。

　　A. 0 mm(床不动)　B. 10 mm　　　　　C. 15 mm　　　　　D. 20 mm

　　E. 以上都不对

答案:C

解析: 螺距这一概念仅见于螺旋 CT。由于螺旋扫描方式,球管旋转扫描的同时,检查床同时移动,但移动的距离不一定与层厚相等,可能等于也可能大于或小于层厚。最初将螺距定义为球管旋转一周检查床推进的距离(mm)与扫描层厚(mm)的比值,每旋转一周,检查床进床距离与扫描层厚一致时螺距为1,进床距离大于扫描层厚,则螺距大于1,反之则小于1。

设检查床移动的距离为 X,根据螺距的公式:螺距 $1.5 = X/(10\ mm)$,计算得 $X = 15\ mm$。

单层螺旋 CT 的层厚与准直器宽度相同,但随着多层螺旋 CT 的问世,层厚与准直器宽度有很大不同。为便于比较和表述,将螺距新定义为螺距 = 每旋转 360° 检查床移动的距离/准直器宽度。螺距大于1,即检查床移动距离大于准直器的宽度,可在相同扫描时间内增加扫描范围,或者是在相同的扫描范围内缩短扫描时间,但扫描层面所获得的数据减少,影响图像质量;螺距小于1,即检查床移动距离小于准直器宽度,相当于每层面有部分重叠扫描,即可以增加扫描原始数据资料的采集量,从而提高图像质量,但是增加了患者的X线量和扫描时间。实际应用中,大范围扫描通常选择螺距1或大于1,小范围或精细器官扫描通常选择螺距1或小于1。

4. X线胶片上灰度的不同反映了(　　　)。

    A. 黑白颜色的变化　　　　　　　　B. 骨骼软硬度的变化

    C. 人体组织气体含量的变化　　　　D. 人体组织厚度和密度的不同

    E. 对比剂能否被组织吸收

答案:D

解析:X线胶片上灰度的不同反映了人体组织的厚度和密度差异。

5. 透视的缺点是(　　　)。

    A. 不可转动患者体位　　　　　　　B. 缺乏客观记录

    C. 不能了解器官的动态改变　　　　D. 操作不便

    E. 费用高

答案:B

解析:X线透视主要优点是可以转动患者,改变体位进行多方位观察,了解人体组织器官的全貌;了解器官的动态变化,如心脏和大血管的搏动、膈的运动及胃肠道蠕动;操作方便,费用较低。主要缺点是透视图像欠清晰,对比度也低;难以观察密度与厚度较大部位,如头颅、脊柱,也难于观察密度差别比较小的器官;透视无法留下永久性记录,缺乏客观记录,对操作者的要求较高;透视照射时间长,X线量大。

6. 关于X线的叙述,错误的是(　　　)。

    A. X线的波长比可见光的波长短　　B. X线本质是一种电磁波

    C. X线具有一定的波长和频率　　　D. X线属于电磁波中的电离辐射

    E. X线是带电粒子

答案:E

解析:X线本质是一种电磁波,具有一定的波长和频率。由于X线光子能量大,可使物质产生电离,故属于电磁波中的电离辐射。X线肉眼看不见,不带电。

7. 下列关于X线信息影像的形成与传递过程的叙述,不正确的是(　　　)。

    A. X线透过被照体后形成X线信息影像

    B. X线照射到屏-片系统,经显影形成光学密度影像

    C. 被照体是信息源,X线是信息载体

    D. 照片密度影像通过大脑判断,形成诊断

    E. X线管发射的X线强度分布是不均匀的

答案:E

解析:X线在照射到被照体之前,不具有任何的医学信号,是一束强度分布均匀的

射线。

8. 属于 DR 成像间接转换方式的部件是(　　)。

 A. 增感屏   B. 非晶硒平板探测器

 C. 碘化铯＋非晶硅探测器   D. 半导体狭缝线阵探测器

 E. 多丝正比电离室

答案:C

解析:DR(直接数字化 X 线摄影系统)成像间接转换方式的部件是碘化铯＋非晶硅探测器,X 线照射碘化铯,X 线光子转换为可见光,可见光激发非晶硅光电二极管阵列产生电信号。DR 成像直接转换方式的部件为非晶硒平板探测器,X 线光子可直接转换为电信号。

9. 关于成像板的论述,不正确的是(　　)。

 A. IP 是一种成像转换器件

 B. IP 是成像板,不产生潜影

 C. IP 被激光照射后发出蓝色荧光

 D. IP 被可见强光照射后潜影信息会消失

 E. IP 的型号不同,对 X 线的敏感度也不同

答案:B

解析:IP(计算机 X 线成像板)可以产生潜影。

10. CR 成像基本原理不包括(　　)。

 A. 影像信息的采集   B. 影像信息的读取

 C. 影像信息的处理   D. 影像的再现

 E. 影像信息的三维重建和传输

答案:E

解析:CR(计算机 X 线成像)成像基本原理包括影像信息的采集、影像信息的读取、影像信息的处理、影像的再现。

11. 目前世界公认的医学影像传输与存储的标准是(　　)。

 A. ACR-NEMA2.0   B. DICOM3.0

 C. TCP/P   D. HL7

 E. ACR-NEMA1.0

答案:B

解析:目前 DICOM3.0(医学数字影像通信)已成为 PACS(医学影像存档与通信系统)和医学影像设备的通用标准。ACR-NEMA:American College of Radiogists(美国放射学会)和 The National Electrical Manufacturers Association(美国国家电子制造商协会)提出的 ACR-NEMA 标准。TCP/P 是网络通信协议的一种,是指传输控制协议/因特网协议。HL7:Health Level 7,为卫生信息交换标准。

12. CR 的图像处理功能不包括(　　)。

 A. 灰阶处理   B. 窗位处理

    C. 时间减影处理   D. 能量减影处理

    E. 磁信号处理

答案: E

解析: CR 可采用计算机技术实施各种图像后处理功能,增加显示信息的层次,降低 X 线摄影的辐射剂量,有利于实现 X 线摄影信息的数字化储存、再现及传输。CR 是利用 X 线成像,无磁信号。

13. CR 的缺点是( )。

    A. 常规 X 线摄影数字化

    B. 图像的密度分辨率低

    C. X 线的辐射量

    D. 实现 X 线信息数字化储存、再现及传输

    E. 时间、空间分辨率低

答案: E

解析: CR 的主要不足是时间分辨率较差,不能满足动态器官及结构的显示;另外,CR 的空间分辨率,即显示微细结构(如肺纹理)方面,低于传统 X 线屏-片系统,但基本上可满足诊断要求,且通过调节对比度可适当弥补。

14. CR 摄影和常规 X 线摄影不同之处在于,前者( )。

    A. 使用成像板代替胶片   B. X 线发生器不同

    C. 人体 X 线吸收系数不同   D. 对 CR 图像的观察与分析不同

    E. 将已摄取的 X 线胶片数字化

答案: A

解析: 常规 X 线摄影是将 X 线胶片作为记录和显示信息的载体,而 CR 是将可记录并由激光读出 X 线影像信息的成像板(IP)作为载体,经 X 线曝光及信息读出处理,形成数字式平片影像。

15. DR 与 CR 相比,前者( )。

    A. 时间分辨率和空间分辨率均较高   B. 时间分辨率好,空间分辨率不足

    C. 时间分辨率不足,空间分辨率好   D. 时间分辨率和空间分辨率均不足

    E. 可进行透视

答案: A

解析: DR 图像具有较高分辨率,图像锐利度好,细节显示清楚;放射剂量小,曝光宽容度大;也可根据临床需要进行各种图像后处理,直接进入图像存档与传输系统。

16. 使用 DR 摄影,显示优于传统 X 线胸片的疾病是( )。

    A. 肺间质纤维化   B. 间质肺炎

    C. 肺泡病变   D. 肺内渗出性病变

    E. 以上都不是

答案: D

解析: DR 经能量减影可以去除肋骨对肺组织的遮挡,对肺内渗出性和结节性病变的

检查率都高于传统的X线成像。

17. 以下病变应用CR摄影时,显示病灶信息优于常规X线胸片的是(　　)。

    A. 肺间质纤维化　　　　　　　　B. 间质性肺炎

    C. 肺结节性病变　　　　　　　　D. 肺泡病变

    E. 以上都不是

答案: C

解析: CR对肺部结节性病变的检出率及显示纵隔结构方面优于传统X线片,但在间质性病变和肺泡病变的显示上则不如常规X线片。

18. 下列各项中内容正确的是(　　)。

    A. X线摄影时用增感屏是为了缩短曝光时间

    B. X线透视时只要荧光板够亮,无须暗适应

    C. 透视检查,即使长时间检查,也不会引起"X线烧伤"

    D. 一般断层摄影一次摄一张片就够了

    E. 腹部单纯摄影仅用于发现各种结石和异物

答案: A

解析: X线摄影时用增感屏是为了提高射线的利用率,减少辐射剂量,以及缩短曝光时间。医师必须进行充分的暗适应,方可开始透视。人们在强光下骤然进入暗环境时,视物不清,需在暗环境中适应一段时间,使眼内感光色素的分解减少,合成增多,视杆细胞内的视紫红质含量增加,对光刺激的敏感性加强,在暗环境中才能看清事物,这种过程称为暗适应。一般暗适应需要10~15分钟。这样有利于观察荧光屏上的影像,减少透视时间及X线照射。但有影像增强器装置的X线机,可在明室内透视,不需要暗适应。

19. 关于水溶性有机碘对比剂所产生的副作用,以下症状属于特异质型副作用的是(　　)。

    A. 恶心、呕吐　　B. 面色苍白、潮红　　C. 心慌、胸闷　　　　D. 血管源性水肿

    E. 头晕、头痛

答案: D

解析: 水溶性对比剂大多安全,少数会产生副作用,主要分为两种:一是特异质反应,有荨麻疹、血管源性水肿、抽搐、休克、呼吸暂停等;二是物理化学反应,有恶心、呕吐,面色潮红、苍白,心慌,胸闷,头晕、头痛。

20. 根据对比剂对X线吸收程度的不同,可将其分为两种:(　　)。

    A. 离子型对比剂和非离子型对比剂　　B. 碘制剂和非碘制剂

    C. 血管内对比剂和血管外对比剂　　　D. 细胞内对比剂和细胞外对比剂

    E. 阴性对比剂和阳性对比剂

答案: E

解析: 根据对比剂对X线吸收程度的不同,将其分为阴性对比剂和阳性对比剂。

21. 下列常用的临床检查方法中无电离辐射的是(　　)。

    A. CT和PET　　B. 超声和CT　　C. 超声和MRI　　D. CT和MRI

E. PET 和 MRI

答案: C

解析: 超声检查利用的是超声波, MRI(磁共振成像)检查利用的是磁场, 超声波和磁场没有电离辐射, 而 PET(正电子发射体层成像)和 CT 是利用 X 射线和电子, 理论上都可以产生电离辐射。

22. 下列说法中错误的是( )。

    A. X 线束是从 X 线管向人体作锥形投射, 因此 X 线影像有一定的放大和变形

    B. 伴影的产生与锥形束有关

    C. 斜射投照会造成影像歪曲失真

    D. 减少伴影的方法是增大靶片距离

    E. 影像放大率与靶片距离成正比

答案: E

解析: 影像放大率与靶片距离成反比。

23. 心脏测量时, 为缩小放大率, 焦-片距离应为( )。

    A. 240 cm   B. 220 cm   C. 200 cm   D. 180 cm

    E. 160 cm

答案: C

解析: 因为焦-片距离为 200 cm 时, 可大为减少心脏投影的放大, 使心脏接近真实的大小, 胸片一般选 180 cm。

24. 关于 CR 摄影系统的影像板, 以下说法不正确的是( )。

    A. 影像板上的图像信息经计算机处理后可永久保存

    B. 影像板上记录的信号为模拟信号

    C. 自影像板上读出的信息为数字信息

    D. 影像板可反复使用

    E. 影像板代替胶片保存 X 线影像信息

答案: C

解析: 影像板上记录的信号为模拟信号, 经 A/D 转换器转换为数字信息。

25. 下列说法正确的是( )。

    A. X 线波长短, 具有很强的穿透力, 能穿透一切可见光不能穿透的物质

    B. X 线激发荧光物质, 使波长短的 X 线转变成波长长的可见荧光

    C. 经 X 线照射后, 感光的溴化银中的银离子被氧化而析出金属银

    D. X 线的生物效应是指人体对 X 线有一定的耐受性

    E. 通过测量空气的电离程度可计算出 X 线的波长

答案: B

解析: X 线波长短, 具有很强的穿透力, 能穿透一般可见光不能穿透的物质, 具有穿透性; X 线激发荧光物质, 使波长短的 X 线转变成波长长的可见荧光, 这种转换叫作荧光效应; 经 X 线照射后, 感光的溴化银中的银离子被还原而析出金属银; X 线的生物效应是指

X线对人体有一定生物学方面的改变。

26. 关于放射防护,下列说法错误的是(　　)。

　　A. 主动防护的目的是尽量减少X线的发射剂量

　　B. 使用原子序数较高的物质材料阻挡X线属于屏蔽防护

　　C. 限制照射范围,减少辐射量

　　D. 原发射线比继发射线的能量大,对放射工作者的影响也大

　　E. 放射工作者最简易的防护措施是距离防护

答案:D

解析:放射防护包括主动防护和被动防护,主动防护为了尽量减少X线的发射剂量,被动防护的目的是使受检者尽可能少接受射线剂量,包括屏蔽防护和距离防护。继发射线的能量比原发射线的能量小,但继发射线易被吸收,对放射工作者的影响大。

27. X线胶片的基本结构不包括(　　)。

　　A. 乳剂层　　　　B. 片基　　　　C. 荧光层　　　　D. 底层

　　E. 保护层

答案:C

解析:湿式激光胶片一般分五层:保护层、乳剂层(也称感光层)、结合层(又称底层)、片基、防光晕层。

干式激光胶片结构:保护层、感光成像层、结合层、片基、防反射层。热敏胶片结构:保护层、感热层、支持层、吸收层、背层。增感屏结构:基层、荧光体层、保护层。本题只说X线胶片的基本结构,并未指出哪种胶片,通过综合分析荧光层应该是增感屏的结构。

28. 关于激光打印机的叙述,不正确的是(　　)。

　　A. 激光图像可多机输入　　　　　　B. 同时带有质量控制程序

　　C. 可连续打印,存储、打印可并行　　D. 激光打印图像是模拟图像

　　E. 打印格式多种,也可自行编辑

答案:D

解析:激光打印图像是数字图像,多幅相机记录的是模拟图像。

29. CR摄影和传统X线摄影相比(　　)。

　　A. 密度分辨力和空间分辨力俱佳　　B. 密度分辨力好,空间分辨力不足

　　C. 空间分辨力好,密度分辨力不足　　D. 密度分辨力和空间分辨力均不足

　　E. 以上都不是

答案:B

解析:CR的优点包括提高图像的密度分辨力,缺点是时间分辨力和空间分辨力不足。

30. 与腹部X线摄影能显示肾轮廓的原因有关的组织是(　　)。

　　A. 尿　　　　　B. 空气　　　　　C. 血液　　　　　D. 肌肉

　　E. 脂肪

答案:E

解析:X线不能分辨肾脏的皮质和髓质,即使软组织分辨力极高的MRI检查也比较

困难,但是在肾周脂肪的衬托下,相对密实的实质器官可以被凸显出来,从而显示肾脏的轮廓结构。

31. 胃肠气钡双重造影的钡剂浓度为(　　)。

　　A. 50%～100%　　　　　　　　　B. 100%～150%

　　C. 180%～200%　　　　　　　　　D. 200%～250%

　　E. 以上都不对

答案: C

解析: 胃肠气钡双重造影使用的钡剂浓度为180%～200%(W/V)。

32. CR 摄影和 DR 摄影相比(　　)。

　　A. 时间分辨力和空间分辨力俱佳　　B. 时间分辨力好,空间分辨力不足

　　C. 空间分辨力好,时间分辨力不足　　D. 时间分辨力和空间分辨力均不足

　　E. 以上都不是

答案: D

解析: DR 摄影与 CR 摄影相比,时间分辨力和空间分辨力均进一步提高。

33. 对比剂的引入方式分为两种:(　　)。

　　A. 直接引入法和生理排泄法　　　　B. 口服法和静脉注入法

　　C. 口服法和灌注法　　　　　　　　D. 口服法和排泄法

　　E. 以上都不是

答案: A

解析: 对比剂的两种引入方法如下。

　　直接引入法:包括口服法(如食管、胃、肠的造影法)、灌注法(如结肠、直肠的灌注造影)、直接注入法(如逆行性尿道造影、窦道造影),另外,CT 引导下人工气胸、CT 引导下胸膜腔内成像、CT 引导下肝内胆管成像也属于直接引入法。

　　间接引入法(生理排泄法):对比剂经过不同的途径引入体内,经吸收或聚集,增加不同组织的对比度。如静脉肾盂造影、排泄性胆道造影。静脉注射对比剂进行增强 CT 扫描也属于间接引入法。判断是直接引入还是间接引入的关键是对比剂直接到达需要造影的地方还是在身体里面代谢后到达造影的地方。

34. 不能发现透光性肾盂结石的检查方法为(　　)。

　　A. B 超　　　　B. CT　　　　　C. 透视　　　　　D. IVP

　　E. MRI

答案: C

解析: 透视及 X 线摄影不能发现透光性肾盂结石,即使是透光性结石,其密度也要比周围的尿液或者胆汁密度高,所以在超声上可以看到强回声,在 CT、IVP(静脉肾盂造影)、MRI 检查中可以看到充盈缺损或者略高密度的结石。

35. 关于碘化油的说法,下列说法错误的是(　　)。

　　A. 属于无机碘制剂

　　B. 可用于瘘管、子宫、输卵管、支气管造影

C. 黏度高,比重大,不溶于水

D. 吸收慢,造影完毕应尽量将其吸出

E. 可用于脑血管造影检查

答案:E

解析:油质对比剂黏度高,比重大,不溶于水,容易导致血管栓塞,所以不能用于血管造影。

36. 下列选项中不属于逆行肾盂造影的术前准备的是(　　)。

A. 摄尿路平片　　B. 清洁肠道　　　C. 备好导管　　　D. 碘过敏试验

E. 膀胱镜检查的准备

答案:D

解析:静脉肾盂造影需要进行碘过敏试验,逆行肾盂造影不需要进行碘过敏试验。

37. 静脉尿路造影检查前 12 小时禁食禁水的原因是(　　)。

A. 不需要饮食　　　　　　　　　B. 减轻体重

C. 防止过敏反应时呕吐造成窒息　D. 防止对比剂与食物发生化学反应

E. 防止干扰对比剂显示影像

答案:C

解析:过敏反应发生时,首先会从胃肠道内出现过敏症状,表现为胃肠道黏膜水肿,容易导致呕吐和腹泻等症状,如果患者行动不便,可能因为呕吐而窒息,所以在注射对比剂前 3～6 个小时禁食,教科书上常规是规定 12 小时内禁食禁水。

38. 下列说法错误的是(　　)。

A. 电压越高,产生的 X 线波长越短,穿透力越强

B. X 线是在真空管内高速行进成束的电子流撞击钨靶时而产生的

C. X 线管产生的 X 线仅占总能量的 10% 左右

D. X 线波长短,具有强穿透力,能穿透一般可见光不能穿透的物体

E. X 线通过任何物质都能产生电离效应

答案:C

解析:X 线管产生的 X 线仅占总能量的 1% 左右,其余 99% 左右的能量转换为热能。

39. 影响 X 线穿透力最重要的因素是(　　)。

A. 管电流　　　B. 管电压　　　　C. 曝光时间　　　D. 焦-片距

E. 以上都不是

答案:B

解析:管电压的大小决定了高速电子撞击阳极靶物质的最大能量,影响连续 X 谱的强度峰值和最短波长的分布。随着管电压升高,产生的 X 线波长缩短,X 线的穿透力增强,康普顿吸收增加,被照体内不同组织对 X 线的衰减差异减少,影像对比度下降,同时管电压升高,产生的散射线增多,造成影像灰度增加。

40. 被称为散射效应的是(　　)。

A. 相干散射　　B. 光电效应　　　C. 康普顿效应　　　D. 电子对效应

E. 光核反应

答案:C

解析:康普顿效应是指 X 射线光子通常与原子的外层电子碰撞,X 射线光子将部分能量给予电子,使电子带着动能弹射而出,X 射线光子失去一些能量后,改变方向而散射(波长增加了)。所以康普顿效应也叫作散射效应。

41. 目前公众个人全身受照射的年剂量应低于(　　　)。

    A. 0.5 mSv　　　　B. 1 mSv　　　　C. 2 mSv　　　　D. 5 mSv

    E. 10 mSv

答案:B

解析:公众个人所受的辐射照射的年当量剂量,应低于下列限值:全身 1 mSv,单个组织器官 50 mSv。

42. 关于胸部摄影,下列说法错误的是(　　　)。

    A. 肺及膈上肋骨摄影时应深吸气后屏气曝光

    B. 心脏摄影应在平静呼吸方式下屏气曝光

    C. 心脏摄影条件需比肺脏摄影条件增加 5～10 kV

    D. 胸骨正位摄影应采用高电压、低电流、近距离、短时间曝光

    E. 取下照射野范围内的各种金属物

答案:D

解析:胸骨正位摄影应采用低电压、低电流、长时间、近距离、倾斜中心线的摄影技术并在均匀的浅呼吸方式下曝光,以获得自体断层的效果。

43. 用于 X 线成像的波长为(　　　)。

    A. 0.008～0.031 nm　　　　　　　B. 0.006～0.025 nm

    C. 0.002～0.050 nm　　　　　　　D. 0.009～0.080 nm

    E. 0.056～0.074 nm

答案:A

解析:X 线波长范围是 0.0006～50 nm,用于 X 线成像的波长为 0.008～0.031 nm。

44. 胸部 DR 摄影时为显示被肋骨遮蔽而观察不到的肺部病变,应选用的后处理方法是(　　　)。

    A. 灰阶处理　　　B. 窗位处理　　　C. 时间减影法　　　D. 能量减影法

    E. 放大摄影

答案:D

解析:用两个不同的 X 线摄影条件摄影,得两帧 DR 图像,并进行减影处理,可消除某些组织,例如,对胸部行减影处理可消除肋骨影像,以利于观察肺野。

45. 有关高千伏摄影,下列说法错误的是(　　　)。

    A. 电压 120 kV 以上　　　　　　　B. 有小焦点的 X 线管

    C. 可以无滤线器　　　　　　　　　D. 有计时器装置

    E. 须有高比值隔板配合

答案:C

解析:高千伏摄影,是采用 120 kV 以上的电压进行摄片,X 线机必须有小焦点 X 线管、滤线器和特殊的计时器装置,必须有高比值隔板配合。

46. 关于高千伏摄影,下列描述不正确的是(   )。

    A. 高千伏摄影是采用 120 kV 以上的电压进行摄片

    B. 必须有小焦点的 X 线管

    C. 可获得小感光密度值范围内显示层次丰富的 X 线摄片影像

    D. 高千伏摄影可缩短曝光时间,减小 X 线管负荷,减小患者的照射量

    E. 高千伏摄影使对比度增强,影像层次丰富

答案:E

解析:高千伏摄影是采用 120 kV 以上的电压进行摄片,一般电压为 120～200 kV,必须有小焦点的 X 线管,使对比度下降,但影像层次丰富。

47. 骨、肌肉、脂肪、液体、空气在 X 线片的白黑排序为(   )。

    A. 骨、肌肉、脂肪、液体、空气   B. 骨、肌肉、液体、脂肪、空气

    C. 骨、液体、肌肉、脂肪、空气   D. 骨、液体、肌肉、空气、脂肪

    E. 骨、肌肉、液体、空气、脂肪

答案:B

解析:当强度均匀的 X 线穿透厚度相等、密度不同的组织结构时,由于吸收程度不同,在 X 线胶片上(或荧屏上)显出具有不同层次灰度(黑白)差异的 X 线影像。骨密度最高,对 X 线吸收得多,照片上呈高亮度,肌肉、液体、脂肪依序次之,气体密度最低,对 X 线吸收得少,照片上呈低亮度。

48. CR 系统对下列病变的显示可能受到限制的是(   )。

    A. 脊柱侧弯   B. 长骨病变   C. 胸椎病变   D. 短骨病变

    E. 关节软骨病变

答案:E

解析:X 线对软骨组织不显影,在骨关节系统 X 线检查时看不到软骨组织,例如,长骨骺端附着的骨骺为软骨组织,无法显影,对膝关节之间的半月板结构,X 线不显影。

49. 关于 DR 的描述,错误的是(   )。

    A. 较 CR 拍片速度快   B. 探测器寿命长

    C. 容易与原 X 线设备匹配   D. 信噪比高

    E. 曝光量小

答案:C

解析:CR 可以与任何一种传统 X 线设备匹配,DR 则难以与原 X 线设备匹配,对于一些特殊位置的投照,不如 CR 灵活。

50. 关于数字成像较模拟成像的优势错误的是(   )。

    A. 进行高保真的存储和传输   B. 高保真地调阅

    C. 可以进行图像后处理   D. 空间分辨力好

E. 密度分辨率高

答案：D

解析：与模拟成像相比，数字成像的优势很多，可以进行高保真的存储和传输，可以高保真地调阅图像，可以进行各种图像后处理，密度分辨率也明显高于模拟成像，它的不足是空间分辨力较模拟成像低。

51. 有关 X 线诊断的描述，下列说法错误的是（　　　）。

　　A. X 线影像反映的是正常与大体病理的解剖特点

　　B. 观察分析 X 线片时，首先应注意投照技术条件

　　C. 分析 X 线片时，结合临床的重要性区别"同病异影""异病同影"

　　D. 为了不遗漏重要 X 线征象，应按一定顺序，全面而系统地进行观察

　　E. X 线诊断是依靠对临床资料进行分析推理得出的

答案：E

解析：X 线诊断是综合影像学各种病理表现，联系临床资料（包括病史、症状、体征及其他临床检查资料），以影像学征象为基础进行分析推理得出的。临床诊断一定要按照一定的顺序来，不要看到一个病灶就书写诊断，写完却发现漏了别的地方的病灶了。

52. 下列说法错误的是（　　　）。

　　A. X 线是真空管内高速行进的电子流轰击钨靶时产生的

　　B. X 线管为高真空的二极管，杯状的阴极装着灯丝

　　C. X 线发生的装置主要包括 X 线管、变压器和操作台

　　D. 软 X 射线摄影主要用于检查软组织，特别是乳腺的检查

　　E. 普通 X 线检查包括荧光透视、X 线摄影及软 X 射线摄影

答案：E

解析：特殊 X 线检查是在普通 X 线摄影的基础上，再通过某种特殊装置得到普通摄影所不能显示的影像，目前包括以下几种：① 体层摄影；② 荧光摄影；③ 记波摄影；④ 软组织摄影（即软 X 线摄影）；⑤ 口腔曲面全景摄影；⑥ 高电压摄影；⑦ 放大摄影。

53. X 线球管内保持高度真空最主要的目的是（　　　）。

　　A. 保护灯丝　　　B. 保护靶面　　　C. 防止电子与空气分子冲击而减速

　　D. 形成低压回路　E. 防止电子与空气分子冲击而引起化学反应

答案：A

解析：X 线球管内保持高度真空最主要的目的是保护灯丝，防止灯丝氧化烧毁。

54. 关于 X 线检查的防护，说法错误的是（　　　）。

　　A. X 线穿透人体将产生一定的生物效应

　　B. 接触的 X 线量超过容许的辐射量，就将发生放射损害

　　C. 合理使用 X 线，避免不必要的检查，特别是重视孕妇及小儿患者的检查

　　D. 主动防护的目的是尽量减少 X 线的发射剂量，选择适当的摄像参数

　　E. 被动防护的目的是使受检者尽可能地少接受射线剂量

答案：B

解析：接触的 X 线量超过容许的辐射量，有可能发生放射损害。

55. 关于放射防护的方法和措施，下列说法错误的是(　　)。

    A. 简易的防护措施是进行距离防护

    B. 主动防护的目的是尽量减少 X 线的发射剂量

    C. 限制每次检查的照射次数是减少曝射量的重要措施

    D. 继发射线能量小，但对人体的危害也小

    E. X 线在一定的曝射量范围内对人体是安全的

答案：D

解析：继发射线与原发射线对人体都有危害，继发射线容易被人体吸收，对人体的危害较大。

56. 关于 X 线检查方法的选择，下述错误的是(　　)。

    A. 高千伏摄影用于显示那些在常规摄影中被高密度组织或病变遮挡的正常组织或病理改变

    B. 体层摄影多用于了解病变内部的情况

    C. 放大摄影用以显示较细微的病变

    D. 造影检查用于显示缺乏自然对比的组织结构

    E. 以上都不是

答案：E

解析：高千伏摄影由于穿透力强，用于显示那些在常规摄影中被高密度组织或病变遮挡的正常组织或病理改变；体层摄影可获得某一选定层面上的影像，用以明确平片难于显示、重叠较多和处于较深部位的病变，多用于了解病变内部的情况。

57. 为了消除 IP 板上的残留信息，必须采用(　　)。

    A. 弱光照射　　　　B. X 线照射　　　　C. 强光照射　　　　D. 紫外线照射

    E. 红光照射

答案：C

解析：IP 板可重复使用，在再次使用前，用强光照射 IP 板，可以使残留信息消失。

58. 关于 CR 及 DR，正确的是(　　)。

    A. CR 摄像的时间分辨率显著提高

    B. CR 摄影提高密度分辨率，但辐射剂量增加

    C. CR 的空间分辨率高，对病变骨骼的细微结构的观察明显提高

    D. DR 的缺点在于难以与原有 X 线设备匹配，对于一些特殊体位的投照，不如 CR 灵活

    E. DR 的空间分辨率进一步提高，信噪比高，成像速度快，但探测器寿命缩短

答案：D

解析：与 CR 相比，DR 有其优势与不足。

优势：空间分辨率进一步提高，信噪比高，成像速度快，曝光量(辐射剂量)进一步降

低,探测器寿命更长;

不足:CR 可以与任何一种常规 X 线设备匹配,DR 则难以与原 X 线设备匹配,对于一些特殊位置的投照,不如 CR 灵活。

59. 应用滤线栅,管电压的下限定为(　　)。

    A. 55 kV　　　　B. 60 kV　　　　C. 65 kV　　　　D. 70 kV

    E. 75 kV

答案: B

解析: 被检肢体厚度超过 15 cm 或应用 60 kV 以上管电压进行摄影时,应使用滤线栅。

60. 体层摄影最常用于检查(　　)。

    A. 骨骼　　　　B. 腹部　　　　C. 头颅　　　　D. 气管、支气管、肺

    E. 四肢及关节

答案: D

解析: 体层摄影可获得人体组织某一选定平面上的结构相对较清晰的影像,选定层面以外结构被模糊掉,最常用于气管、支气管、肺的病变的检查。

61. 下列检查不属于特殊检查的是(　　)。

    A. 造影检查　　B. 体层摄影　　C. 记波摄影　　D. 放大摄影

    E. 软线摄影

答案: A

解析: 特殊检查包括体层摄影、放大摄影、软线摄影、高千伏摄影、荧光摄影、记波摄影等,造影检查属于普通 X 线检查。当检查的器官缺乏自然对比的时候应该考虑造影检查,胃肠道造影首选口服钡剂或灌肠钡剂。

62. 下列防护物质中,最理想的防护物是(　　)。

    A. 铁　　　　　B. 铅　　　　　C. 铜　　　　　D. 铝

    E. 建筑材料

答案: B

解析: 屏蔽防护使用原子序数较高的物质,常用铅。

63. X 线照片产生灰雾的主要原因是(　　)。

    A. 胶片本底灰雾　　　　　　　　B. 胶片分辨率

    C. 被检体产生的散射线　　　　　D. 显影处理

    E. 焦点外 X 线

答案: A

解析: 胶片主要由保护层、乳剂层、底层、防光晕层和片基构成。防光晕层的作用是防止强烈光线从片基反射回去,再次使乳剂层感光,造成影像的灰雾模糊。胶片本底灰雾由乳剂灰雾、片基灰雾和化学灰雾组成。

64. X 线产生的叙述,错误的是(　　)。

    A. 必须有高速电子流由阴极向阳极行进

    B. 必须向 X 线管两极提供高电压

C. 乳腺摄影 X 线管的靶面由钨制成

D. 由靶面接受高速电子的能量

E. X 线管产生的 X 线仅占总能量的 1% 左右

答案： C

解析： 要想产生 X 线，必须有高电压产生的电场和真空条件下产生的高速电子流撞击靶面；乳腺摄影用 X 线管的靶面物质是钼。前些年乳腺模拟机靶面物质是钼，但随着科技的发展，当前所用数字乳腺 X 线机已使用钨靶。考试答题权衡 5 个选项，还选 C。

65. 关于产生 X 线条件的叙述，错误的是（   ）。

A. 电子源　　　　　　　　　　　B. 高速电子流

C. 阻碍电子流的靶面　　　　　　D. 高速电子与靶物质相互作用的结果

E. X 线管的靶面均由钼制成

答案： E

解析： 大部分的靶面材料是钨靶，少数是钼靶。

66. 管内高速电子的动能取决于（   ）。

A. X 线管灯丝加热电压　　　　　B. 阴极与阳极间的电势差

C. 靶物质的原子序数　　　　　　D. 管电流

E. 阴极灯丝焦点大小

答案： B

解析： X 线束中的最大光子能量等于高速电子撞击靶物质的能量，而电子的最大能量又决定于管电压的峰值。

67. X 线穿过均匀物质时，其衰减与下列哪项因素有关：（   ）。

A. 物质的衰减系数　　　　　　　B. 物质与 X 线源的距离

C. X 线的曝光时间　　　　　　　D. 线束的厚度

E. 物质的面积

答案： A

解析： 不同类型的 X 线通过物质时，其衰减规律也是不一样的，单能窄束 X 线通过均匀物质层时，X 线质不变，其强度的衰减符合指数规律（等比衰减）。

68. X 线穿过均匀物体时，其强度呈（   ）衰减。

A. 对数关系　　B. 指数关系　　C. 线性关系　　D. 无任何关系

E. 以上都不是

答案： B

解析： 解析：不同类型（单一能谱、连续能谱）的 X 线通过物质时，其衰减规律是不一样的。单能窄束 X 线通过均匀物质层时，X 线质不变，其强度的衰减符合指数规律（等比衰减）。

69. 下列关于 X 线穿过物质后强度变化正确的是（   ）。

A. 穿过的物质的厚度越大，X 线强度越低

B. 穿过的物质的厚度越大，X 线强度越高

C. 穿过的物质的密度越大,X线强度越高

D. 穿过的物质的密度越小,X线强度越低

E. 初始X线强度越高,X线强度越低

答案:A

解析:X线穿透物体的程度与密度和厚度相关。密度大、厚度大的物体吸收的X线多,通过的X线少。

70. 以下选项中正确的是(　　)。

A. X线衰减后的强度与入射X线强度成反比,与所穿过物质的密度及厚度成反比

B. X线衰减后的强度与入射X线强度成反比,与所穿过物质的密度及厚度成正比

C. X线衰减后的强度与入射X线强度成正比,与所穿过物质的密度及厚度成正比

D. X线衰减后的强度与入射X线强度成正比,与所穿过物质的密度及厚度成反比

E. X线衰减后的强度与入射X线强度成反比,与所穿过物质的密度成正比,与厚度成反比

答案:D

解析:X线的衰减是指射线通过物体后强度的减弱,其间一些光子被吸收,而另一些光子被散射,衰减的强度大小通常与物质的原子序数、密度、每克电子数和源射线的能量大小有关。根据朗伯比尔定律,X线通过人体组织后的光子与源射线呈指数关系。在一种均质物质中,X线的衰减与在该物质中的行进距离成正比,而与厚度成反比。

71. 对X线衰减的叙述,错误的是(　　)。

A. 骨组织对X线衰减最大

B. 空气对X线衰减最小

C. 不同组织结构对X线衰减形成影像对比

D. 骨对X线衰减相当于铅

E. 密度高,X线衰减大

答案:D

解析:骨、肌肉、脂肪、空气对X线的衰减依次变小。骨的有效原子序数是14,而铅的原子序数是82,两者对X线的衰减不相等。

72. 在X线照射急性损伤早期,最可能反复出现的症状是(　　)。

A. 白细胞数减少　B. 皮肤烧伤　　　C. 肺纤维化　　　D. 脱发

E. 口腔炎

答案:A

解析:因造血组织为高感受性组织,白细胞数减少可能出现得较早。按组织、器官对X线照射的感受性从高到低排序为造血组织、口腔黏膜皮肤、脑及肺,最后是脂肪、神经、

结缔组织等。

73. 关于 X 线的防护原则,错误的是( )。

    A. 乳腺 X 线摄影不适于 35 岁以下的妇女

    B. 女性 40 岁以后,每年做 1～2 次乳房 X 线扫描是利大于弊的

    C. 育龄妇女应尽量避免接触 X 线和放射性同位素,同时遵循"七天原则"

    D. 儿童进行 X 线检查时要特别注意性腺和晶状体的防护

    E. 带环后妇女第 1 年 X 线检查不超过 2 次,以后每 1～2 年不超过 1 次

答案:C

解析:育龄妇女应遵循"十天原则",即月经来潮后 10 天内不做 X 线检查。

74. 在对被检者的防护措施中,错误的是( )。

    A. 减少废片率

    B. 为减少照片斑点,尽量增大 X 线照射量

    C. 严格控制照射量

    D. 做好非检查部位的屏蔽防护

    E. 限制检查次数,避免不必要的短期重复检查

答案:B

解析:增大 X 线照射量,可以减少照片斑点,但是增加了被检者的受线量,对被检者不利。

75. 诊断 X 线机的组成包括( )。

    A. 控制装置   B. 专用机械装置   C. 影像装置   D. 高压发生装置

    E. 以上都是

答案:E

解析:医用 X 线诊断装置由控制装置、高压发生装置、专用机械装置和影像装置构成。

76. 关于 X 线透视及摄影的说法,正确的是( )。

    A. 对脊柱、骨盆的观察不受限

    B. X 线透视时只要荧光板够亮,无须暗适

    C. 透视影像的空间分辨率更高

    D. 可动态观察心脏、大血管博动

    E. X 线摄影时用增感屏,可增加辐射剂量

答案:D

解析:由于透视对比度和清晰度较差,难于观察密度与厚度差别小的器官以及密度与厚度较大的部位,可实时进行器官动态观察。用增感屏是为了提高射线的利用率,减少辐射剂量。

77. 高千伏摄影主要用于检查( )。

    A. 骨骼   B. 胸部   C. 乳腺   D. 四肢软组织

    E. 腹部

答案:B

解析:高千伏摄影是用 120 kV 以上管电压产生穿透力较强的 X 线,获得在较小的密度值范围内能显示层次丰富的光密度影像照片的一种检查方法。常用于胸部的检查,能较好地显示气管、主支气管、肺门区支气管和被骨骼及纵隔重叠的结构和病灶。

78. 与 CR 相比,DR( )。

    A. 空间分辨率提高

    B. 对一些特殊位置的投照更灵活

    C. DR 可与任何一种常规 X 线设备匹配,CR 则难与原 X 线设备匹配

    D. 曝光剂量大于 CR

    E. 信噪比低

答案:A

解析:DR 与 CR 相比,空间分辨率和时间分辨率进一步提高;曝光剂量降低,信噪比高;CR 可与任何一种常规 X 线设备匹配,DR 则难与原 X 线设备匹配,对一些特殊位置的投照不如 CR 灵活。

79. 对 X 线图像的特点描述不正确的是( )。

    A. 灰阶图像

    B. 人体组织结构的密度与 X 线图像上影像的密度这两个概念有相关性

    C. 重叠图像

    D. 图像无失真现象

    E. 失真图像

答案:D

解析:人体组织结构的密度与 X 线图像上影像的密度这两个概念不同,但物质密度与其比重成正比,物质密度高,比重大,吸收的 X 线剂量多,在影像上呈高密度,我们常用密度的高低表达影像的灰度。X 线束为锥形投射,因此影像有放大和失真。

80. 摄影时,可以人为控制的运动模糊是( )。

    A. 呼吸   B. 痉挛   C. 胃蠕动   D. 肠蠕动

    E. 心脏搏动

答案:A

解析:呼吸运动是可以人为控制的,其余选项不以人的意志为转移。

81. 与散射线量产生无关的因素是( )。

    A. 被照体厚度   B. 被照体密度   C. 被照体姿势   D. 照射野面积

    E. 被照体体积

答案:C

解析:从 X 线管发射出的原发 X 线进入被照体后一部分透过被照体,一部分产生光电吸收和康普顿-吴有训吸收,经过吸收后的 X 线成为两种射线从被照体射出:① 减弱了的原发射线,即带有信息的有用射线。② 光电吸收的 X 线全部消耗在被照体内,康普顿-吴有训吸收的 X 线一部分消耗在体内,一部分成为散射线,或叫继发射线。散射线的

多少与原发射线的能量有关,在一定能量范围内随着波长的变短而增加;还与被照体的厚度、被照面积有关,体积越大,产生的散射线越多。由于散射线波长较长,方向不定,能到达成像介质产生作用,造成影像灰雾,降低影像对比度,影响影像质量。因此,在 X 线摄影中,必须抑制散射线的产生和排除散射线到达成像介质。

82. 常规高电压正位胸片的拍摄要求有(　　)。

  A. 电压为 80～120 kV
  B. 焦-片距为 150～180 cm
  C. 中心线通过第 3 胸椎水平
  D. 深呼气状态下屏气曝光
  E. 胸部适当前倾,两上臂内旋

答案:E

解析:常规正位胸片的拍摄要求有取后前立位,焦-片距为 180～200 cm,常规采用高电压,电压为 120～140 kV,胸部适当前倾,两上臂内旋,中心线通过第 4 或 5 胸椎水平,深吸气状态下屏气曝光。

83. 下列选项中是透光性结石的是(　　)。

  A. 草酸钙结石
  B. 磷酸铵镁结石
  C. 尿酸结石
  D. 胱氨酸结石
  E. 磷酸钙结石

答案:C

解析:由于组成尿路结石的成分不同,有的结石比较坚硬,有的结石比较松软。因此,在拍摄腹部平片的时候,有的结石吸收的 X 线多一些,能在 X 线平片上看出来,这种结石就称为阳性结石,如草酸钙、磷酸钙结石。有的结石吸收的 X 线少一些,在 X 线平片上跟肌肉等软组织呈差不多的密度,这类结石不容易被看出来,称为阴性结石(透光性结石)。常见的如尿酸结石。阴性结石并不多见,我们将结石分成阳性结石和阴性结石的目的是看看结石能否用溶石法治疗,对透光性的结石可以用溶石法治疗,而对阳性结石则不行。

84. 最常用的阴性对比剂是(　　)。

  A. 氧气
  B. 二氧化碳
  C. 空气
  D. 氮气
  E. 氦气

答案:C

解析:常用的阴性对比剂有空气、二氧化碳、水、氧气、脂类液体、乳化剂等,其中最常用的、最容易获得的是空气。

85. 关于软 X 射线的说法错误的是(　　)。

  A. 60 kV 以下的管电压产生的 X 射线

  B. 也称软组织摄影

  C. 波长较长

  D. 多用于乳腺、阴茎、喉侧位等

  E. 成像基础主要以光电吸收为主

答案:A

解析:软 X 射线是指 40 kV 以下电压产生的 X 线,能量低,波长长,穿透物质能力弱,适用于身体组织较薄、不与骨骼重叠及原子序数较低的软组织的检查。软 X 线摄影也叫作钼靶摄影,主要以吸收 X 线为主。软 X 线摄影常用于乳腺、阴茎、咽喉侧位等的检查。

86. 为提高照片对比度,应当(　　)。

  A. 增大照射野   B. 减小照射野

  C. 采用高千伏摄影   D. 减低管电流

  E. 以上都不对

答案:B

解析:减少照射野,所摄取的 X 线照片上的灰雾就少,照片对比度就好。

87.【共用选项题】

  A. 穿透性   B. 荧光效应   C. 感光效应   D. 电离效应

  E. 生物效应

  (1) X 线摄影的基础是(　　)。

  (2) X 线成像的基础是(　　)。

  (3) 透视检查的基础是(　　)。

  (4) X 线损伤的基础是(　　)。

  (5) 放射治疗的基础是(　　)。

答案:(1)C　(2)A　(3)B　(4)D　(5)E

解析:X 线穿透性是 X 线成像的基础;荧光效应是透视检查的基础;感光效应是 X 线摄影的基础;生物效应是放射治疗的基础,也是进行 X 线检查时需要注意防护的原因;电离效应是放射损伤的基础。

88.【共用选项题】

  A. 利用透过人体的 X 线,直接使胶片感光的成像方法

  B. 利用透过人体的 X 线,首先记录于影像板上,然后经激光读取影像板上的潜影,经计算机处理后获得数字化图像的成像方法

  C. 利用透过人体的 X 线,在荧光成像基础上进行缩微摄片的成像方法

  D. 利用透过人体的 X 线,首先由弧形排列的探测器取得信息,经计算机处理而获得重建断层图像的成像方法

  E. 利用透过人体的 X 线,直接用平板探测器等类似的电子暗盒取得信息,经计算机处理后获得数字化图像的成像方法

  (1) CR 是(　　)。

  (2) DR 是(　　)。

  (3) CT 是(　　)。

  (4) 荧光摄影是(　　)。

答案:(1)B　(2)E　(3)D　(4)C

解析:荧光效应是透视的基础,所以荧光摄影也是在荧光成像的基础上建立的。CT 的特点是数据重建出断层影像。CR 和 DR 最主要的区别是成像的介质不同,CR 用的是 IP 板,DR 用的是平板探测器。

89.【共用选项题】

    A. 放大摄影   B. 软线摄影   C. 荧光透视   D. 高千伏摄影

    E. 体层摄影

（1）了解心脏搏动用（   ）。

（2）微焦点，用（   ）。

（3）减少辐射量用（   ）。

（4）了解乳腺用（   ）。

（5）了解病变内部结构用（   ）。

答案：（1）C （2）A （3）D （4）B （5）E

解析：了解心脏的搏动是动态观察的过程，透视有比较好的效果，能够实时观察心脏的动态，应用的是荧光摄影。放大摄影是物体与胶片之间的距离越大，其放大影像越模糊，故利用 X 线管行放大摄影时，其焦点越小越好，近年来由于微焦点（0.3 mm 以下）X 线管的问世，X 线放大摄影的效果大大提高。高千伏摄影的应用，能大量减少毫安秒，明显地缩短曝光时间，被检查者和放射工作者所受的 X 线量也随之减少。乳腺检查用的是钼靶软 X 线摄影。体层摄影的目的是使身体的某一指定层次或某一断面的影像显示清晰，一般 X 线片上，所有前、后解剖结构均重叠，有时，很多影像的重叠使读片困难。体层摄影的原理是使所要观察的一层断面上、下或前、后部的结构影像模糊。其方法是将 X 线管、目的物（需要观察的人体某一层）和胶片中的两个在曝光时同时保持一定关系地移动，而只有预先选择的平面可以显示清晰。

90.【共用选项题】

    A. 造影检查   B. 软线摄影   C. 荧光摄影   D. 高千伏摄影

    E. 放大摄影

（1）乳腺检查，采用（   ）。

（2）显示缺乏自然对比的组织，采用（   ）。

（3）细微病变，采用（   ）。

（4）显示被高密度组织或病变遮挡的组织，采用（   ）。

答案：（1）B （2）A （3）E （4）D

解析：乳腺检查常用软 X 线摄影（钼靶摄影）。显示缺乏自然对比的组织常用造影检查，例如，在对肾脏做 X 线检查时由于周围脂肪间隙的衬托往往只能显示肾脏的轮廓，造影检查则可以清楚地显示肾盂、输尿管的影像。对肺部放大摄影可观察早期网状和结节病变，有助于尘肺的早期诊断，还可以观察平片上不易确诊的小肿块，对肺癌和肺炎的鉴别诊断亦有肯定的价值。一般的 X 线摄影所用电压数值为 45～90 kV，人体对 X 线的吸收以光电效应为主，各部结构显影的密度高低受组织原子序数和厚度的影响较大，尤其是软组织、脂肪、气体与骨骼重叠在一个平面上，其影像全被密度高的骨骼影像遮盖而显示不清，因光电效应对人体穿透不均匀，肋骨与软组织的吸收差异增加，而对比度高、层次少；当电压高于 120 kV 时，组织吸收以散射效应为主，原子序数和厚度的影响减小，骨与软组织的吸收差异减小，图像则不为骨骼所遮盖，对比度减小，影像层次丰富。现在大多数医院均已应用数字 X 线胸部高千伏摄影技术。高千伏摄影,不仅对观察肺和纵隔的各种肿块效果好,还适用于各种细小病变、肺内细微结节、间质纤维化、浸润性病变和尘肺的 X 线摄影检查。

(陈丙力　杨营信　陈润华　李华侨　吴景强　韩文广)

第三章

CT 成像基础

1. 部分容积效应是指(　　)。

A. 在同一扫描层面内含两种以上不同密度的物质,所测 CT 值是它们的平均值,不能如实反映其中任何一种物质的 CT 值

B. 扫描或信息处理过程中,由于某一种或几种原因而出现的人体并不存在而在图像中显示出来的各种不同类型的影像

C. 采样过程中接收到的干扰正常信号的信息

D. 患者体内不规则的高密度结构和异物所致的效应

E. 低档 CT 在相邻两种组织密度差别大时出现的效应

答案: A

解析: CT 图像上各个像素的数值代表相应单位组织全体的平均 CT 值,它不能如实反映该单位内各种组织本身的 CT 值。在 CT 扫描中,凡小于层厚的病变,其 CT 值受层厚内其他组织的影响,所测出的 CT 值不能代表病变的真正的 CT 值。例如,在高密度组织中较小的低密度病灶的 CT 值偏高;在低密度组织中较小的高密度病灶的 CT 值偏低,这种现象称为部分容积效应。

2. 下面关于造影 CT,说法正确的是(　　)。

A. 包括血管造影 CT 和非血管造影 CT

B. 血管造影 CT 可检出直径小于 0.5 cm 的由肝动脉供血的富血管性肿瘤

C. 是血管造影和 CT 扫描技术的结合

D. 是目前检测小肝癌最敏感的检查方法

E. 以上均对

答案: E

解析: 造影 CT 指对某一器官或结构利用阳性或阴性对比剂使其显影,然后再进行 CT 扫描的方法,分为血管造影 CT 和非血管造影 CT。

(1)血管造影 CT:将血管造影和 CT 扫描相结合的一种检查方法,包括计算机体层成像血管造影(CTA)、动脉性门静脉造影(CTAP),是检测小肝癌最敏感的方法。

(2)非血管造影 CT:指先对某一器官或结构进行非血管性造影,再作 CT 扫描的方法,有脑池造影 CT、脊髓造影 CT、胆系造影 CT 等。

3. 下列不是图像的后处理技术的是（　　）。

    A. MPR   B. MRA   C. SSD   D. MIP

    E. VR

答案：B

解析：MRA（磁共振血管成像）是利用快速 MR 技术和特定 MR 成像序列，在连续层面上获得高强度血流信号，通过计算机处理，重建成可多角度观察的三维血管影像，以展示血管正常结构及异常形态的技术。MRA 无须注射对比剂，无电离辐射，但成像时间长，成像部位受到限制，一般用于成像部位可长时间固定、血管波动幅度小的部位（如头颈、四肢）的血管成像。

4. （　　）引起的伪影在头颅 CT 检查中可以忽略。

    A. 心跳和呼吸   B. 岩骨   C. 头部金属固定器

    D. 患者躁动   E. 义齿

答案：A

解析：生理性的心跳和呼吸一般不会导致头部产生运动伪影。

5. 降低噪声的措施不包括（　　）。

    A. 增加毫安秒   B. 减少毫安秒

    C. 增加准直宽度   D. 提高电压

    E. 增大单位体素内光子量

答案：B

解析：单位体积内光子接收量增加，噪声就会降低，毫安秒（mAs）直接影响 X 线束发射的光子数目，所以毫安秒的增加与量子噪声成反比。

6. 螺旋扫描最重要的应用基础是（　　）。

    A. 探测器的进步   B. 滑环技术

    C. 图像后处理技术   D. 计算机系统的进步

    E. 其他

答案：B

解析：在连续旋转型滑环式 CT 扫描技术的基础上产生的螺旋 CT 扫描技术，是 20 世纪 90 年代初以来 CT 技术发展的一个新的里程碑。它的最大优点是提高了扫描速度，并且采集的数据是一定范围内人体的容积数据，可进行任意重建，提高了图像的质量，改变了重建图像的方式。有了滑环技术，X 线管才能围绕机架单方向旋转。螺旋扫描是在一次数据采集过程中 X 线管和探测器不停地向一个方向旋转（第 4 代 CT 机只是 X 线管旋转），检查床也同时向前推进，整个扫描的轨迹呈螺旋形。在扫描的同时探测器采集数据，采集了足够数据后便可以重建图像，也可以把数据存储起来待扫描结束后再重建。滑环技术是螺旋扫描的应用基础，而其核心技术是探测器的排数和数据采集系统。

7. CT 中 WL 代表（　　）。

    A. 窗宽   B. 窗位   C. 层厚   D. 像素

    E. CT 值

答案:B

解析:目前,绝大多数的 CT 扫描机具有很大的 CT 值变化范围。在多数情况下,实际所需了解的只是一个较小范围的组织吸收 X 线值的变化,例如,大多数颅内病变 CT 值的变化在 −20～+100 HU。但是,有时欲了解一个较宽范围的组织吸收 X 线值的变化,例如,作胸部 CT 扫描,拟同时了解肺和其他软组织的情况时,就要求检查者选择显示的 CT 值的范围和范围的中点,这个范围即所谓的窗宽,这个范围的中点即所谓的窗位。

8. 螺旋 CT 与常规断层扫描相比,最明显的两大优势是( )。

    A. 扫描速度快及容积扫描   B. 扫描速度快及图像后处理

    C. 计算机系统的改变及容积扫描   D. 探测器的改进及扫描速度快

    E. 容积扫描及图像后处理

答案:A

解析:螺旋 CT 应用滑环技术,其扫描速度比常规断层扫描速度明显加快,另外一个比较有里程碑意义的是容积扫描。螺旋 CT 扫描的数据是一个体积内的所有信息,可以进行任意方向的重建。

9. 下列不是多层螺旋 CT 的特点的是( )。

    A. 增加球管消耗   B. 覆盖范围更大

    C. 检查时间更短   D. 扫描层面更薄

    E. 图像后处理功能更强

答案:A

解析:常规和单层螺旋 CT 球管旋转一周仅能获得一幅图像。准直器所遮挡的 X 线没有得到利用,是一种浪费。多层螺旋 CT 球管发射同等量的 X 射线,可以获得 4 层图像,使得 X 线的利用率提高到单层扫描的 4 倍。螺距(pitch)值相同,同样的球管消耗在 Z 轴方向的覆盖宽度为单层 CT 同样螺距的 4 倍。在不增加球管负荷的情况下,一次屏息扫描可覆盖更大的范围,而且并没有降低图像的分辨力。同样的覆盖长度内,扫描周期仅为单层 CT 的四分之一,曝光时间缩短。降低了 X 线管的热量积累,减少或根本不需要散热等待。延长了球管的使用寿命,所以多层螺旋 CT 不增加球管消耗,而是减少球管消耗。

10. CT 扫描的主要优点是( )。

    A. 图像边缘模糊   B. 密度分辨率提高

    C. 噪声小   D. 空间分辨率提高

    E. 以上都是

答案:B

解析:CT 密度分辨率提高,空间分辨率没有 X 线高。

11. 关于 CT,下列说法错误的是( )。

    A. 断层显示解剖   B. 有高软组织分辨力

    C. 密度差别建立了数字化标准   D. 螺旋 CT 用多轴多排探测器

    E. 扫描速度快及容积扫描是螺旋 CT 最明显的优势

答案:D

解析: 螺旋 CT 使用单轴多排探测器。

12. 螺旋 CT 扫描与传统 CT 扫描相比, 最重要的优势是(   )。

    A. 扫描速度快   B. 二维或三维成像效果好

    C. 重建速度快   D. 容积扫描

    E. 单层或多连续扫描

答案: D

解析: 螺旋扫描是三维容积采样, 一次屏息完成全部扫描, 避免了常规扫描中重复扫描和遗漏扫描的不足。常规扫描中虽然扫描床的移动是严格的, 但是患者两次扫描吸气程度的差别造成了实际扫描轨迹并不连续, 使得许多微小病灶被漏扫或重复扫描。螺旋扫描避免了这个不足。三维容积采样的另一个优势是为二维或三维的图像后处理打下了良好的基础, 螺旋 CT 扫描肯定是比传统的轴扫 CT 快的, 不是颠覆性的因素。如果选项中并没有容积扫描或体积扫描, 要选扫描速度快。

13. 螺距小于 1 是指(   )。

    A. 准直器宽度大于床的移动距离

    B. 准直器宽度小于床的移动距离

    C. 准直器宽度等于床的移动距离

    D. 准直器宽度与床的移动距离无相关性

    E. 以上都不是

答案: A

解析: 螺距的最原始定义是球管旋转一周检查床推进的距离(mm)与扫描层厚(mm)的比值, 每旋转一周检查床进床距离与扫描层厚一致时螺距为 1, 进床距离大于扫描层厚, 则螺距大于 1, 进床距离小于扫描层厚, 则螺距小于 1。

14. 与平片相比, 下列选项中不是 CT 的优势的是(   )。

    A. 密度分辨率高   B. 空间分辨率高

    C. 解剖分辨率高   D. 增强扫描有利于病变定性

    E. 可进行多方位重建

答案: B

解析: 普通平片的空间分辨率高于 CT 图像。当两个靠在一起的物体能被识别为单个物体时, 称其为能被分辨, 扫描器的空间分辨率主要取决于其结构设计。探测器的数量、大小和分布间隔, 都会影响图像的分辨率, 但一般不能由操作者进行调节, 然而操作者可以选择显示矩阵的大小、重建算法、扫描域的大小、扫描行距和层面的有效厚度。

15. 不同 CT 值范围提示不同成分, 下列叙述中错误的是(   )。

    A. 3~18 HU 提示为液体   B. -1 000 HU 提示为空气

    C. 20~80 HU 提示为脂肪   D. 80~300 HU 提示为钙质

    E. 高于 400 HU 提示为骨骼

答案: C

解析: CT 值 -100~-20 HU 提示为脂肪。各组织的 CT 值见表 3-1。

表 3-1　各组织的 CT 值

组织	CT 值/HU	组织	CT 值/HU
骨组织	>400	肝脏	50～70
钙质	80～300	脾脏	35～60
血块	64～84	胰腺	30～55
脑白质	25～34	肾脏	25～50
脑灰质	28～44	肌肉	40～55
脑脊液	3～8	胆囊	10～30
血液	13～32	甲状腺	50～90
血浆	3～14	脂肪	−100～−20
渗出液	>15	水	0
空气	−1 000		

16. 关于 CT 的临床应用,错误的是(　　)。

　　A. 是眶内异物的首选检查方法

　　B. 密度分辨力显著提高

　　C. CTA 已成为四肢血管疾病的重要检查手段之一

　　D. 可提高骨骼细微病变的检出率

　　E. 应逐渐将 CT 视为常规检查及诊断手段

答案:E

解析:不宜将 CT 检查视为常规诊断手段,应在了解其优势的基础上,合理应用。对于患者选择性价比最高的检查,X 线检查或者超声检查仍然是首选的检查。

17. 颅内血肿的 CT 值为(　　)。

　　A. −100～−30 HU　　　　　　　　B. 0～10 HU

　　C. 100～200 HU　　　　　　　　　D. 40～80 HU

　　E. −1 000 HU

答案:D

解析:血肿的 CT 值多高于 60 HU,一般为 60～90 HU,不会超过 94 HU(血肿的 CT 值上限,即血细胞比容 100%时的血肿最高 CT 值)。

18. 下列选项中,CT 影像空间分辨率最高的是(　　)。

　　A. 显示野 25 cm,重建矩阵 512×512

　　B. 显示野 25 cm,重建矩阵 320×320

　　C. 显示野 12.5 cm,重建矩阵 512×512

　　D. 显示野 12.5 cm,重建矩阵 320×320

　　E. 显示野 12.5 cm,重建矩阵 320×512

答案:C

解析:像素尺寸＝重建视野/矩阵,矩阵＝扫描视野/像素尺寸。

像素越小,空间分辨率越高。显示野越小,矩阵数量越多,像素越多,空间分辨率越高。

19. 下列方法可以减少影像的部分容积效应的是( )。

    A. 提高扫描条件(电压、电流)   B. 缩短扫描时间

    C. 减小扫描层厚   D. 改变重建方法

    E. 选择适当的窗宽、窗位

答案:C

解析:CT 图像上各个像素的数值代表相应单位组织全体的平均 CT 值,它不能如实反映该单位内各种组织本身的 CT 值。在 CT 扫描中,凡小于层厚的病变,其 CT 值受层厚内其他组织的影响,所测出的 CT 值不能代表病变的真正的 CT 值。在高密度组织中较小的低密度病灶的 CT 值偏高。在低密度组织中较小的高密度病灶的 CT 值偏低,这种现象称为部分容积效应。减少部分容积效应的最有效的方法是减小扫描层厚,部分容积效应只能减小,不能消除。

20. 假设 CT 图像用 2 000 个灰度来表示 2 000 个分度,人眼能够分辨的相邻两个灰阶间的 CT 值差是( )。

    A. 100 HU   B. 200 HU   C. 225 HU   D. 125 HU

    E. 75 HU

答案:D

解析:人眼只能区分 16 个灰阶,则 2 000/16 = 125(HU)。为了使 CT 值差别小的两种组织能被分辨,必须采用不同的窗宽和窗位。

21. 目前,使用最多的 CT 图像后处理是( )。

    A. 多方位重组   B. 表面遮蔽技术   C. 最大密度投影   D. 容积再现

    E. CT 仿真内镜

答案:A

解析:目前使用最多的是多方位重组技术。重组与重建的区别:① 原始扫描数据经计算机采用特定的算法处理,最后得到能用于诊断的一幅横断面图像,该处理方法或过程被称为重建或图像的重建。在 CT 机中,有专门用于图像重建的计算机,称为阵列处理器,其图像的重建速度是计算机的一项重要指标,也是衡量 CT 机性能的一个重要指标。② 重组是利用横断面图像数据重新构建图像的一种处理方法,是不涉及原始数据处理的,如多平面图像重组、三维图像处理。

22. 下列用于减少 CT 影像运动伪影的方法,错误的是( )。

    A. 检查前训练患者呼吸   B. 减少或不做吞咽动作

    C. 儿科患者服用镇静剂   D. 提高扫描速度

    E. 降低 X 线扫描剂量

答案:E

解析:影像的运动伪影是被检部位的运动造成的伪影,降低 X 线的扫描剂量不能减轻伪影。

23. 使用电子束CT（EBCT）的主要目的是检查（　　）。

　　A. 心脏等动态器官　　　　　　　　　　　　　B. 四肢关节

　　C. 肝胆胰系统　　　　　　　D. 颅脑

　　E. 前列腺

答案：A

解析：电子束CT（EBCT）又称为超高速CT，经过多年研究，1983年应用于临床，是目前医学影像诊断装置中成像速度最快的一种扫描装置，特别适合心脏、大血管的检查。

24. 在CT设备中，能将光信号转换为电信号的是（　　）。

　　A. 阵列计算机　　B. 准直器　　C. 探测器　　D. A/D转换器

　　E. D/A转换器

答案：C

解析：在CT设备中将光信号转换为电信号的设备是探测器。目前临床上采用的探测器主要有气体探测器和固体探测器。气体探测器的温度稳定性好，但光电转换率低。固体探测器的光电转换率高，但是温度稳定性差些。目前多采用稀土陶瓷探测器，提高了稳定性。另外，多排固体探测器的使用，在原有的基础上使扫描速度变大，由于1周扫描可以获得多幅图像，旋转周数减少，X线发生的时间减少，对X线管的损耗也相应地减小。

25. 与MRI相比，下列是CT优势的是（　　）。

　　A. 直接多轴面成像　　　　B. 化学成像，信息量大

　　C. 密度分辨率高　　　　　D. 空间分辨率高

　　E. 无碘过敏危险

答案：C

解析：CT的密度分辨率很高，可以通过CT值准确量化。MR成像原理不同，通过信号高低，反映不同组织间的信号差异，MRI的软组织分辨率高，空间分辨率高。

26. 与普通CT比较，下述螺旋CT扫描的优点不对的是（　　）。

　　A. 缩短扫描时间　　　　　B. 明显提高空间分辨率

　　C. 减少患者接受X线剂量　　D. 容积扫描

　　E. 减少图像的运动伪影

答案：B

解析：螺旋CT与普通CT比较并不能明显提高空间分辨率，当用螺旋CT做高分辨率CT（HRCT）时空间分辨率较普通CT高。

27. 在扫描过程中，扫描部位随意和不随意的运动，可产生（　　）。

　　A. 条纹伪影　　B. 杯状伪影　　C. 环状伪影　　D. 帽状伪影

　　E. 以上都可以

答案：A

解析：患者运动或扫描器官自身的运动，常表现为高、低密度相伴行的条状伪影；两种邻近结构密度相差悬殊的部位（如骨嵴、空气或金属异物与软组织邻近处）常表现为星芒状或放射状伪影；CT装置本身故障，表现为环形或同心圆伪影。

28. 决定 CT 机连续工作时间长短的最关键指标是（　　）。

    A. 磁盘容量　　　　B. 扫描速度　　　　C. 重建速度　　　　D. X 线管容量

    E. X 线管阳极热容量

答案：E

解析：X 线管的容量只说明一次符合的安全性，不能说明多次序列曝光热量积累的承受能力。阳极热容量说明 X 线管连续使用下阳极的热量积累的允许最大值。

29. 关于 CT 增强扫描，说法错误的是（　　）。

    A. 常规增强扫描常用于颅脑的扫描，对对比剂的注射速率要求严格

    B. 肝动脉供血的时相扫描称为肝动脉期扫描

    C. 不同的时相扫描需要设定不同的扫描时间

    D. 小剂量试验常用于寻求对比剂的峰值时间，寻找最佳延迟时间

    E. CT 值监测激发扫描能保证精确的扫描延迟时间

答案：A

解析：常规增强扫描常用于颅脑的扫描，对对比剂的注射速率及延迟时间要求不是十分严格。

30. 对 CT 图像密度分辨率影响最小的因素是（　　）。

    A. 信噪比　　　　B. 待检物体形状　　C. 待检物体密度　　D. 噪声

    E. X 线的剂量

答案：C

解析：对 CT 图像密度分辨率影响最重要的因素是噪声和信噪比，待检物体的密度对其影响小。密度分辨率表示能够区分密度差别的能力，用百分数表示。如果 CT 的密度分辨率为 0.2%，即表示当相邻两种组织密度差异大于或等于 0.2 时，CT 也能将它们分辨出来，超过这个范围，则因机器噪声干扰而无法分辨。影响密度分辨率的因素有切层厚度、X 线剂量、探测器的灵敏度等。此外，随着物体大小的改变，密度分辨率也会发生改变，两者之积为一常数，称对比细节常数，以 mm% 表示，它决定于 X 线剂量和机器性能。因此在选择扫描参数时，操作者有时要根据年龄和身体大小，进行相应选择，以获取最佳密度分辨率。

31. 胸部 CT 扫描时，患者的最佳呼吸状态应该是（　　）。

    A. 深呼气末屏气扫描　　　　　　　B. 深吸气末屏气扫描

    C. 捏掐患者鼻口扫描　　　　　　　D. 平静口式呼吸扫描

    E. 采用腹式呼吸扫描

答案：B

解析：深吸气末屏气扫描可使肺组织处于最好的充气状态，减少肺内支气管、血管的聚集与肺血的坠积效应。

32. CT 图像显示技术中，应用得多而且最重要的技术是（　　）。

    A. 窗口放大　　　B. PACS　　　　　C. 窗口技术　　　　D. 旋转方向成像

    E. 三维重建

答案：C

解析：窗口技术即窗宽、窗位技术。

33. CT 图像的质量参数不包括（　　）。

    A. 操作人员的技术依赖性　　　　B. 部分容积效应

    C. 空间分辨率和密度分辨率　　　D. 噪声与伪影

    E. 周围间隙现象

答案：A

解析：第一个参数是 CT 的分辨率，包括空间分辨率和密度分辨率，空间分辨率又称为高对比分辨率，密度分辨率又叫作低对比分辨率。第二个参数是噪声和伪影，噪声分为扫描噪声和组织噪声，伪影分和被检体有关的伪影（移动条纹伪影、条状或辐射状伪影）、与机器性能相关的伪影（包括环状伪影、条状伪影、点状伪影）。第三个参数是部分容积效应和周围间隙现象。周围间隙现象指在同一扫描层面上，与层面垂直的两种相邻且密度不同的结构，测其边缘部分的 CT 值也不准确。密度高者的边缘 CT 值小，而密度低者的边缘 CT 值大，二者交界边缘也分不清，这是扫描线束在两种结构的邻接处测量互相重叠造成的物理现象。操作人员的技术依赖性不是参数。

34. 像素是（　　）。

    A. 代表一定厚度的三维体积单元　　B. 构成数字图像矩阵的基本单元

    C. 各向同性图像　　　　　　　　　D. 由矩阵构成

    E. 构成体素的空间矩阵

答案：B

解析：像素是构成 CT 图像的基本单位。像素是一个二维概念，所以是没有厚度的。根据 CT 成像原理，用每个体素对 X 线的吸收系数来代表它的图像信息，并变换成各组织的 CT 值，这就构成了平面图像的像素，不同灰度的像素按矩阵排列构成 CT 图像。像素的数目取决于矩阵，矩阵越大，像素的数目越多，像素越小，图像越细腻、清晰。像素的大小决定 CT 图像的空间分辨率，像素越小，空间分辨率越高，图像越清晰。

体素是受检体像素所对应的体积单位，体素是三维概念，是有厚度的。CT 图像实际上是受检体某一部位有一定厚度的体层图像，图像所对应的层厚即体素的厚度。假定将受检体所在的接受扫描层面分成按矩阵排列的若干个小的长方体，以一个 CT 值综合代表每个长方体的物质密度，这些小长方体即体素。体素的划分事实上是对受检体所在的接受扫描层面的划分。

简言之，CT 图像由许多按矩阵排列的像素构成，像素是体素的成像表现，体素的坐标信息和吸收系数信息由对应的像素来表达。像素是一个二维概念，没有厚度，体素是个三维的概念，有一定厚度。

35. 矩阵是（　　）。

    A. 表示一个横成行纵成列的数字阵列

    B. 代表一定厚度的三维体积单元

    C. 构成数字图像像素的基本单元

D. 正立方体单元

E. 各向同性图像

答案: A

解析: 矩阵是一个数学概念,是指构成图像的每一行与每一列的像素数目,也是受检层面组织衰减系数的分布图,表达的是像素的多少。像素的大小、多少通过矩阵来反映,例如,受检体某一部位的矩形面积内有 100 行像素和 100 列像素,则此矩形面积内的矩阵为 100×100。CT 图像矩阵在行和列两个方向通常是一致的,如 256×256,但也可以不同,如 192×256。矩阵有两个技术指标,一个是矩阵的大小,另一个是矩阵中数字的精度。根据 CT 成像原理可知:有两种意义的矩阵,即重建矩阵与显示矩阵。重建矩阵是计算和重建图像的依据,显示矩阵是重建矩阵在图像平面上的反映,显示矩阵中的每个元素即为像素。目前多数 CT 图像的重建矩阵为 512×512,而显示矩阵一般稍高,可达到 $1\,024 \times 1\,024$。当图像面积一定时,构成 CT 图像的矩阵越大,像素就越小,图像就越清晰,但在其他条件不变的情况下会降低密度分辨率。

36. 关于多排螺旋 CT 重建间隔的描述不正确的是(　　)。

A. 表示每两层重建图像之间的间隔

B. 扫描范围为 100 mm,准直宽度为 10 mm,重建间隔为 5 mm,将获得层厚 10 mm 的图像 20 幅

C. 重建间距大,重建时间延长

D. 重建间距减少可以改善图像质量

E. 常规 CT 重建间隔减少将增加辐射量

答案: C

解析: 多排螺旋 CT 重建间隔为螺旋扫描的容积采样结束后,每两层重建图像之间的间隔。重建间距大,重建时间缩短;同样的扫描范围内,重建间距越小,重建出的图像数量越多,势必增加整个图像重建的时间,即总重建时间等于重建层数乘以每层重建时间。

37. 关于体素的描述正确的是(　　)。

A. 体素是代表一定厚度的三维体积单元

B. 体素是二维的面积

C. 体素是 CT 图像测量中用于表示组织密度的统一计量单位

D. 体素是由准直器设定的 X 线束的厚度

E. 体素是指 CT 断层图像所代表的解剖厚度

答案: A

解析: 前文已述。考查 CT 的基本概念以及各概念之间的关系等。体素的概念:体素是代表一定厚度的三维体积单元。

38. 颅脑扫描技术不包括(　　)。

A. 扫描前将发夹、义齿等异物取掉

B. 常用横断扫描,层厚 5～10 mm

C. 扫描基线有眦耳线、听眶上线、听眶下线等

D. 鞍区病变常用冠位

E. 脑窗技术 WW＝1 000～2 000 HU，WL＝2 000～4 000 HU

答案：E

解析：人眼的灰度识别为16阶，但是CT对密度的分辨率可以达到1/2 000～1/4 000。将全黑到全白分为16个灰阶人眼尚可识别，灰阶大于20，人眼将不能看出差别，显然将2 000～4 000 CT值全部转换成相应的灰度不仅没必要，还会使软组织为主的人体断层影像呈一片灰色，不同组织失去对比。窗技术不是扫描技术，而是图像的后处理技术。根据不同的诊断要求，将指定范围内的CT值转换为相应的灰阶，范围以外的CT值则转换为全黑或全白，以加大不同被观察组织结构的灰度对比。

39. 下面与胸部扫描技术无关的是（　　）。

A. 口服碘水对比剂

B. 扫描范围由肺尖到肺底

C. 发现肿瘤，扫描范围应包括肾上腺

D. 观察肺间质改变用 HRCT

E. 螺旋扫描，层厚不得超过 5 mm

答案：A

解析：口服碘水对比剂的目的是鉴别充盈对比剂的肠曲与周围组织的关系，根据检查部位的不同，服用时间和剂量也不相同。口服碘水对比剂常用于腹部检查，胸部CT检查一般不需要口服碘水。

40. 下面与上腹部扫描技术无关的是（　　）。

A. 口服碘水对比剂

B. 对肝脏要进行肝动脉期和门静脉期扫描

C. 对胰腺要进行胰腺期和门静脉期扫描

D. 扫描前禁食 4～6 小时

E. 急诊为节省时间，可不做上腹部增强扫描

答案：E

解析：增强检查的目的如下。① 提高小病灶的检出率；② 提高病灶的定性和鉴别诊断能力；③ 做肿瘤的分期和手术切除性的判断。而急诊检查首先解决的是急腹症，增强检查不是必要的，另外做不做增强扫描不属于技术问题。

41. 下面与泌尿生殖系统扫描技术无关的是（　　）。

A. 平扫时不要做对比剂试验，以免把肾盂内的对比剂当成结石

B. 血尿患者的扫描必须延长到肾盂内及膀胱内充满对比剂

C. 前列腺扫描需充盈膀胱

D. 采用双膝屈曲位

E. 螺旋扫描，层厚不宜超过 5 mm

答案：D

解析：泌尿系检查需要患者取仰卧位，平静呼吸条件下屏住气进行扫描。

42. 高分辨力扫描需( )。

    A. 应用高毫安秒、薄层厚(1～2 mm)、大矩阵(≥512×512)及骨重建算法

    B. 应用高毫安秒、薄层厚(5～10 mm)、大矩阵(≥1 024×1 024)及骨重建算法

    C. 应用高电压、薄层厚(5～10 m)、大矩阵(≥1 024×1 024)及骨重建算法

    D. 应用高电压、薄层厚(1～2 m)、大视野及骨重建算法

    E. 应用高毫安秒、薄层厚(1～2 mm)、大视野及骨重建算法

答案:A

解析:高分辨力扫描需要选用薄层厚(1.5 mm或2 mm)和用高电压、高电流、大矩阵、小视野、骨算法重建图像的技术方法。胸部HRCT的主要作用在于优化地显示肺内细微结构(肺小叶气道、血管及小叶间隔、肺间质及毫米级的肺内小结节等)。

43. 靶扫描是( )。

    A. 感兴趣区的放大扫描   B. 感兴趣区的扫描后放大

    C. 对感兴趣区进行小间隔重建   D. 对感兴趣区进行高密度投影

    E. 感兴趣区高密度分辨力扫描

答案:A

解析:靶扫描是感兴趣区的放大扫描,即先设定感兴趣区,作为扫描视野,然后扫描。靶扫描图像的像素数目与普通扫描图像的像素数目相同,因而明显增加了该局部单位面积的像素数目,提高了空间分辨力。普通扫描的单纯放大仅是局部图像像素的放大,图像的空间分辨力不能提高。靶扫描主要用于小器官、小病灶的显示,常用于内耳、鞍区、脊柱、肾上腺、胰头区的检查。

44. 关于常规增强扫描与时相扫描说法正确的是( )。

    A. 常规增强扫描为注射完对比剂后即扫描;对时相要求不高;时相扫描根据靶器官的血流动力学特点进行不同延迟时间的扫描

    B. 常规增强扫描与时相扫描都无须考虑个体差异

    C. 小剂量试验有助于找到常规增强扫描的最佳延迟时间

    D. CT值监测激发扫描可以精确常规增强扫描的最佳延迟时间

    E. 常规增强扫描与时相扫描都采用标准时间延迟

答案:A

解析:常规增强扫描没有时相扫描规范,对于CT值的监测激发扫描更准确。因为每个人的体质、年龄、组织差异状况不同,时相扫描不能按照标准化对每个人做同样的标准扫描,而CT值监测扫描比较精确。为了得到比较好的增强效果,可以在正式增强扫描前进行小剂量的试验扫描。

45. 关于CTA的描述,正确的是( )。

    A. 在靶血管内对比剂充盈最佳的时间进行螺旋扫描,然后利用图像后处理技术建立二维或三维的血管影像

    B. 注射对比剂后,对选定层面进行快速扫描,观察对应体素CT值的动态变化,利用反映灌注情况的参数通过数模转换成灰阶或伪彩图像

C. 是对确定层位进行连续扫描,用部分替代扫描与重建的方式来完成的不同时间图像的快速成像方法

D. 是仿真内镜

E. 是容积演示

答案:A

解析:静脉的CTA与动脉的CTA一样,均是连续容积采集靶血管内对比剂浓度达峰值时的数据,再利用计算机后处理功能,重建出靶血管影像的非侵入性血管成像技术。目前随着CT技术的发展,血管多期相(动脉期、静脉期)扫描及完全意义上的动脉、静脉血管影像的重建成为可能。

46. 多平面重组是( )。

A. 在靶血管内对比剂充盈最佳的时间进行螺旋扫描,然后利用图像后处理技术建立二维或三维的血管影像

B. 对确定层位进行连续扫描,用部分替代扫描与重建的方式来完成的不同时间图像的快速成像方法

C. 注射对比剂后,对选定层面进行快速扫描,观察对应体素CT值的动态变化,利用反映灌注情况的参数通过数模转换成灰阶或伪彩图像

D. 螺旋扫描后根据需要组成不同方位(常规是冠状位、矢状位、斜位)的重新组合的断层图像

E. 将像素大于某个确定域值的所有像素连接起来的一个三维的表面数学模型,然后用一个电子模拟光源在三维图像上发光,通过阴影体现深度关系

答案:D

解析:多平面重组(MPR)包括冠状位、矢状位、斜面及曲面重组成像,能多方位、多角度地显示解剖结构及形态。虽然CT的轴面扫描图像也能提供诊断信息,但并不能直观地显示Z轴上病变的形态。MPR图像能够非常好地显示器官及病变的X、Y及Z轴的解剖结构细节。常规CT也能进行多层面重组,但由于重组的图形分辨率低,对临床帮助不大,而螺旋CT重组图像的密度及空间分辨率大大地提高,已为临床广泛接受。

47. 表面阴影遮盖显示( )。

A. 对确定层位进行连续扫描,用部分替代扫描与重建的方式来完成不同时间图像的快速成像方法

B. 螺旋扫描后根据需要组成不同方位(常规是冠状位、矢状位、斜位)的重新组合的断层图像

C. 在靶血管内对比剂充盈最佳的时间进行螺旋扫描,然后利用图像后处理技术建立二维或三维的血管影像

D. 将像素大于某个确定域值的所有像素连接起来的一个三维的表面数学模型,然后用一个电子模拟光源在三维图像上发光,通过阴影体现深度关系

E. 把扫描后的图像叠加起来,把其中的高密度部分做投影,把低密度部分删掉,形成这些高密度部分三维结构的二维投影

答案:D

解析:表面阴影遮盖(SSD)是将像素值大于某个确定域值的所有像素连接起来的一个表面数学模型,一个电子模拟光源在三维图像上发光,通过阴影体现深度关系。SSD图像能较好地描绘出复杂的三维结构,尤其是在有重叠结构的区域。SSD可用于胸腹大血管、肺门及肺内血管、肠系膜血管、肾血管及骨与关节的三维显示。

48. CT的分析与诊断不正确的说法是( )。

    A. 应先了解扫描的技术与方法,是平扫还是增强扫描

    B. 须应用窗技术,分别调节窗位和窗宽,使要观察的组织显示得更为清楚

    C. 发现病变要分析病变的位置、大小、形状、数目和边缘,了解病变密度及强化,还要观察邻近器官的受压、移位和浸润、破坏

    D. 结合临床资料可对病变病理性质做出诊断

    E. 良好的解剖影像背景是CT的显影特点也是诊断的主要依据

答案:D

解析:CT在查出病变,确定病变位置、大小与数目方面较为敏感和可靠,但对病理性质的诊断,有一定的限度。所有的肿瘤性病变的诊断"金标准"都是病理活检,血管病变诊断"金标准"几乎都是数字减影血管造影(DSA)检查。影像检查仅供参考。

49. CT在中枢神经系统的应用不包括( )。

    A. 颅内肿瘤的检查

    B. 颅内感染的检查

    C. 颅脑外伤的检查

    D. 脑卒中的区分,脑灌注扫描已经被用于诊断超早期(<6小时)脑梗死,优于MR

    E. 脑功能的评价

答案:E

解析:MR是目前唯一一种应用于活体检查脑功能的方法。

50. 容积演示是( )。

    A. 将像素大于某个确定域值的所有像素连接起来的一个三维的表面数学模型,然后用一个电子模拟光源在三维图像上发光,通过阴影体现深度关系

    B. 把扫描后的图像叠加起来,把其中的高密度部分做投影,低密度部分删掉,形成这些高密度部分三维结构的二维投影

    C. 螺旋扫描后根据需要组成不同方位(常规是冠状位、矢状位、斜位)的重新组合的断层图像

    D. 先确定扫描容积内的像素密度直方图,以直方图的不同峰值代表不同组织百分比,换算成不同的灰阶(或彩色),以不同灰阶、不同的透明度三维显示扫描容积内的各种结构

    E. 将螺旋扫描所获得的容积数据进行后处理,重建出空腔器官表面的立体图像,以三维角度模拟内镜观察管腔结构的内壁

答案:D

解析:三维重建技术,首先确定扫描容积内的像素密度直方图,以直方图的不同峰值代表不同组织百分比,继而换算成不同的灰阶,以不同的灰阶(或色彩)及不同的透明度三维显示扫描容积内的各种结构,例如,可在透明状态下同时观察肝肿瘤、实质、门静脉的三维立体关系。

51. 与空间分辨力关系最为密切的因素是( )。

    A. 重建算法   B. 信噪比   C. 像素大小   D. 扫描剂量

    E. CT值

答案:C

解析:空间分辨力是指图像对解剖细节的显示能力。层厚代表层面选择方向的空间分辨力。层面内的空间分辨力受FOV和矩阵的影响。FOV不变,矩阵越大,则像素越小,空间分辨力越高;矩阵不变,FOV越大,则像素越大,空间分辨力越低。例如,256×256的矩阵,如果FOV为50×50 cm,则空间分辨力为2 mm左右;如果保持矩阵不变,FOV缩小到25×25 cm,则空间分辨力提高到1 mm;如果保持FOV不变,矩阵改为512×512,则空间分辨力也提高到1 mm。

52. 关于CT准直器的叙述,错误的是( )。

    A. 位于X线管前方   B. 指示照射野范围

    C. 可减少散射线   D. 用于决定X线束厚度

    E. 单螺旋CT机可决定层厚

答案:A

解析:CT常规配有两个准直器,一个设在X线球管的出口处,称为前准直,作用为减少原发射线的干扰,对X线束的宽度进行调节并决定扫描层厚,减少被检查者的辐射剂量,限制焦点的几何投影。另一个设置在探测器前,称为后准直,作用是减少散射线的干扰,同时也对扫描层厚有决定作用。

53. 以下情况CT颅脑平扫可以是阴性结果的是( )。

    A. 脑出血   B. 硬膜外血肿   C. 脑积水   D. 超急性期脑梗死

    E. 脑萎缩

答案:D

解析:超急性期脑梗死在CT平扫及MRI平扫是看不到的,CT上需要脑灌注扫描,MRI上则需要弥散加权成像(DWI)和表观弥散系数(ADC)的帮助。如果CT颅脑平扫可以看到脑实质局部水肿或者脑血管高信号征,则提示急性脑梗死的可能。

54. 下面对于CT窗技术描述错误的是( )。

    A. 窗宽越窄,空间分辨力越大

    B. 窗宽越窄,密度分辨力越大

    C. 肝窗一般窗宽120~150 HU,窗位35~45 HU

    D. 适当的窗宽、窗位因机器和所要观察的目标而异

    E. 窗位大小取决于所要观察目标的平均CT值

答案: A

解析: 在实际应用窗技术的时候往往把窗位调到要观察脏器组织的平均值水平,而把窗宽调到该脏器组织正常 CT 值变化范围附近。密度分辨力是指当相邻物质的密度处于很小差异的情况下,可以分辨的最小密度值,所以窗宽越窄,密度分辨力越大。相邻两种物质的密度差越大,越容易分辨。而空间分辨力是识别相邻物体尺寸的最小极限,并不是通过改变窗技术可以提升的。

55. CT 基本设备不包括(　　)。

    A. 扫描架、扫描床和 X 线发生系统　　　B. 计算机和数据采集、阵列处理系统

    C. 操作台和图像显示系统　　　D. 独立诊断台和独立计算机设备系统

    E. 照相机和其他用于资料的存储设备

答案: D

解析: 在网络云影像风行的当下,独立的诊断台和独立的计算机设备系统并不是必须包括的。但是从患者开始检查到患者检查完出现胶片流程的设备都是需要的。

56. CT 矩阵与像素大小的关系(　　)。

    A. 扫描野 ÷ 矩阵 = 像素大小

    B. 重建显示野直径 ÷ 矩阵 = 像素大小

    C. 设备最小空间分辨率 × 矩阵 = 像素大小

    D. 设备最小空间分辨率 ÷ 矩阵 = 像素大小

    E. 以上都不对

答案: A

解析: 扫描野 ÷ 矩阵 = 像素大小。

57. 多层螺旋 CT 与单层螺旋 CT 不同的是(　　)。

    A. X 线束为锥形　　　B. 可获得人体的容积数据

    C. 使用滑环技术　　　D. 扫描框架采用短几何结构

    E. 可进行连续数据采集

答案: A

解析: 单层螺旋 CT 通过准直器后的 X 线束为薄扇形,X 线束的宽度等于层厚。由于多层螺旋 CT 面对 Z 轴方向具有多个通道的多排探测器,X 线束为锥形 X 线束,X 线束的宽度等于多个层厚之和。而只要是螺旋 CT 用的都是滑环技术,扫描的数据都是容积数据。

58. 下述不是碘对比剂的副作用的是(　　)。

    A. 分子的化学毒性　　　B. 渗透压毒性

    C. 致癌　　　D. 假变态反应(假过敏反应)

    E. 肝肾功能损害

答案: C

解析: 碘对比剂的副作用包括分子的化学毒性、渗透压毒性、离子失衡、肝肾功能损害、对凝血机制的影响。如果碘对比剂的副作用包括致癌的话,则人们不会拿它做对比

剂。一种物质能够成为对比剂的条件：① 与人体组织的密度对比相差较大，显影效果良好；② 无味、无毒性及刺激性，不良反应小，具有水溶性；③ 黏稠度低，无生物活性，易于排泄；④ 个理化性能稳定，久贮不变质；⑤ 价廉且使用方便。

59. 以下骨关节创伤 CT 检查的目的是（　　）。

　　A. 明确诊断

　　B. 了解有无软组织血肿

　　C. X 线平片无法检查和观察不清楚时，了解创伤情况

　　D. 了解有无韧带损伤

　　E. 以上都是

答案：E

解析：一般骨关节创伤可通过简便、经济的 X 线检查确诊，使用 CT 检查的较少，但比起 X 线检查，CT 显示骨变化和骨破坏与增生的细节更好，在大关节周围病变的检查中有一定的价值，如可发现 X 线检查不能发现的隐性骨折、周围软组织损伤、韧带损伤、血肿、积液。CT 的软组织分辨力不如 MRI，但是如果韧带形态和密度明显有变化，可以确定损伤。

60. 多排螺旋 CT 是指（　　）。

　　A. 可同时重建多个层面图像的 CT 设备

　　B. 可同时采集多个层面数据的 CT 设备

　　C. 可同时显示多个层面影像的 CT 设备

　　D. 可同时存储多个层面影像数据的 CT 设备

　　E. 可同时处理多个层面影像数据的 CT 设备

答案：B

解析：多排螺旋 CT 是基于多排探测器技术的成熟而出现的球管一次曝光可以同时获得多个层面图像数据的成像系统。

61. 64 排螺旋 CT，探测器宽度 0.5 mm，螺距为 1 时准直器的宽度应是（　　）。

　　A. 0.5 mm　　　　B. 1.0 mm　　　　C. 32 mm　　　　D. 64 mm

　　E. 128 mm

答案：C

解析：本题考的是准直螺距的概念和应用。准直螺距（或称螺距因子、射线束螺距）的定义是不管是单层还是多层螺旋 CT（与每次旋转产生的层数无关），螺距的计算方法是扫描时准直器打开的宽度除以所使用探测器阵列的总宽度。例如，16 层螺旋 CT 每排探测器的宽度为 0.75 mm，当准直器宽度打开为 12 mm 时，16 排探测器全部使用，则此时多层螺旋扫描的螺距为 1（16×0.75 mm ＝ 12 mm，12/12 ＝ 1）。

62. 胸痛三联征的最佳影像学检查方法是（　　）。

　　A. HRCT　　　　B. CT 平扫　　　　C. MR 平扫　　　　D. MRA

　　E. CTA

答案：E

解析:胸痛三联征主要包括急性心梗、肺动脉栓塞和主动脉夹层。CTA 是一种微创性血管造影术,可清楚地显示较大动脉的主干和分支的形态,较 MRA 准确。

63. 以下关于不同时代 CT 机采像方法上的根本区别,错误的是( )。
    A. 第一代 CT 采用旋转-平移扫描方式
    B. 第二代 CT 采用旋转-平移扫描方式
    C. 第三代 CT 采用平移-平移扫描方式
    D. 第四代 CT 采用球管旋转扫描方式
    E. 第五代 CT 为超高速电子束 CT

答案:C

解析:第三代 CT 采用旋转-旋转扫描方式,X 射线管和探测器作为整体只围绕患者做旋转运动而进一步缩短了扫描时间。第三代 CT 机是目前临床上应用最广泛的一种 CT 机。

64. 当窗宽为 250,窗位为 50 时,其 CT 值显示范围为( )。
    A. 50～250 HU
    B. −75～175 HU
    C. −125～125 HU
    D. 0～250 HU
    E. 50～300 HU

答案:B

解析:CT 值显示范围为窗位±1/2 窗宽。

65. ① CT 鉴别物体空间大小的能力;② 通常以百分比来表示;③ 通常以线对数来表示;④ 图像重建的算法是一个重要因素;⑤ 密度差别小的组织的空间分辨率相应增大。关于空间分辨率,提法正确的是( )。
    A. ①②⑤
    B. ①③④
    C. ②④⑤
    D. ③④⑤
    E. ②③④

答案:B

解析:影响空间分辨率的因素有矩阵、视野、探测器大小及其排列紧密程度、采集的原始数据总量、重建算法等。通常用单位距离内的线对数(Lp/mm)表示。

66. 下列伪影是由致密结构或金属引起的是( )。
    A. 环状伪影
    B. 条纹状伪影
    C. 放射状伪影
    D. 图像杂乱伪影
    E. 以上都不是

答案:C

解析:对金属高密度物质(如哈氏棒、钢板等内固定物),CT 可产生放射状伪影,干扰组织结构的显示,影响诊断观察。

67. CT 的准直器位于 X 线管前端的 X 线出口处,其宽度决定( )。
    A. 扫描的范围
    B. 相邻两个扫描层面的距离
    C. 扫描层面的厚度
    D. X 线管焦点距离
    E. 以上都不是

答案:C

解析:准直器在 CT 中有两种,一种是 X 线管侧准直器,又叫前准直器,它的作用是控制 X 线束在人体长轴平行方向上的宽度从而控制扫描层厚度。另一种是探测器侧准直器,又叫后准直器,它的狭缝分别对准每一个探测器,使探测器只接收垂直入射探测器的射线,尽量减少来自其他方向的散射线的干扰。

68. 下面对于 CT 螺旋扫描的描述正确的是( )。

    A. 滑环运动是螺旋的   B. 探测器运动是螺旋的

    C. X 线球管运动是螺旋的   D. 检查床运动是匀速螺旋的

    E. X 线球管和检查床的合运动是螺旋的

答案:E

解析:滑环运动、探测器运动、X 线球管运动的运动是环形的而检查床运动是直线的,只有 X 线球管和检查床的合运动的轨迹是螺旋的。

69. 以( )的衰减系数为标准来计算各种组织的 CT 值。

    A. 空气   B. 骨   C. 水   D. 脑组织

    E. 以上都不是

答案:C

解析:某种物质的 CT 值等于该物质的衰减系数与水的衰减系数之差再与水的衰减系数相比之后乘以 1 000,其单位名称为 HU。

70. 螺距是指( )。

    A. 球管螺旋扫描一周起点和终点之间的距离

    B. 球管旋转 360° 床移动的距离

    C. 2 倍扫描的层厚

    D. 球管旋转 360° 床移动距离 / 准直器宽度

    E. 螺旋扫描一周起点和终点之间的距离 /2 倍准直器宽度

答案:D

解析:螺旋扫描中,与常规方式扫描的一个不同是产生了一个新概念:螺距。它是球管旋转一周扫描床移动距离与准直器宽度之间的比。

71. 人裸眼能分辨的灰阶数为( )。

    A. 12   B. 16   C. 24   D. 8

    E. 18

答案:B

解析:监视器上 CT 图像的亮度变化是以灰阶形式显示的,由于人裸眼对于灰阶的分辨只能达到十六级,所以目前 CT 图像的亮度灰阶也只用十六级,一般不再升至三十二级或更高。

72. CT 检查时,对不合作患者注射镇静剂的成人单次剂量为( )。

    A. 2 mg   B. 10 mg   C. 20 mg   D. 10 g

    E. 20 g

答案:B

73. 下列均为 CT 三维重建技术的有(　　)。

　　A. MPVR、SSD　　　B. VR、MPR　　　　　C. CTVE、CPR　　　D. SSD、CPR

　　E. MPR、MPVR

答案: A

解析: MPVR、SSD、VR、CTVE 均属于三维重建技术,而 MPR 和 CPR 属于二维重建技术。

74. 以下属于离子型对比剂的是(　　)。

　　A. 泛影葡胺　　　B. 碘化油　　　　　C. 碘普罗胺　　　　D. 碘佛醇

　　E. 碘帕醇

答案: A

解析: 泛影葡胺为离子型对比剂。非离子型对比剂有碘普罗胺、碘佛醇、碘帕醇等。碘化油为油性非水溶性对比剂,可以不属于离子型和非离子型对比剂,单独成为一类,注入体内后由于能比周围软组织结构吸收更多 X 线,从而在 X 线照射下形成密度对比,显示出所在腔道的形态结构,适用于腮腺、颌下腺、上颌窦及窦道造影,也用于鼻窦、泪腺管及支气管、子宫输卵管、瘘管造影等。

75. 下列不属于对比剂过敏反应的是(　　)。

　　A. 面部潮红、眼及鼻分泌物增加　　　　B. 打嗝

　　C. 胸闷、气短、剧烈呕吐　　　　　　　D. 红疹、咳嗽、恶心、轻度呕吐

　　E. 循环、呼吸衰竭

答案: B

解析: 碘对比剂过敏反应的分类如下。① 轻度反应:面部潮红、眼及鼻分物增加、打喷嚏、恶心、头痛、头晕、皮肤瘙痒、发热、结膜充血,出少数红疹、咳嗽、恶心、轻度呕吐、轻度荨麻疹等;② 中度反应:胸闷、气短、剧烈呕吐、腹痛腹泻、出大片皮疹、结膜出血;③ 重度反应:循环衰竭、呼吸衰竭、过敏性休克。

76. 关于 MRI 对比剂的说法,不正确的是(　　)。

　　A. MRI 对比剂与 X 线检查使用的碘对比剂作用机制和功能相同

　　B. MRI 对比剂可缩短 T_1 及 T_2,以缩短 T_1 为主

　　C. 某些金属离子具有顺磁性,可缩短 T_1

　　D. MRI 对比剂按生物分布性可分为细胞内对比剂、细胞外对比剂

　　E. 普美显属于细胞内对比剂

答案: A

解析: MRI 对比剂与碘对比剂的作用机制和功能完全不同。MRI 对比剂本身不显示 MR 号,只对质子的弛豫产生影响和效应。这种特性受到对比剂浓度、对比剂积聚处组织弛豫性、对比剂在组织内相对弛豫性及 MR 扫描序列参数多种因素的影响,从而造成 MR 信号强度的改变。

77. 若于两种组织交界处见到化学位移伪影,则这两种组织(　　)。

　　A. 水及脂质含量相似　　　　　　　　B. 水及脂质含量相差很大

C. 水含量相似　　　　　　　　D. 血液含量相似

E. 血液含量相差很大

答案:B

解析:化学位移伪影是指化学位移现象导致的图像伪影。MR图像是通过施加梯度场造成不同位置的质子进动频率出现差异,来完成空间定位编码的。由于化学位移现象,脂肪中的质子的进动频率要比水中的质子快。如果以水分子中的质子的进动频率为MRI成像的中心频率,则脂肪信号在频率编码方向上将向梯度场强较低(进动频率较低)的一侧错位,从而形成黑白不同的条带状影。化学位移伪影的特点包括:出现在频率编码方向上;脂肪组织的信号向频率编码梯度场强较低的一侧移位;场强越高,化学位移伪影越明显。

78. 关于电子束CT的描述,错误的是(　　)。

A. 又称超速CT(UFCT)　　　　B. 不使用X线管

C. 扫描时间可短至50 ms　　　D. 不能容积成像

E. 可行平扫及造影扫描

答案:D

解析:电子束CT又称超速CT(UFCT),它是利用电子束穿透人体及快速的床面移动来完成扫描的,其最快扫描速度为每层50 ms,可行平扫及造影扫描,并能容积成像。

79. 测量血管最准确的CT后处理是(　　)。

A. MPR　　　　B. SSD　　　　C. MIP　　　　D. VR

E. CTVE

答案:C

解析:最大密度投影(MIP)是利用投影成像原理,将三维数据朝着任意方向进行投影。设想有许多投影线,取每条投影线经过的所有体素中最大的一个体素值,作为投影图像中对应的像素值,这样由所有投影线对应的若干个最大密度的像素所组成的图像就是最大密度投影所产生的图像。实际上,投影是为了把三维信息变成二维图像的方式来表示,最大密度投影是为了把三维信息中密度最高的结构显示出来。例如,血管造影中血管的密度高于周围的组织结构,用最大密度投影就可以把密度高的血管显示出来,低密度的组织结构被去掉,得到类似传统的血管造影的图像效果。

80. 已知准直器宽度10 mm,螺距1.0,旋转一周时间1 s,曝光30 s,扫描距离是(　　)。

A. 10 mm　　　B. 30 mm　　　C. 100 mm　　　D. 300 mm

E. 600 mm

答案:D

解析:本题考的是螺距的概念和应用,螺距是球管旋转一周扫描床移动距离与准直器宽度之比。如果准直器宽度等于床的移动距离,螺距为1。可以看出,螺距越大,单位时间扫描覆盖距离越长。根据螺距的公式我们可以求出1 s检查床移动的距离是10 mm,而曝光30 s的时间检查床移动的距离是$10 \times 30 = 300$(mm)。

81. CT 图像中心环状伪影产生的常见原因是（　　）。

　　A. 患者自主或不自主运动　　　　B. 有高密度结构,如金属

　　C. 数据收集系统故障　　　　　　D. X 线强度变化

　　E. AP 重建故障

答案:C

解析:产生环状伪影的原因如下。① 某一个或某些探测器损坏或探测效率降低;② 某个或某些通道的积分电路损坏;③ X 线管辐射输出降低,射线量不足导致剂量降低;④ X 线管位置或准直器的调整不佳会造成剂量的不足;⑤ 探测器受潮导致探测器的性能差异变大;⑥ 校正参数表破坏;⑦ 电网电压不稳或内阻过大导致剂量不稳,极可能产生环状伪影。这些基本是数据采集系统的故障引起。AP 表示阵列处理器。

82. 关于 X 线强度分布的叙述,错误的是（　　）。

　　A. 与阳极靶面倾斜角度有关　　　B. 阴、阳极端 X 线强度分布不均

　　C. 在照射野内分布是均匀的　　　D. X 线管长轴两侧 X 线强度对称

　　E. 靶面损坏,X 线强度不均

答案:C

解析:X 线强度在照射野内分布不均匀。

83. 对常规颅脑 CT 平扫技术的论述,错误的是（　　）。

　　A. 颅脑外伤首选 CT 平扫　　　　B. 扫描基线一般选择听眦线

　　C. 扫描体位选择仰卧、头先进　　D. 常规采用连续扫描方式

　　E. 层厚及间距均取 10 mm

答案:B

解析:常规颅脑 CT 扫描时基线常选用听眦线。

84. 根据 CT 的工作原理,指出下列哪项是错误的:（　　）。

　　A. 计算机控制扫描、数据采集、图像重建、显示和存储各个环节

　　B. 探测器接收的信号需放大并经过模数转换

　　C. 模数转换后的数据为显示数据

　　D. AP 处理后的数据为显示数据

　　E. 图像存储包括拍片、磁盘及光盘存储

答案:C

解析:经过模数转换器后的数据为数字数据。

85.【共用备选答案题】

　　A. 层厚　　　　B. 视野　　　　C. 重建矩阵　　　　D. 重建间隔

　　E. 螺距

（1）根据原始扫描数据重建 CT 断面图像的范围是（　　）。

（2）由准直器设定的扫描野中心处 X 线束的厚度是（　　）。

（3）床速与准直宽度的比值是（　　）。

答案:（1）B　（2）A　（3）E

解析: 重建 CT 断面图像的范围是扫描的视野,而 CT 的层厚是前准直器设定的宽度决定的,床速与准直宽度的比值是螺距的定义。

86.【共用备选答案题】

    A. 碘海醇   B. 泛影葡胺   C. 注射用六氟化硫微泡(声诺维)

    D. ^{131}I   E. ^{18}F-FDG(氟代脱氧葡萄糖)

    (1)属于离子型对比剂的是(   )。

    (2)属于非离子型对比剂的是(   )。

    (3)目前 CT 常用的对比剂是(   )。

答案:(1)B (2)A (3)A

解析: 泛影葡胺是最典型的离子型对比剂。碘海醇是非离子型水溶性含碘对比剂,是目前 CT 的常用对比剂,可用于心血管造影、尿路造影、CT 增强检查、椎管造影、经椎管蛛网膜下腔注射后 CT 脑池造影、关节腔造影、经内镜逆行胰胆管造影(ERCP)、疝或瘘道造影、子宫输卵管造影、涎腺造影、经皮经肝胆道造影(PTC)、窦道造影、胃肠道造影和"T"形管造影。六氟化硫微泡(声诺维)是超声用的对比剂,在冻干粉末中加注射用生理盐水,随即用力振摇,即可产生六氟化硫微泡。微泡与溶液介质接触界面是超声波的反射介质,这样就可提高血液的超声回波率,提高血液与周围组织之间的对比度。

87.【共用备选答案题】

    A. 听骨和内耳迷路检查   B. 鼻咽癌

    C. 胆脂瘤   D. 二尖瓣病变

    E. 脑功能定位

    (1)宜采用 CT 平扫,X 线平片意义不大的是(   )。

    (2)需 CT 平扫+增强的是(   )。

    (3)一般用 X 线平片可诊断的是(   )。

答案:(1)A (2)B (3)C

解析: 听骨和内耳迷路检查宜采用 CT 平扫,无须增强,平扫也一般是需要 HRCT,X线平片意义不大。对胆脂瘤一般用 X 线平片可提示诊断。对鼻咽癌需 CT 平扫+增强。二尖瓣病变宜采用彩超检查。脑功能定位需要 MRI 检查。

88.【共用备选答案题】

    A. 肾功能不全患者   B. 脂肪肝患者

    C. 昏迷患者   D. 常规体检患者

    E. 心功能不全、呼吸困难患者

    (1)CT 检查时不宜使用对比剂的是(   )。

    (2)CT 检查时不宜使用镇静剂的是(   )。

    (3)目前不宜 CT 检查,需控制病情后再检查的是(   )。

答案:(1)A (2)C (3)E

解析: 静注对比剂可以加重心功能不全、肾功能不全患者的心、肾负担,因此若有可能,应换用其他检查,如 MRI。已经昏迷的患者不再需要使用镇静剂。心功能不全及呼吸困难的患者进行磁共振检查会加重憋气及呼吸困难,非必要需要控制病情后进行检查。

89.【共用备选答案题】

A. CT 值为 −1 500 HU　　　　B. CT 值为 −40 HU

C. CT 值为 2 000 HU　　　　　D. CT 值为 80 HU

E. CT 值为 200 HU

(1) 空气的( )。

(2) 脂肪的( )。

(3) 钙质的( )。

答案:(1) A　(2) B　(3) E

解析:组织的密度越大,CT 值越高;组织密度越小,CT 值越低,如脂肪的 CT 值为负值,但是高于 −100 HU。空气的 CT 值为 −1 000 HU 左右。钙质的 CT 值为 80~300 HU。根据不同的 CT 值可以推测出不同病变组织成分,对 CT 诊断具有重要参考价值,但 CT 值只是相对数,受设备性能与状态、扫描条件、邻近组织密度等因素影响而有所变化,必须正确判断,综合分析。

90.【共用备选答案题】

A. MPR　　　　B. SSD　　　　C. MIP　　　　D. VR

E. CTVE

(1) CT 仿真内窥镜:( )。

(2) 表面阴影遮盖:( )。

(3) 多平面重建:( )。

答案:(1) E　(2) B　(3) A

解析:最大密度投影——MIP;多平面重建——MPR;表面阴影遮盖——SSD;容积再现——VR;CT 仿真内窥镜——CTVE。

91.【共用备选答案题】

A. CT 透视　　　B. 靶扫描　　　　C. 血管成像扫描　　D. 灌注扫描

E. MPR

(1) 不属于特殊扫描的是( )。

(2) 属于图像后处理的是( )。

(3) 用于提高感兴趣区空间分辨力的是( )。

答案:(1) B　(2) E　(3) B

解析:CT 的特殊检查包括血管成像扫描、灌注扫描、CT 椎管(脑池)造影、胃肠充气扫描、CT 透视。靶扫描是指对感兴趣区进行局部放大后扫描的方法。靶扫描图像与普通扫描图像的像素数目相同,明显增加了该局部单位面积的像素数目,提高了空间分辨力。MPR 属于图像后处理技术。

92.【共用备选答案题】

A. 部分容积效应　B. 噪声　　　　C. 伪影　　　　D. 信噪比

E. 化学位移

　　（1）X 线经过一定厚度内的组织,密度不均引起的组织 CT 值失真为(　　)。

　　（2）干扰正常信号的信息为(　　)。

　　（3）扫描物体中并不存在而在图像中出现的影像为(　　)。

　　答案:（1）A　（2）B　（3）C

　　解析:对每个选项的分析如下。

　　部分容积效应:CT 图像上各个像素的数值代表相应单位组织全体的平均 CT 值,它不能如实反映该单位内各种组织本身的 CT 值。在 CT 扫描中,凡小于层厚的病变,其 CT 值受层厚内其他组织的影响,所测出的 CT 值不能代表病变的真正的 CT 值。在高密度组织中较小的低密度病灶的 CT 值偏高。在低密度组织中的较小的高密度病灶的 CT 值偏低,这种现象称为部分容积效应。

　　噪声:噪声是指采样过程中接收到的一些干扰正常信号的信息,信噪比会因此降低,主要影响图像的密度分辨率,使图像模糊失真。噪声的大小与单位体素间光子量的多少有关,单位体素内接收的光子量越多,体素间分布相对越均衡,噪声就越小。所以在相同的条件下,噪声与体素的大小有着直接的关系,体素越大,接收光子越多,各体素间光子分布的均匀度越高,量子噪声就越小;反之,则噪声增加,就会降低密度分辨率。

　　伪影:是图像中出现了虚假信息,虚假信息包括位置的错误,引入了没有的图像成分等。

　　信噪比:图像的信噪比是指图像的信号强度与噪声强度的比值。由图像计算得到信噪比是对整个磁共振成像系统信噪比的综合反映。信噪比越大,图像质量越好。

　　化学位移:是表征核随所处化学环境的不同而使核磁共振位置发生微小移动的量。化学位移的意义是核外电子运动的磁效应,以及核在分子结构中的位置等内在因素,致使核磁共振的频率或磁场发生改变。

　　93.【共用备选答案题】

　　A. 多平面重建　　B. 表面阴影遮盖　　C. 最大密度投影　　D. 容积再现

　　E. CT 仿真内窥镜

　　（1）观察肿块性病变的长轴应选择(　　)。

　　（2）观察胃肠道内壁、气管内壁应选择(　　)。

　　（3）尿路、支气管树的显示应选择(　　)。

　　（4）血管成像应选择(　　)。

　　（5）骨关节的三维显示应选择(　　)。

　　答案:（1）A　（2）E　（3）D　（4）C　（5）B

　　解析:多平面重建的方法是将一组横断面图像的数据后处理,使体素重新排列,使其在显示屏上能够依据诊断的需要显示任意方向的二维断面图像,从而一定程度上弥补 CT 不能按任意角度扫描的缺憾。重组后的图像可以在任意方位显示病灶的大小和位置,如观察长轴病变则需要在病变的中心轴纵切,则显示病变的长轴。

　　CT 仿真内窥镜:是在 CT 采集容积数据后,采用表面阴影显示的方法或容积再现的方法进行腔内壁的三维成像,影像大小与假想光线的投影采用透视投影,而形成与内窥镜所见相似的影像。

容积再现三维成像：是将选取的层面容积数据的所有体素加以利用，并通过计算机的重组直接投影，以二维图像的形式显示，它不需要重建物体的表面几何信息。因此重建计算量非常大，需要计算机有足够的大容量。其对尿路、支气管树和肿瘤的关系显示良好。

最大密度投影：是一种常用的三维成像显示方法。其成像原理是按操作者观察物体的方向作一条投影线，将该投影线经过的最大密度（强度）体素值作为结果图像的像素值，投影图像的重组结果，低密度的组织结构都被去除。投影的方向可以是任意的，通常的显示方位是前后位、上下位、侧位和与上下位垂直的任意角度位。投影的分辨率很高，临床上广泛应用于具有相对高密度组织和结构。图像主要提供密度信息，能显示血管壁钙化和对比剂充盈的血管腔，但当钙化围绕血管壁一周时，常常会因为钙化的遮盖而影响血管腔的显示。前后物体影像重叠，可通过多角度投影或旋转，将重叠处分开显示，投影前还可通过分割，以去除邻近不需显示高密度组织或结构。

表面阴影遮盖：可逼真地显示骨骼系统及增强血管的空间解剖结构，能获得仿生学效果。对于体积、距离和角度的测量准确，可实施三维图像操作。由于该法是采用阈值法成像，图像显示的准确性受图像处理中分割参数（阈值）的影响较明显，如选择过低的阈值可增加图像的噪声，使靶器官的显示受到影响，如阈值选得太高，又会造成细小管腔的假性狭窄征象。即使阈值合适，在有狭窄的部位，部分容积效应会进一步降低狭窄段的 CT 值，使得在三维图像上狭窄率容易被夸大。为了减少部分容积效应，在采集图像时要尽可能使用薄层。在后处理阶段，为了减少部分容积效应带来的负面影响，要仔细调节参数，如阈值、阻光度、窗宽、窗位。主要缺点是结果图像不能显示物体内部结构，也不提供物体的密度信息，因此不能区分血管壁上的钙化和对比剂。

94. 关于显示野、矩阵、像素值三者关系的论述，（　　　）不妥。

A. 显示野不变，矩阵加大，像素值变小

B. 显示野不变，矩阵加大，图像分辨率提高

C. 显示野不变，矩阵加大，图像重建时间长

D. 矩阵不变，加大显示野，提高图像清晰度

E. 矩阵不变，像素值减半，显示野面积变为原来的 1/4

答案：D

解析：图 3-1 可解释 A、B、C 三个选项均为正确的。

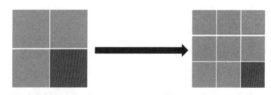

显示野大小不变，矩阵由 2×2 增大到了 3×3，我们看到像素值（最关键的就是像素值指代什么意思，应该是一个正方形像素的边长）减小，像素减小则分辨力增加，图像清晰度增高，像素增多也就意味着需要更长时间来重建图像。

图 3-1

图 3-2 可解释 D 选项错误。矩阵不变,都是 3×3,但是显示野增大了,这时像素值增大。像素值增大,则图像清晰度下降。

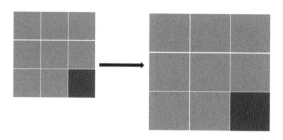

图 3-2

图 3-3 解释了 E 选项的正确。

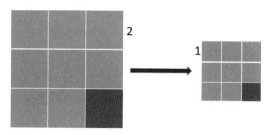

矩阵不变,都是 3×3,像素值减半,本题的关键点就是像素值的概念,像素是小方块,像素值减半实际上是像素的一条边减少 1/2,面积其实变成了原来的 1/4。以上图为例,假设一个像素值是 2,3×3 矩阵的显示野(显示野面积是 36),转变成像素值是 1(像素值减半,保证像素是方块)3×3 矩阵的显示野(面积是 9),面积变成原来的 1/4。

图 3-3

95. 关于 CT 噪声的叙述,正确的是(   )。

　　A. 噪声的大小与扫描层厚有关　　　B. CT 的图像质量与噪声无关

　　C. 噪声不受 X 线照射剂量的影响　　D. 噪声与激光胶片上的曝光量有关

　　E. 噪声是一种外界干扰因素

答案:A

解析:均匀物体的影像中各像素的 CT 值参差不齐,图像呈颗粒性,影响密度分辨率,这种现象称为 CT 的噪声。它可分为随机噪声和统计噪声。通常所指的噪声是统计噪声。它是用统计学上的标准偏差方式来表示的,CT 噪声的来源有 X 线量(光子数)、探测器灵敏度、像素大小、层厚度等。除此之外,还有系统噪声,如电子线路噪声、机械噪声。重建方法及散乱射线也会引起噪声,噪声与图像的质量成反比。

96.【共用备选答案题】

　　A. CT　　　　　　B. 普通平片　　　　C. MR　　　　　D. 彩超

　　E. EBCT

　　(1)密度分辨力最高的是(   )。

（2）多方位多参数成像的是（　　　）。

（3）属于常规检查的是（　　　）。

答案:（1）A　（2）C　（3）B

解析:CT 的密度分辨率最高,MR 的软组织分辨率最高,X 线平片的空间分辨率最高,普通平片显示的是重叠影像,虽然密度分辨力不如 CT,但是因为价格便宜,性价比高,是呼吸系统和骨关节系统的必不可少的检查,仍然是临床影像的常规检查手段。

（鹿巧霞　赵宏伟　毛　巍　王晓琴　任诗君　周丹丹）

第四章 磁共振成像原理

1. 哪些不是磁共振成像的特点(　　　)。

   A. 多参数成像,可提供丰富的诊断信息

   B. 任意层面断层,可以从三维空间上观察人体

   C. 无电离辐射,一定条件下可进行介入 MRI 治疗

   D. 使用对比剂,可观察心脏和血管结构

   E. 无气体和骨伪影的干扰,后颅凹病变等清晰可见

答案:D

解析:不用对比剂也可以观察心脏和血管结构。这个题还有另外一个形式,B 选项有另一个说法"任意层面重建"则不是磁共振成像的特点,所以我们做题需要认真读题,不要马虎丢分。

2. 不完全是磁共振成像的特点的是(　　　)。

   A. 高对比成像,可得出详尽的解剖图谱

   B. 进行人体能量代谢研究,有可能直接观察细胞活动的生化蓝图

   C. 无电离辐射,一定条件下可进行介入 MRI 治疗

   D. 没有气体和骨伪影的干扰,对后颅凹病变观察满意

   E. 可任意层面重建,可以从三维空间上观察人体

答案:E

解析:任一层面断层是 MRI 扫描的一个重要特点。MR 图像的特点是利用梯度场可以进行组合,对任意层面进行共振成像,但是一旦成像以后图像也就固定了,基本不能再进行重建。CT 图像可以利用 180° 或者 360° 内插法对数据进行补充,磁共振检查没有进行信号采集的地方是没有信息的,无法对图像进行重建。

3. 拉莫尔频率又称为(　　　)。

   A. 进动频率　　　B. 自旋频率　　　C. 磁矩值　　　D. 法拉第频率

   E. 采样频率

答案:A

解析:各种物质的氢质子按照特定的频率保持进动,这个频率称为拉莫尔频率,也就是进动频率。

4. 不属于磁共振产生条件的有(　　)。

　　A. 有外力反复作用　　　　　　　　　B. 外力作用有固定频率

　　C. 外力频率和物体自身运动频率相同　D. 物体吸收外力能量

　　E. 不能转变为自身的能量

答案：E

解析：共振的条件是频率相同,核磁共振的频率的条件是外界射频脉冲的频率和质子的进动频率相同,这是宏观的表现,本质上是能量的传递,所以外界的能量肯定是可以被系统吸收转换为自身的能量的,所以 E 是不对的。外界的作用可以是一次也可以是反复多次,只要符合共振的条件就可以。

5. 原子核在外加 RF(B_1)作用下产生共振后(　　)。

　　A. 磁矩旋进的角度变大,实际上偏离 B_0 轴的角度加大了,原子核处在了较高的能态中

　　B. 磁矩旋进的角度变小,实际上偏离 B_0 轴的角度加大了,原子核处在了较高的能态中

　　C. 磁矩旋进的角度变大,实际上偏离 B_0 轴的角度减小了,原子核处在了较高的能态中

　　D. 磁矩旋进的角度变大,实际上偏离 B_0 轴的角度加大了,原子核处在了较低的能态中

　　E. 磁矩旋进的角度变小,实际上偏离 B_0 轴的角度加大了,原子核处在了较低的能态中

答案：A

解析：磁共振的条件是 B_1 的频率和原子核的进动频率相同,本质上是 B_1 的能量传递给了进动中的原子核,原子核(或者说是质子)在低能级的平行同向状态吸收能量后,发生共振进入高能级状态,由平行同向进入平行反向,显然旋进的角度和偏离 B_0 的角度都是变大的。

6. 在磁共振中我们通常将(　　)的空间中线轴线定义为纵轴。

　　A. 平行于 B_0 方向　　　　　　　　　B. 垂直于 B_0 方向

　　C. 平行于 B_1 方向　　　　　　　　　D. 垂直于 B_1 方向

　　E. 和 B_0 方向呈 45° 夹角

答案：A

解析：轴线是如何产生的?处于磁场中的质子分成低能级的质子和高能级的质子,低能级的质子比高能级的质子稍微多了一点点,这些多出来的一点点形成了纵向磁化矢量,纵向磁化矢量方向是和主磁场方向相同的,所以将平行于 B_0 的方向定义为纵轴。

7. 在外加的 B_1 作用下,B_0 将发生偏离纵轴的改变,此时(　　)。

　　A. B_1 作用时间越长,横向弛豫时间越短

　　B. B_1 作用时间越长,横向弛豫时间越长

　　C. B_0 方向上的磁矩将增加

D. B_1 作用时间越长,纵向弛豫时间越短

E. B_1 作用时间越短,纵向弛豫时间越长

答案:B

解析:外加射频脉冲 B_1 的作用时间越长,则体系中能够获得的能量越多,则有更多的质子发生共振,横向磁化矢量越大,同样的道理,纵向弛豫的时间也越长。纵向弛豫的过程是伴随着能量的释放过程,B_1 作用的时间越长,能量越多,释放的时候需要的时间也就越长。

8. 在外加的 B_1 作用下,B_0 将发生偏离纵轴的改变,此时(　　　)。

　　A. B_1 作用时间越长,横向弛豫时间越短

　　B. B_1 作用时间越长,横向弛豫时间越长

　　C. B_0 方向上的磁矩将增加

　　D. B_1 作用时间越长,纵向弛豫时间越短

　　E. B_1 作用时间越长,纵向弛豫时间为零

答案:B

解析:B_1 作用的时间越长,有更多能够共振的质子吸收了能量跑到了高能级,则纵向磁化矢量越短,磁矩减少。

9. 关于 T_1 值正确的说法是(　　　)。

　　A. 横向磁矩减至最大时的 37% 时所要时间

　　B. 横向磁矩减至最大时的 63% 时所要时间

　　C. 纵向磁矩减到到原来的 63% 时所需时间

　　D. 纵向磁矩恢复到原来的 63% 时要的时间

　　E. 纵向磁矩恢复到原来的 37% 时所需要的时间

答案:D

解析:纵向弛豫是磁矩由 0 恢复到最大的 100% 所需要的时间,增大到 63% 所需要的时间称为 T_1。

10. 关于 T_2 值正确的说法是(　　　)。

　　A. 纵向磁矩减到到原来的 63% 时所需时间

　　B. 纵向磁矩恢复到原来的 63% 时所需时间

　　C. 纵向磁矩恢复到原来的 37% 时所需时间

　　D. 横向磁矩减至最大时的 63% 时所需时间

　　E. 横向磁矩减至最大时的 37% 时所需时间

答案:E

解析:横向弛豫时间是磁矩由 100% 减少到 0 所需要的时间,衰减至 37% 所需要的时间称为 T_2。

11. 关于 MR 信号的说法中(　　　)是错误的。

　　A. 磁共振图像是 MR 信号通过计算机处理得到的

　　B. MR 信号具有一定的频率、强度

C. MR 信号是通过电磁波经过转化得到的

D. MR 信号是通过接收线圈接收的

E. 接收线圈接收到的 MR 信号是数字信号

答案：E

解析：接收线圈接收到的信号是模拟信号,通过传输电缆模拟信号到达了模数转换器,经过模数转换器的处理转换成数字信号。

12. 磁共振成像过程中组织经过 B_1 激发后吸收的能量,将通过发射与激发 RF 频率相同的电磁波来实现能量释放,这种电磁波称为(   )。

    A. 拉莫尔频率   B. 脉冲频率   C. 发射脉冲   D. 回波

    E. 梯度脉冲

答案：D

解析：RF 停止后,组织将得到的能量释放,想要从激发态恢复到原先的基态,这个时候释放的电磁波就是回波。

13. 磁共振成像过程中组织受射频激励后,RF 停止后(   )。

    A. 产生垂直于 B_0 的横向磁化矢量   B. 产生垂直于 B_0 的纵向磁化矢量

    C. 产生感应电流   D. 产生平行于 B_0 的纵向磁化矢量

    E. 产生平行于 B_0 的横向磁化矢量

答案：A

解析：组织受到激发后,低能级的质子接收能量跃迁到高能级,这个时候纵向磁化矢量减小,因为低能级的质子减少了,横向磁化矢量增大,因为高能级的质子增多了,横向磁化矢量与纵向磁化矢量垂直。

14. 磁共振现象产生的条件不包括(   )。

    A. 自旋核体系   B. 主磁场   C. 梯度磁场   D. 射频脉冲

    E. 射频磁场

答案：C

解析：磁共振现象需要三个条件:自旋核体系、主磁场和射频磁场(通常为射频脉冲形式),梯度磁场是磁共振成像必需的,是用来空间定位选层的,不是核磁共振现象必需的。

15. 关于 MR 接收线圈产生的感应电流的特点描述中正确的是(   )。

    A. 感应电流随时间周期的增加而增加

    B. 感应电流的大小和横向磁化矢量成正比

    C. 感应电流的幅度呈线性降低变化

    D. 感应电流的振幅随时间周期而增大

    E. 感应电流的幅度呈指数性升高变化

答案：B

解析：感应电流随着时间周期的增加而减小,是一种衰减的变化,感应电流和横向磁化矢量成正比。

16. 自由感应衰减的英文缩写是（　　）。

    A. FID   B. MTF   C. FLA   D. MEDIC

    E. MTC

答案：A

解析：自由感应衰减的英文是 free induction decay，缩写为 FID。

17. 自由感应衰减描述的是（　　）。

    A. 信号频率与幅度的对应关系   B. 信号瞬间幅度与时间的对应关系

    C. 信号瞬间频率与幅度的对应关系   D. 信号幅度和回波的对应关系

    E. 信号频率和回波的对应关系

答案：B

解析：自由感应衰减描述的是随着时间延长，信号幅度衰减的对应关系。

18. 不同组织在 MRI 的同一序列上存在着亮暗差别，这是由于 FID 信号受下面哪些因素的影响：（　　）。

    A. 质子密度   B. T_1 值   C. T_2 值   D. 运动状态

    E. 以上都是

答案：E

解析：组织在 MRI 上的亮暗差别随回波信号不同而不同，FID 信号的表现受到组织本身的质子密度、T_1 值、T_2 值、运动状态、磁敏感性等因素的影响。

19. 磁共振成像中采用不同脉冲组合序列及其相关的 TR 值、TE 值、翻转角等都是为了（　　）。

    A. 显示组织特性   B. 显示结构特性

    C. 显示密度特性   D. 显示性质特性

    E. 显示氢质子

答案：A

解析：磁共振成像时采用的不同脉冲组合序列及其相关的 TR 值、TE 值、翻转角等都是为了显示组织的特性。

20. 磁共振的空间定位是由（　　）。

    A. B_0 决定的   B. 梯度磁场决定的

    C. 射频脉冲决定的   D. 傅里叶变换决定的

    E. 人体的空间定位决定的

答案：B

解析：MRI 的空间定位主要由梯度磁场来完成。在相对均匀的主磁场基础上施加梯度磁场，将使人体不同部位的氢质子处于不同的磁场强度下，因而具有不同的拉莫尔（Lamor）频率。用不同的 RF 激发，结果将选择性地激发对应的质子，不断变化的梯度磁场与对应变化的 RF 发生放大器配合，将达到空间定位的目的。

21. MRI 和 CT 的不同之处在于（　　）。

    A. MRI 不需要患者移动就可进行各方位扫描

B. MRI 的空间分辨率高

C. MRI 的信噪比高

D. MRI 可以采用更薄的层厚

E. 以上都是

答案：E

解析：MRI 根据梯度磁场的变化来确定位置时,不需要移动受检患者,这是 MRI 与 CT 成像的明显不同。梯度磁场性能是磁共振机性能的一个重要指标,它可提高图像分辨能力和信噪比。MRI 可以采用更薄层厚的磁共振成像,提高空间分辨力,减少部分容积效应。梯度磁场的梯度爬升速度越快,越有利于不同 RF 频率的转换。

22. 梯度磁场是由(　　)梯度场组成的。

A. 一个　　　　B. 两个　　　　C. 三个　　　　D. 四个

E. 五个

答案：C

解析：利用梯度磁场(gradient magnetic field, G)实现 MRI 空间定位的,共有三种梯度磁场：横轴位(G_z)、矢状位(G_x)和冠状位(G_y)。

23. 如果 MR 检查时需要得到一个横轴位图像是,需要选择那一个梯度磁场(　　)。

A. G_z　　　　B. G_x　　　　C. G_y　　　　D. G_{xz}

E. G_{yz}

答案：A

解析：梯度场在空间定位中的作用如表 4-1 所示(表格引自《磁共振成像系统的原理及其应用》,赵喜平主编,科学出版社 2000 年版)。

表 4-1　层面、相位、频率梯度与层面方向关系

层面方向	层面选择梯度	相位编码梯度	频率编码梯度
横轴面	G_z	G_x 或 G_y	G_x 或 G_y
矢状面	G_x	G_y 或 G_z	G_y 或 G_z
冠状面	G_y	G_x 或 G_z	G_x 或 G_z

24. 关于 MRI 平面信号定位过程的描述,正确的是(　　)。

A. 频率编码和成像时间有关　　　B. 频率编码决定上下空间位置

C. 相位编码和成像时间有关　　　D. 相位编码决定左右空间位置

E. 以上都不对

答案：C

解析：相位编码的步级数影响时间,频率编码不影响时间,相位编码理论上是上下方向的,频率编码方向是左右。

25. 关于 K 空间的说法错误的是(　　)。

A. K 空间实际上是 MR 信号的定位空间

B. 在 K 空间中相位编码是上下、左右对称的

C. K 空间就是我们平时所说的三维空间

D. K 空间中心位置确定了最多数量的像素的信号

E. 在傅里叶变换过程中处于 K 空间周边位置的像素的作用要小很多

答案:C

解析:K 空间是 MRI 信号的定位空间,和现实中的三维空间不是一个概念,K 空间中的一个点代表的是全层的信息,也可以代表一个容积的信息,和图像上的一个像素点也不是一个概念。

26. MR 成像中为节约时间采用 K 空间零填充技术是因为(　　)。

A. K 空间中心位置确定了最多数量的像素的信号

B. K 空间周边位置的像素的作用要小很多

C. 周边区域的 K 空间全部作零处理,不花时间去采集

D. 处于 K 空间中心区域的各个数值对图像重建所起的作用比处于周边区域的更大

E. 以上都对

答案:E

解析:处于 K 空间中心区域的各个数值对图像重建所起的作用要比处于周边区域的更大,所以,在非常强调成像时间的脑弥散成像、灌注成像和心脏 MRI 成像时,为了节省时间,可将周边区域的 K 空间全部作零处理,不花时间去采集,节约一半的时间,可能导致小于 10% 的图像信噪比丢失,这种特殊的成像方法叫作 K 空间零填充技术。

27. 填充 K 空间周边区域的 MR 信号(K 空间线)主要决定(　　)。

A. 图像的细节　　B. 图像的边缘　　C. 图像的轮廓　　D. 图像的对比

E. 图像的信噪比

答案:A

解析:K 空间线主要决定图像的细节,中心区域的编码线主要决定图像的对比度。

28. 关于傅里叶变换法的说法错误的是(　　)。

A. 傅里叶变换法是将频率函数变成时间函数的方法

B. 傅里叶变换法可将 K 空间的信息填补到真正的空间位置上

C. 二维傅里叶变换可分为频率和相位两个部分

D. 二维傅里叶变换法是 MRI 最常用的图像重建方法

E. 二维傅里叶变换法是 MRI 特有的图像重建方法

答案:A

解析:傅里叶变换是将时间函数变换成频率函数的方法。其余选项是傅里叶变换的正确说法。

29. 对拉莫尔公式 $\omega_0 = \gamma B_0$ 的描述,错误的是(　　)。

A. ω_0 代表进动频率

B. γ 代表磁旋比

C. B_0 代表梯度场强

D. 进动频率与磁旋比成正比

E. 拉莫尔频率也就是进动频率

答案:C

解析:B_0 代表静磁场,也叫主磁场或外加磁场,不代表梯度磁场。

30. 下列有关核磁现象的表述,正确的是(   )。

    A. 任何原子核自旋都可以产生核磁

    B. MRI 成像时,射频脉冲频率必须与质子自旋频率一致

    C. 质子的自旋频率与磁场场强成正比

    D. 质子的进动频率明显低于其自旋频率

    E. 在场强一定的前提下,原子核的自旋频率与其磁旋比成正比

答案:D

解析:只有磁性原子核可以产生核磁,非磁性原子核不可以。共振时,射频脉冲的频率要和质子的进动频率一致,根据拉莫尔公式,质子的进动频率和外加磁场成正比,在场强一定的条件下,磁旋比发生变化,进动频率跟着变化;自旋就像地球的自转一样,进动就像地球的公转一样,自旋频率要比进动频率高得多。

31. 同一种原子核处在大小不同的外磁场 B_0 中,其磁旋比 γ 大小(   )。

    A. 将发生变化

    B. 随外磁场 B_0 增大而增大

    C. 随外磁场 B_0 增大而减小

    D. 与外磁场 B_0 无关,仅与原子核自身性质有关

    E. 约为 42

答案:D

解析:磁旋比是粒子的固有属性,和外界环境无关。

32. 发生共振现象,要求供应者和接受者的(   )一致。

    A. 形状   B. 重量   C. 体积   D. 频率

    E. 密度

答案:D

解析:物体的共振需要满足的条件是频率相同,本质是能量的传递。

33. 正常人体组织中的 MR 信号来自细胞内的占(   )。

    A. 20%   B. 40%   C. 50%   D. 60%

    E. 80%

答案:E

解析:人体正常组织中 MR 信号 80% 来自细胞内,20% 来自细胞外。

34. 1.5 T 的 MRI 装置,其水分子的 ^1H 运动拉莫尔频率(ω)是(   )MHz。

    A. 21.288   B. 42.577   C. 63.865   D. 85.154

    E. 127.731

答案:C

解析:1.0 T 的磁场对应的氢质子的进动频率是 42.58 MHz,根据拉莫尔公式,1.5 T 对应的磁场强度应该是 63.87 MHz,选择数值最接近的 C。

35. 梯度场的磁场强度比主磁场的磁场强度(　　)。

    A. 大　　　　　　B. 稍小　　　　　　C. 稍大　　　　　　D. 小得多

    E. 相等

答案:D

解析: 主磁场的磁场强度以特斯拉(Tesla,简称 T)为单位,而梯度场的磁场强度单位是 mT,所以梯度场的强度是非常小的。

36. 在 MRI 信号采集的空间定位过程中,没有使用到的是(　　)。

    A. 层面梯度　　　B. 频率编码梯度　　　C. 相位编码梯度　　　D. 射频脉冲

    E. 显示器行扫描脉冲

答案:E

解析: 进行空间定位的手段是用射频脉冲激发,激发的是主磁场和梯度场加和后选定的层面,先进行层面选择,然后在选择好的层面上进行相位编码,最后是频率编码。

37. 磁共振波谱成像(MRS)的概述,错误的是(　　)。

    A. 主要测定生物组织化学成分

    B. 要求高磁场强度 MR 系统

    C. 目前可进行 ^{1}H,^{31}P,^{13}C 等的磁共振波谱分析

    D. 当前研究最多的是脑代谢产物

    E. 对主磁场均匀性要求不高

答案:E

解析: 磁共振波谱成像(MRS)对磁场的均匀性要求高。1946 年磁共振被发现后,磁共振技术首先用在物质成分的测定上。

38. 按照电磁原理,旋转的复合原子具有磁性,磁矩的方向符合(　　)。

    A. 右手螺旋定则　　　　　　　　　　B. 左手螺旋定则

    C. 电磁感应定律　　　　　　　　　　D. 安培定律

    E. 无法规定

答案:A

解析: 右手螺旋定则也叫安培定则,是表示电流和电流激发磁场的磁感线方向间关系的定则。通电直导线中的右手螺旋定则:用右手握住通电直导线,让大拇指指向电流的方向,那么四指的指向就是磁感线的环绕方向。通电螺线管中的右手螺旋定则:用右手握住通电螺线管,使四指弯曲与电流方向一致,那么大拇指所指的那一端是通电螺线管的 N 极。

39. 关于质子在外加射频脉冲作用下产生共振等物理现象的描述,错误的是(　　)。

    A. 质子吸收了能量

    B. 质子磁矩旋进的角度以及偏离 B_0 轴的角度均加大

    C. 质子都要经过反复的射频脉冲激发

    D. 质子都要经过反复的弛豫过程

    E. 质子发生磁共振而达到稳定的高能状态后不再发生变化

答案：E

解析： 达到高能状态后要释放能量恢复到原来的基态，所有的物质趋向稳定的基态。

40. 一般不进行 MRI 检查的患者是(　　)。
    A. 急性脑梗死患者
    B. 幽闭综合征患者
    C. CT 未发现高密度异物的眼球外伤患者
    D. 钛合金股骨头置换术后患者
    E. 配合的低龄高热患者

答案：B

解析： 幽闭综合征患者一般不能在 MRI 仪中坚持相对长的时间，所以不进行 MRI 检查。

41. 下列叙述中正确的是(　　)。
    A. 在不同的磁场强度下，相同人体组织的共振频率相同
    B. 在不同的磁场强度下，相同人体组织的共振频率不同
    C. 在不同的磁场强度下，不相同的人体组织的共振频率相同
    D. 在相同的磁场强度下，不相同的人体组织的共振频率相同
    E. 在相同的磁场强度下，相同人体组织的共振频率是随机的

答案：B

解析： 这个题考查的是对拉莫尔公式的理解，磁旋比是一个常数，和所处的环境无关，如果是相同的物质，那么在同样的磁场环境下，进动频率是相同的，在不同的磁场环境下，进动频率也跟着成比例改变。在静磁场中，有序排列的质子快速锥形旋转，称进动，$\omega_0 = \gamma B_0$，其频率即每秒进动的次数取决于质子的性质及它所处的外加磁场场强。当向静磁场中的人体发射与质子进动频率相同的射频脉冲时，就能将射频脉冲能量传递给质子，出现磁共振现象，这个频率称为共振频率。

42. 施加 90° 脉冲后，关于质子宏观磁化矢量 $\boldsymbol{M}$ 的描述错误的是(　　)。
    A. $\boldsymbol{M}$ 在 xy 平面上　　　　　　　B. $\boldsymbol{M}$ 与 B_0 平行
    C. $\boldsymbol{M}$ 与 B_0 垂直　　　　　　　　D. $\boldsymbol{M}_{xy}$ 最大
    E. $\boldsymbol{M}_z$ 为 0

答案：B

解析： 施加 90° 脉冲以后质子有两个变化，第一个变化是所有的质子同相位，另一个变化是纵向磁化矢量变为横向最大的磁化矢量，微观上总体上看多出来的那些低能级的质子有一半吸收能量到达高能级。$\boldsymbol{M}$ 由纵向的最大变化为横向的最大 $\boldsymbol{M}_{xy}$，$\boldsymbol{M}_z$ 由最大变为 0，$\boldsymbol{M}$ 由与 B_0 平行变为垂直。

43. 原子核自旋可形成电流环路，从而产生具有一定大小和方向的磁化矢量，这是因为原子核内(　　)。
    A. 中子带有正电荷　　　　　　　　B. 质子带有正电荷
    C. 电子带有负电荷　　　　　　　　D. 中子带有负电荷

E. 质子带有负电荷

答案: B

解析: 原子核的环形电流主要是质子表面的正电荷形成。中子不显电性,质子带正电荷,电子带负电荷。

44. MR 图像通常是指(　　)。

    A. ^1H 图像　　　　B. ^2H 图像　　　　C. ^3H 图像　　　　D. ^{13}C 图像

    E. ^{10}F 图像

答案: A

解析: 目前我们看到的磁共振图像基本都是 ^1H 的磁共振图像。

45. 相位编码将导致 Y 轴上的像素(　　)。

    A. 相位不同,频率相同　　　　　　B. 相位相同,频率相同

    C. 相位不同,频率不同　　　　　　D. 相位相同,频率不同

    E. 与频率和相位无关

答案: A

解析: 相位编码的时候还没有进行频率编码,所以频率是相同的。相位肯定是不同的,如果相位相同就无法进行相位编码。

46. 下列有关弛豫的表述,正确的是(　　)。

    A. 射频脉冲关闭后,宏观横向磁化矢量指数式衰减被称为横向弛豫

    B. 横向弛豫原因是同相进动质子失相位

    C. 同一组织纵向弛豫快于横向弛豫

    D. 纵向弛豫越快的组织 T_1 越长

    E. T_2 越长,说明组织横向弛豫越快

答案: A

解析: 横向弛豫的原因有内外之分。外因是外加磁场不均匀,磁场的不均匀性导致了进动的自旋核相位产生了差别,导致了失相位。内因是质子周围还有无数的质子、原子、分子、电子,它们也会产生小磁场,这些小磁场会导致质子所处的磁性环境不均匀,质子的进动频率产生了差别,出现失相位。纵向弛豫伴随着能量的释放,时间较长,横向磁化矢量没有能量的释放,时间较短,T_1 大于 T_2。纵向弛豫越快的组织 T_1 越短;T_2 越长,说明横向弛豫越慢。

47. 下列关于加权成像表述,正确的是(　　)。

    A. T_1WI 即组织的 T_1 值图

    B. 在任何脉冲序列图像中质子密度都影响组织的信号强度

    C. T_1 越长的组织在 T_1WI 上越呈高信号

    D. 组织的 T_2 越长,其信号强度越低

    E. T_2WI 是指成像参数的设置延长了组织的 T_2 值

答案: B

解析: T_1 加权是指这种成像方法重点突出组织纵向弛豫差别,而尽量减少组织其他

特性(如横向磁化矢量)对图像的影响;T_2 加权重点突出组织的横向弛豫差别;质子密度图像则主要反映组织质子含量的差别。T_1 越长,在 T_1WI 上越显示低信号,T_2 越长,在 T_2WI 上越显示高信号。

48. T_1 值定义为 M_z 达到其平衡状态的(　　)。

    A. 100%   B. 83%   C. 63%   D. 50%

    E. 37%

答案:C

解析:T_1 值为恢复到平衡状态的 63% 所需要的时间。

49. 有关横向弛豫的描述,错误的是(　　)。

    A. 也称自旋-自旋弛豫   B. 伴随能量的释放

    C. 与 T_2 值有关   D. 其直接原因是质子失相位

    E. 横向磁化矢量由大变小

答案:B

解析:在一个体系中,每当有一个高能级的质子把能量转换给了一个低能级的质子,必然有一个低能级的质子获得能量到达高能级,所以体系总的能量是不变的,这也叫作自旋-自旋弛豫。而如果要把能量释放到周围的环境中去,质子的周围需要有一定数量的分子、原子、电子,其运动频率和质子的进动频率相近,才能释放出能量,这样相近频率的粒子越多,释放能量越快,这也叫自旋-晶格弛豫,即纵向弛豫。

50. 剔除了主磁场不均匀的影响,质子周围其他磁性原子核的随机运动引起的宏观横向磁化矢量的衰减称为(　　)。

    A. 自由感应衰减   B. T_2* 弛豫

    C. 纵向弛豫   D. 自旋-自旋弛豫

    E. 自旋-晶格弛豫

答案:D

解析:自由感应衰减(FID)也就是 T_2* 弛豫,是磁场的不均匀及磁环境的波动双重因素引起的,而 T_2 弛豫剔除了主磁场的不均匀,只由磁环境的波动引起,T_2 弛豫是理论上的理想状态,A 和 B 是说的一个内容,C 和 E 说的是一个内容,只有 D 选项符合 T_2 弛豫的描述。自旋-自旋弛豫的意义是在横向弛豫的理想状态体系中不涉及能量的释放和流失,一个高能级质子把能量给了低能级质子,而此时低能级变成了高能级,高能级变成了低能级,实际上整个体系相当于没有变化,能量还在体系中,所以称为自旋-自旋弛豫。

51. 核磁弛豫的概念及宏观磁化矢量的变化如下:(　　)。

    A. 出现于 90° 射频脉冲之前

    B. 出现于 90° 射频脉冲之中

    C. M_{xy} 由最大恢复到平衡状态

    D. M_{xy} 最小

    E. M_z 最大

答案:C

解析:宏观横向磁化矢量出现在 90° 脉冲激励之后,M_{xy} 由 0 到最大,横向弛豫则是 M_{xy} 由最大衰减到 0。

52. 为得到一帧 2 维 MRI,使氢原子出现不同倾倒角度的磁化矢量,应使用( )。

    A. 倾倒角度不同的射频脉冲   B. 不同位置的接收线圈

    C. 相位编码梯度磁场   D. 频率编码梯度磁场

    E. 层面选择梯度磁场

答案:A

解析:通常情况下,MRI 只用 B_1 来控制翻转角的大小,要想得到不同倾倒角度的磁化矢量,就需要不同的 B_1,一般用偏转角度来命名射频脉冲,能够使 M 翻转 90° 和 180° 的 RF 脉冲分别叫 90°FR 脉冲和 180°FR 脉冲,使 M 翻转 α 角的脉冲就是 αRF 脉冲。

53. 同一组织的 T_2* 值( )。

    A. 短于 T_2 值   B. 等于 T_2 值   C. 长于 T_2 值   D. 等于 T_1 值

    E. 长于 T_1 值

答案:A

解析:T_2* 值是由于两种原因形成的,一个是磁场的不均匀性,一个是磁环境的波动,T_2 只由磁环境的波动引起的,磁场的不均匀性已经通过 180° 的聚相位脉冲在形式上剔除掉了。所以两种原因加速弛豫的 T_2* 要短于一种原因加速弛豫的 T_2。

54. 关于 MR 信号空间定位描述,下列哪项不正确:( )。

    A. MR 信号的空间定位主要依赖梯度场来完成

    B. 单位长度内质子进动频率的差异取决于所施加梯度场的场强

    C. 层面和层厚的选择只取决于射频脉冲的频率及带宽

    D. 傅里叶变换可区分不同频率的 MR 信号

    E. 用于频率编码和相位编码的梯度场需在不同的时刻施加

答案:C

解析:层面和层厚的选择还和梯度场的变化率有关系。

55. 射频脉冲关闭后,组织中质子的宏观磁化矢量逐渐恢复到原来的平衡状态,这一过程被称为( )。

    A. 纵向弛豫   B. 纵向恢复   C. 横向弛豫   D. 横向恢复

    E. 纵向平衡

答案:A

解析:宏观磁化矢量实际上是纵向磁化矢量,纵向磁化矢量在射频脉冲激发之后,纵向变为 0,横向变为最大,射频脉冲关闭后,宏观磁化是从最大 M_{xy} 变到最小。

56. 关于纵向弛豫的叙述正确的是( )。

    A. 符号为 T_2 B. 磁化矢量最大值约为 37%

    C. 又称自旋-晶格弛豫   D. 又称自旋-自旋弛豫

    E. 相位由聚合变为失相位

答案:C

解析: 纵向弛豫也叫作自旋-晶格弛豫。

57. MR 成像中,要获得横轴位、冠状位、矢状位等不同方位层面像,可以通过(   )来实现。

   A. 改变 RF 激励位置

   B. 改变 RF 激励频率

   C. 改变层面选择梯度磁场的场强大小

   D. 改变层面选择梯度磁场的方向

   E. 同时改变 RF 激励位置和层面选择梯度场强的大小

答案: E

解析: 要想获得横轴位、冠状位、矢状位等不同方位的层面像,可以通过改变射频脉冲激励的位置和选层梯度场的大小来实现。

58. 有关常导型磁体的特点错误的是(   )。

   A. 重量较轻   B. 耗电量较大

   C. 产生大量热量,需用水冷却   D. 磁场不能随时关闭

   E. 场强范围 0.2～0.4 T

答案: D

解析: 常导型磁体的优点是结构简单,易制造,磁体较轻,易安装,应急时磁场可关闭。常导型磁体的主要缺点是需要专门电源供电,用电量大,需要冷却,对温度的变化较敏感,场强低(0.4 T 以下)。

59. 关于永磁型磁体的特点正确的是(   )。

   A. 运行维护费用低   B. 场强高,可大于 1.5 T

   C. 重量轻,制作成本低   D. 磁场稳定性好,对室温要求不严格

   E. 遇紧急情况,可随时关闭磁场

答案: A

解析: 优点如下。① 结构简单;② 开放性结构使受检者更为舒适;③ 造价低廉;④ 低耗能;⑤ 无须使用液氮;⑥ 维护费用低。缺点如下。① 场强较低;② 磁场均匀度低于超导磁体;③ 温度变化将容易造成磁场的漂移,对磁体间的温度稳定性要求较高,一般要求温度变化控制在 ±1 ℃以内。

60. 磁共振成像中两个 90° 脉冲之间的时间称为(   )。

   A. 重复时间   B. 回波时间   C. 回波重复时间   D. 反转时间

   E. 反转恢复时间

答案: A

解析: 重复时间是指脉冲序列执行一次所需要的时间,也就是从第一个 RF 脉冲出现到下一周期同一脉冲再次出现时所经历的时间。在自旋回波序列中重复时间指的是两次 90° 脉冲之间的时间。

61. 用 90° 和 180° 的组合脉冲形式对人体组织进行激发的脉冲序列是(   )。

   A. 快速自旋回波脉冲序列   B. 自旋回波脉冲序列

C. 反转恢复脉冲序列   D. 梯度回波脉冲序列

E. 回波平面成像脉冲序列

答案：B

解析：自旋回波序列（SE）是 MR 成像的经典序列,也是常规序列,利用 SE 可以进行 T_1 加权成像、T_2 加权成像、质子密度成像。SE 中用 90° 脉冲产生一个最大的宏观横向磁化矢量,然后利用 180° 复相脉冲产生一个自旋回波。把 90° 脉冲中点到回波中点的时间间隔定义为回波时间(TE),把两次相邻的 90 度脉冲中点的时间间隔定义为重复时间(TR)。

62. TE 是指(   )。

A. 90° 脉冲到 180° 脉冲之间的间隔时间

B. 180° 脉冲到 90° 脉冲之间的间隔时间

C. 两次脉冲间的时间间隔

D. 每次 RF 激发到回波采集的间隔时间

E. 相邻时间内重复使用脉冲序列的时间间隔

答案：D

解析：在自旋回波序列中,把 90° 脉冲中点到回波中点的时间间隔定义为回波时间(TE)。

63. 下列选项中,(   )克服呼吸运动伪影的效果最好。

A. 心电门控   B. 呼吸门控   C. 脉搏门控   D. 血流补偿技术

E. 预报和技术

答案：B

解析：心电门控可消除心脏大血管的搏动伪影,呼吸门控减少呼吸运动伪影。

64. 频率选择饱和法脂肪抑制技术的优点是(   )。

A. 场强依赖性较小

B. 对磁场均匀度要求较低

C. 对视野周边区域脂肪抑制效果较好

D. 可用于多种序列,简便易行

E. 可降低人体吸收射频的能量

答案：D

解析：优点有主要抑制脂肪组织信号,对其他组织的信号影响很小;可用于多种序列,简便易行;在中高场强下使用效果良好。

65. 在 SE 中短 TR 短 TE 主要反映的是(   )。

A. 组织间两次 90° 脉冲后横向 Y 轴上恢复的磁矩大小

B. 组织间两次 90° 脉冲后纵向 Z 轴上恢复的磁矩大小

C. 组织间两次 90° 脉冲后横向 X 轴上恢复的磁矩大小

D. 组织间两次 180° 脉冲后横向 Y 轴上恢复的磁矩大小

E. 组织间两次 180° 脉冲后纵向 Z 轴上恢复的磁矩大小

答案: B

解析: 短 TR 和短 TE 反应的是 T_1 加权图像,在 SE 中,指的是两次 90° 脉冲在 Z 轴上的弛豫。

66. 在 SE 中关于 TR 的说法正确的是(　　　)。

　　A. 组织横向磁矩复原时间　　　　　B. 组织间磁矩复原时间

　　C. 组织纵向磁矩复原时间　　　　　D. 组织纵向磁矩激发时间

　　E. 以上都对

答案: C

解析: 重复时间(TR)是指脉冲序列执行一次所需要的时间,也就是从第一个 RF 激励脉冲出现到下一周期同一脉冲再次出现时所经历的时间。TR 越长,氢质子就有更长的时间进行纵向弛豫,组织纵向磁化矢量的恢复程度就越大。TR 主要决定图像的 T_1 对比,TR 越大,T_1 权重越小;TR 越小,T_1 权重越大。对于图像的信噪比而言,TR 越大,图像的信噪比越高,但扫描时间越长。

67. 在 T_2 加权图像上(　　　)。

　　A. T_1 对图像形成影响较大　　　　B. T_2 长的组织呈现等信号

　　C. T_2 长的组织呈现低信号　　　　D. T_2 长的组织呈现高信号

　　E. T_2 受纵向弛豫影响较大

答案: D

解析: 我们要深刻的理解核磁中的基本概念,这种题考察的是对 T_2 信号的理解。我们可以这样想,T_2 是种时间,T_2 长说明弛豫慢,在经过了"长时间"以后如果还能有比较大的横向磁化矢量,那么这个较大的磁化矢量切割磁感线产生的电流强度也一定很大,产生的信号强度也绝对大,那么长 T_2 呈现高信号。

68. 下列不含脂肪抑制技术的是(　　　)。

　　A. STIR 序列　　　　　　　　　　B. 化学位移饱和成像

　　C. 短时反转恢复序列　　　　　　　D. FLAIR 序列

　　E. 频率饱和法

答案: D

解析: FLAIR 序列,即液体抑制反转恢复序列(黑水序列),可以有效地抑制脑脊液的信号。STIR 序列即短反转时间反转恢复序列。

69. MRI 相对 CT 的主要优势,不正确的是(　　　)。

　　A. 多种参数成像　　　　　　　　　B. 软组织分辨率高

　　C. 功能成像　　　　　　　　　　　D. 代谢成像

　　E. 对钙化显示敏感

答案: E

解析: 钙化病灶对 X 线的衰减比较大,在 CT 上表现比较明显,而钙化物质中的氢质子较少,在磁共振上往往呈低信号或无信号。

70. 临床上使用 MRI 对比剂的根本目的是( )。

    A. 增加病灶的信号强度   B. 降低病灶信号强度

    C. 减少图像的伪影   D. 用于 CT 增强未能检出的病灶

    E. 提高图像的 SNR 和 CNR

答案: E

解析: 使用 MRI 对比剂的根本目的是提高图像的信噪比(SNR)和对比度噪声比(CNR)。

71. 下列有关 PWI 的描述,正确的是( )。

    A. 主要用于观察人体血管结构及血流动力学情况

    B. 利用血液流动成像,无须对比剂

    C. 成像序列强调空间分辨率,与时间分辨率无关

    D. GRE-EPI-T_2*WI,多次激发 IR-EPI-T_1WI 等是常用成像序列

    E. 只能进行定性评估,无法实现定量评估

答案: D

解析: PWI-MR 灌注加权成像,主要反映微观血流动力学的信息,常用的方法是对比剂首次通过法,动脉自旋标记,通过合适数学模型的计算可得到组织血流灌注的半定量信息。成像序列强调时间分辨率。

GRE-EPI-T_2*WI:梯度回波-回波平面序列-T_2加权像。

IR-EPI-T_1WI:反转恢复-回波平面序列-T_1加权像。

72. 有关 MRI 特点的表述,错误的是( )。

    A. 软组织对比好于 CT   B. 钙化显示不及 CT

    C. 定性诊断容易   D. 无明显骨伪影

    E. 与 CT 相比,扫描时间相对较长

答案: C

解析: MRI 有良好的组织对比,具有在任意方向不受任何限制地进行容积资料采集的能力。无放射性,并不需要含碘对比剂。MRI 对血流有特殊敏感性,能够评价流速、流量,甚至血流方向。MRI 能够准确无误地显示解剖、形态、功能、血流灌注及心肌活性。CT 和 MRI 对病灶定性诊断均不容易。

73. 180° 反转脉冲的主要作用是( )。

    A. 加快组织的 T_1 弛豫

    B. 加快成像速度

    C. 增加组织 T_2 对比

    D. 增加组织 T_1 对比或抑制有特定 T_1 值组织的信号

    E. 提高图像信噪比

答案: D

解析: 反转脉冲有两个作用,一是使两种不同的物质在弛豫时距离更远,产生更大的对比;二是选择不同的反转时间啊(TI)可选择性抑制有不同 T_1 值组织的信号。

74. 在 TOF 血流成像中,血流信号的增强是由于(   )。

  A. 有偶回波效应   B. 血液本身的 T_1 值极短

  C. 有假性门控现象   D. 有血流饱和现象

  E. 有流入性增强效应

答案:E

解析: TOF 指时间飞跃法,是目前临床最常用的 MRA 技术,基于血液的流入性增强效应。

75. MRS 常见的临床应用不包括(   )。

  A. 脑肿瘤的诊断和鉴别诊断   B. 代谢性疾病的脑改变

  C. 前列腺癌的诊断和鉴别诊断   D. 弥漫性肝病

  E. 半月板损伤

答案:E

解析: MR 波谱主要的临床应用:① 脑肿瘤的诊断和鉴别诊断;② 代谢性疾病的脑改变;③ 脑肿瘤治疗后复发与肉芽组织的鉴别;④ 脑缺血疾病的诊断和鉴别诊断;⑤ 前列腺癌的诊断和鉴别诊断;⑥ 弥漫性肝病;⑦ 肾脏功能检测和肾移植排斥反应等。

76. MRCP 是目前临床上最常用的水成像技术,采用二维连续薄层扫描的优点是(   )。

  A. 扫描时间相对较短

  B. 可获得薄层原始图像,对图像可进行各种后处理

  C. 一般不出现阶梯样伪影

  D. 图像的连续性好

  E. 无层与层之间图像的配准出错

答案:B

解析: MRCP 为磁共振胰胆管成像。缺点:① 扫描时间长;② 如果有呼吸运动伪影或图形变形,出现图像误配准,重建图像可出现阶梯样伪影甚至表现为胰管不连续。

77. 关于 DWI 上组织信号强度衰减的描述中,正确的是(   )。

  A. 扩散敏感梯度场的强度越大,组织信号衰减越小

  B. 扩散敏感梯度场的间隔时间越长,组织信号衰减越小

  C. 组织中水分子扩散的自由度大,组织信号的衰减小

  D. 水分子经历的磁场变化越小,扩散越自由

  E. 扩散敏感梯度场持续时间越长,组织信号衰减得越明显

答案:E

解析: 扩散敏感梯度场的强度越大,组织信号衰减越明显;扩散敏感梯度场的间隔时间越长,组织信号衰减越明显;组织中水分子扩散的自由度大,组织信号的衰减得越明显。

78. 关于 MRI 在肌肉骨关节系统应用的优点,错误的是(   )。

  A. 评价骨髓异常   B. 显示隐形骨折和骨挫伤

　　C. 显示肌腱、韧带和软骨　　　　　　　D. 骨肌系统肿瘤的分期

　　E. 对软组织肿瘤的定性诊断,具有较高的特异性

答案:E

解析:MRI 对软组织肿瘤的定性诊断特异性并不高。

79. 要获得一幅磁共振图像,不必要的是(　　　)。

　　A. 受检体具有足够多的氢质子

　　B. 氢质子需要被磁化

　　C. 需要空间编码以获得细节分辨率

　　D. 相邻结构的质子密度需要有差异以获得对比度

　　E. 氢质子需要被激励

答案:D

解析:磁共振成像需要的是质子激励后弛豫,即使相邻结构质子密度相同也可以成像,而利用弛豫时间不同产生信号差别,而不是非得利用质子密度产生差别。

80. 乳腺 MRI 检查常规选用的成像方位是(　　　)。

　　A. 横轴位　　　　B. 冠状位　　　　C. 矢状位　　　　D. 横断位和矢状位

　　E. 横轴位和冠状位

答案:D

解析:乳房 MRI 检查一般行矢状位和横断位成像,一般不用冠状位成像。

81. 有关 MRI 优势的描述,错误的是(　　　)。

　　A. MRI 无电离辐射

　　B. MR 的软组织分辨率比 CT 的软组织分辨率高

　　C. MR 的空间分辨率比 CT 的空间分辨率高

　　D. MR 可以任意切面成像

　　E. MR 成像参数多,信息量大

答案:C

解析:CT 的空间分辨率一般比 MRI 的空间分辨率高,磁共振成像,层与层之间的干扰较大,不能更进一步提高空间分辨率。

82. 梯度回波产生是利用(　　　)。

　　A. 180° 复相脉冲　　　　　　　　　　B. 90° 复相脉冲

　　C. 180° 反转脉冲　　　　　　　　　　D. 梯度场的方向切换

　　E. 90° 反转脉冲

答案:D

解析:梯度回波序列是利用梯度场的切换产生的,与自旋回波不同。

83. 关于影响 MR 信号强度的因素的描述,错误的是(　　　)。

　　A. 质子密度越大,组织信号越强　　B. T_1 越短,组织信号越强

　　C. T_2 越长,组织信号越强　　　　　D. TE 越短,组织信号越强

　　E. TR 越短,组织信号越强

答案：E

解析： TR 越长，组织信号越强。

84. 下列有关梯度回波序列特点的描述，正确的是（　　）。

    A. 反映 T_2 弛豫信息　　　　　　　　B. 固有信噪比高

    C. 对磁场的不均匀性敏感　　　　　　D. 梯度回波序列图像中血液呈流空信号

    E. 只需利用梯度场方向切换来产生回波，无须射频脉冲

答案：C

解析： 梯度回波的特点如下。① 采用小角度激发，加快成像速度；② 采用梯度场切换采集回波信号，进一步加快了采集速度；③ 反映 T_2* 弛豫信息而非 T_2 弛豫信息；④ 固有信噪比较低；⑤ 对磁场不均匀性敏感；⑥ 血流信号呈高信号。

85. 有关空间分辨力的描述，正确的是（　　）。

    A. 层面内空间分辨力受 FOV 和矩阵的影响

    B. 矩阵越大，则体素越小，空间分辨力越高

    C. FOV 越大，则体素越小，空间分辨力越低

    D. 矩阵不变，FOV 大，则空间分辨力高

    E. FOV 不变，矩阵大，则空间分辨力低

答案：A

解析： 空间分辨力是指 MR 图像对解剖细节的显示能力，层厚代表层面选择方向的空间分辨力，而层面内空间分辨力受视野和矩阵的影响。视野不变，矩阵越大，则体素越小，空间分辨力就越高。矩阵不变，视野越大，则体素越大，空间分辨力就越低。

86. 检查膝关节半月板损伤最敏感的序列是（　　）。

    A. SE-T_1WI　　　　　　　　　　　B. FSE-T_2WI

    C. SE-T_2WI　　　　　　　　　　　D. 扰相 GRE-T_2*WI

    E. 扰相 GRE-T_1WI

答案：D

解析： GRE 序列（指梯度回波序列）在膝关节的应用主要针对的是半月板病变和关节软骨病变，对韧带病变以及骨髓病变的诊断能力则较差。应用较多的序列之一为长 TR（600 ms 左右）、中等 TE（12～20 ms）、小翻转角（≤20°）的 2D FLASH 多层 T_2*WI，其诊断半月板病变的敏感性较高，而且半月板内异常信号与正常半月板对比良好，关节积液与关节软骨键的对比也较好，但此序列显示骨髓水肿的能力较差。

87. 自旋回波序列中的 T_1 加权像是用（　　）。

    A. 长 TR、长 TE 完成的　　　　　　B. 长 TR、短 TE 完成的

    C. 长 TR、长 TI 完成的　　　　　　D. 短 TR、短 TE 完成的

    E. 短 TR、短 TI 完成的

答案：D

解析： SE 是临床常用的脉冲序列之一。在 SE 中，选用短 TR（通常小于 500 ms）、短 TE（通常小于 30 ms）所获图像的影像对比主要由 T_1 信号对比所决定，此种图像称为 T_1

加权图像（T_1WI）。

88. 水成像的原理是（　　）。

　　A. 主要利用水的长 T_2 特性成像

　　B. 利用水的长 T_1 特性成像

　　C. 利用其他组织横向磁化矢量增加的特性成像

　　D. 主要利用 T_2 权重轻的 T_2WI 序列成像

　　E. 主要利用水信号抑制的特性成像

答案：A

解析：MR 水成像是采用长 TE 技术获取重 T_2WI，合用脂肪抑制技术，使含水器官显影。

89. STIR 脉冲序列常用于（　　）。

　　A. 抑制骨髓脂肪信号　　　　　　B. 抑制腹部脂肪信号

　　C. 抑制眶窝脂肪信号　　　　　　D. 在 T_1WI 中抑制脂肪的短 T_1 高信号

　　E. 以上都是

答案：E

解析：STIR 常用于脂肪抑制。

90. FLAIR 序列是（　　）。

　　A. 由 IR 和快速自旋回波序列结合的组合序列

　　B. 由 IR 和自旋回波序列结合的组合序列

　　C. 由 IR 和梯度回波序列结合的组合序列

　　D. 由 IR 和快速梯度回波序列结合的组合序列

　　E. 由 IR 和回波平面成像序列结合的组合序列

答案：A

解析：FLAIR 实际上是反转恢复序列（IR）和快速自旋回波序列结合而成。

91. 常用于慢流静脉及静脉窦成像的技术是（　　）。

　　A. 3D-PC-MRA　　　　　　　　B. 3D-TOF-MRA

　　C. 2D-PC-MRA　　　　　　　　D. 2D-CE-MRA

　　E. 3D-CE-MRA

答案：C

解析：2D-PC-MRA 常用于慢流静脉及静脉窦成像。由于 2D-PC-MRA 能够准确反映流动自旋的流速和方向，结合心电图（ECG）同步技术，常用于流体的流量分析。3D-PC-MRA 的流动背景抑制较好，但其采集时间较 TOF-MRA 长。

92. 在 1.5 T 场强的设备中 T_2-FLAIR 序列的 TI 大约为（　　）。

　　A. 20 ms　　　B. 30 ms　　　C. 100 ms　　　D. 500 ms

　　E. 2 000 ms

答案：E

解析：FLAIR 序列实际上就是长 TI 的快速反转恢复序列，因为脑脊液的 T_1 很长，在

1.5 T 场强中为 3 000~4 000 ms,选择 TI 为 2 200 ms 左右时,脑脊液的宏观纵向磁化矢量刚好接近于零,即可有效抑制脑脊液的信号。

93. STIR 脉冲序列进行脂肪抑制成像时应选择(　　)。

  A. TR 值大于脂肪组织纵向磁矩从负值恢复到 0 所需时间

  B. TR 值等于脂肪组织纵向磁矩从负值恢复到 0 所需时间

  C. TI 值等于脂肪组织纵向磁矩从负值恢复到 0 所需时间

  D. TI 值大于脂肪组织纵向磁矩从负值恢复到 0 所需时间

  E. TE 值小于脂肪组织纵向磁矩从负值恢复到 0 所需时间

答案:C

解析:$-180°$ 脉冲激励后组织的纵向弛豫过程表现为在与主磁场相反方向上($-Z$ 轴方向)从负值最大逐渐变小到 0,然后从 0 开始在与主磁场相同的方向上($+Z$ 轴方向)逐渐增加到最大。在某组织的纵向磁化矢量恢复至 0 的时刻如果给予 $90°$ 脉冲激发,该组织由于无宏观纵向磁化矢量,也就无法产生横向磁化矢量,则该组织就不产生磁共振信号,即该组织的信号被抑制。利用这一特点,反转恢复序列可以选择性抑制特定 T_1 值的组织信号,如临床上常规应用的脂肪抑制、自由水抑制。

94. 梯度回波序列与自旋回波序列最根本的不同是(　　)。

  A. 梯度回波信号没有自由感应衰减

  B. 梯度回波只使用 $90°$ 射频脉冲

  C. 梯度回波采用反转梯度场产生回波而不使用 $180°$ 脉冲

  D. 梯度回波扫描时间长

  E. 梯度回波信号比 SE 序列成像速度慢

答案:C

解析:梯度回波序列使用小角度脉冲,利用梯度场的转换产生信号,而自旋回波需要 $180°$ 聚相位脉冲后采集信号。

95. 梯度回波序列中小角度激发的优点是(　　)。

  A. 产生宏观纵向磁化矢量的效率较高

  B. 产生宏观纵向磁化矢量的效率较低

  C. 产生宏观横向磁化矢量的效率较高

  D. 产生宏观纵向磁化矢量的效率较低

  E. 脉冲的能量较大

答案:C

解析:脉冲的能量较小,特殊吸收率(SAR)降低;产生宏观横向磁化矢量的效率高,与 $90°$ 脉冲相比,$30°$ 脉冲的能量仅为 $90°$ 脉冲的 1/3 左右,但产生的宏观横向磁化矢量到达 $90°$ 脉冲的 1/2 左右;小角度激发后,组织可以残留较大的纵向磁化矢量,纵向弛豫所需要的时间明显缩短。

96. 为了得到适当的 T_2* 权重,GRE-T_2*WI 序列一般(　　)。

  A. 激发角度为 $60°$~$80°$,TR 常为 1 200~1 500 ms

    B. 激发角度为 $60° \sim 80°$，TR 常为 $200 \sim 500$ ms

    C. 激发角度为 $10° \sim 45°$，TR 常为 $100 \sim 200$ ms

    D. 激发角度为 $30° \sim 50°$，TR 常为 $200 \sim 500$ ms

    E. 激发角度为 $10° \sim 30°$，TR 常为 $200 \sim 500$ ms

答案: E

解析: GRE 序列中，由于采用小角度激发，组织纵向弛豫所需时间明显缩短。GRE-T_2^*WI 序列一般激发角度为 $10 \sim 30°$，TR 常为 $200 \sim 500$ ms。

97. 哪种序列更加适合冠状动脉成像（　　）。

    A. Turbo-FLASH 序列   B. GRE 序列

    C. EPI 序列   D. SE 序列

    E. FSE 序列

答案: A

解析: Turbo-FLASH 序列为超快梯度回波序列，结合 K 空间分段采集技术，是心脏快速 MRI 和冠状动脉成像的主要方法。

98. Turbo-FLASH 获得的是（　　）。

    A. T_1WI   B. T_2WI   C. PDWI   D. T_2^*WI

    E. DWI

答案: C

解析: Turbo-FLASH 序列是在 FLASH（快速低角度激发）序列的基础上发展和改进而产生的。FLASH 序列中，TR 和 TE 值都很小，为提高梯度回波信号又要选用小角度的翻转角，这时形成的图像是质子密度加权像（PDWI）。

99. FSE 序列中 ETL（回波链）越长，（　　）。

    A. 成像速度越快   B. 图像 SNR 越低

    C. SAR 越高   D. 脂肪信号越亮

    E. 以上都是

答案: E

解析: 快速自旋回波（FSE）序列中的回波链（ETL）越长，则扫描速度越快，回波链的延长只是不断地聚相位，磁环境的波动是不能改变的，所以 SNR 会越来越差，而 180° 聚相位脉冲的增多导致人体 SAR 增加；脂肪组织内的质子之间存在着 J-耦联，这种耦联结构可增加磁场的波动，加快质子的失相位，因此脂肪组织的 T_2 并不长。FSE 序列连续的 180° 脉冲可以打断 J-耦联，因而脂肪组织的质子失相位减慢，延长脂肪组织的 T_2，因而增加脂肪组织的信号强度。

100. FSE 序列的扫描时间与 ETL（　　）。

    A. 成反比关系   B. 成正比关系

    C. 成指数关系   D. 成正旋函数关系

    E. 成立方关系

答案: A

解析: ETL 的数量越多,FSE 的扫描时间越短。

101. 哪一种回波平面成像脉冲序列用于 MR 对比剂首次通过灌注加权成像:(　　)。

    A. SS-EPI   B. MS-EPI   C. GRE-EPI   D. SE-EPI

    E. IR-EPI

答案: A

解析: EPI 序列的分类方法有两种,一种按照一幅图需要进行射频脉冲激发的次数进行分类,另一种则根据其准备脉冲进行分类。SS-EPI 为单次激发回波平面序列。MS-EPI 为多次激发回波平面序列。GRE-EPI 为梯度回波-回波平面序列。SE-EPI 为自旋回波-回波平面序列。IR-EPI 为反转恢复-回波平面序列。

102. 与 SE 相比,FSE 的主要优点在于(　　)。

    A. T_1 对比更好   B. T_2 对比更好

    C. 伪影更少   D. 信噪比更高

    E. 加快了成像速度

答案: E

解析: FSE 比 SE 多了一个 F,F 表示 fast,快速。成像速度是第一个优点。

优点:FSE 不但采集速度快,而且与 SE 相比,减少了运动伪影和磁敏感性伪影。另外,FSE 能提供比较典型的 PDWI 和重 T_2WI,FSE 与普通 SE 在图像对比和病变检测能力方面很大程度上是相当的,在很多部位的 MR 成像中,FSE 可取代普通 SE。这些在同样是快速成像的梯度回波序列中是难以做到的。

103. SE 相位重聚(　　)。

    A. 发生于 90° 脉冲激励时   B. 发生于 90° 脉冲激励后

    C. 发生于 180° 脉冲激励时   D. 是指离散相位又一致

    E. 是指横向宏观磁化矢量变小

答案: D

解析: 180° 聚相位脉冲施加以后,质子并没有马上聚相位,而是要经过一段等待时间才能达到相位重聚的作用。相位重聚就是质子的聚相位,再次达到相位一致。

104. SE 相位一致(　　)。

    A. 发生于 180° 脉冲激励时

    B. 发生于 180° 脉冲激励后

    C. 是指质子群所有质子在同一方向,同步自旋

    D. 是指质子群所有质子在同一方向不同步自旋

    E. 是指质子群所有质子在不同方向不同步自旋

答案: D

解析: 自旋是质子的本身属性,并不能完全统一,但是进动的方向是可以一致的,相位一致指的就是进动的方向一致。

105. SE 中,血流呈低信号的原因是(　　)。

    A. 血液流动所致去相位   B. 被激发质子流出成像层面

C. 应用心电图门控　　　　　　D. 应用脉搏门控

E. 收缩期成像

答案: B

解析: 血流的信号比较复杂,与周围静止组织相比,血流可表现为高信号、等信号或低信号,取决于血流形式、血流方向、血流速度、脉冲序列机器成像参数等。在很多 MR 序列的图像上,血流常呈现低信号,其主要原因:① 流空效应;② 扫描层面内质子群位置移动造成的信号衰减;③ 层流流速差别造成的失相位;④ 层流引起的分子旋转造成的失相位;⑤ 湍流;⑥ 血流的长 T_1 特性。

106. FSE 与 SE 不同的是(　　)。

　　A. 采用多次 90° 脉冲激发后采集回波

　　B. 采用多次 90° 脉冲激发后,用 180° 脉冲产生回波

　　C. 采用多次 90° 脉冲后多个 180° 脉冲产生回波

　　D. 采用 2 次 90° 脉冲后多个 180° 脉肿产生回波

　　E. 采用一次 90° 脉冲后多个 180° 脉冲产生回波

答案: E

解析: FSE 和 SE 的差别是 FSE 第一个 90° 脉冲后都是 180° 的聚相位脉冲,用回波链来缩短时间。

107. 关于自旋回波序列(SE)的叙述,错误的是(　　)。

　　A. 它是最基本的序列

　　B. 它是最常用的序列

　　C. 它是一个 90° 脉冲与一个 180° 脉冲组成的

　　D. 它是两个 90° 脉冲组成的

　　E. 180° 脉冲后接收回波信号

答案: D

解析: 自旋回波序列(SE)的过程是先发射一个 90° 脉冲,在 90° 脉冲之后 TE/2 时间间隔后再发射一个 180° 聚相位脉冲。

108. FSE 的参数中 ETL 指的是(　　)。

　　A. 每个 TR 周期内的回波数目　　B. 每个回波的宽度

　　C. 每两个回波之间的时间间隔　　D. 第一回波与最后一个回波之间的时间

　　E. 激励脉冲至第一个回波之间的时间

答案: A

解析: 回波链是 FSE 中 90° 脉冲后面 180° 聚相位脉冲的数目,一般是 8～16 个。在一个 TR 周期内的回波次数称为回波链长度(ETL)。

109. 与 SE 相比,FSE 的优点是(　　)。

　　A. 成像速度加快　　　　　　B. 图像对比度增加

　　C. 脂肪信号增高　　　　　　D. 能量沉积减少

　　E. 图像模糊效应减轻

答案:A

解析:FSE不但采集速度快,而且与SE相比,减少了运动伪影和磁敏感性伪影。另外,FSE能提供比较典型的PDWI和重T_2WI,FSE与普通SE在图像对比和病变检测能力方面很大程度上是相当的,在很多部位的MR成像中,FSE可取代普通SE。这些在同样是快速成像的梯度回波序列中是难以做到的。

110. 扰相梯度回波序列需要在回波采集后(   )。

    A. 增加横向磁化矢量   B. 去除横向磁化矢量

    C. 稳定横向磁化矢量   D. 去除纵向磁化矢量

    E. 减少纵向磁化矢量

答案:B

解析:一般于读出信号后至下一个脉冲到来之前的时间从三个梯度方向同时加入扰相梯度,使三个方向均出现同方向的相位发散,使横向磁化矢量趋于零,这样,下一个RF激励出现时就不会有相干信号,消除了M_{xy}对下一个回波信号的影响。

111. 在SE中,T_2加权像是指(   )。

    A. 长TR、短TE所成的图像   B. 长TR、长TE所成的图像

    C. 短TR、短TE所成的图像   D. 短TR、长TE所成的图像

    E. 依组织密度所决定的图像

答案:B

解析:在SE中,T_2加权成像时要选择长TR和长TE值,具体地说,TR为2 500 ms左右,TE为100 ms左右。

112. 在SE中,质子密度加权像是指(   )。

    A. 长TR、短TE所成的图像   B. 长TR、长TE所成的图像

    C. 短TR、短TE所成的图像   D. 短TR、长TE所成的图像

    E. 依组织密度所决定的图像

答案:A

解析:一般采用较长的TR和较短的TE时可获得质子密度加权像,一般TR为2 500 ms左右,TE为20 ms左右。

113. FSE中一次激励获得7个回波,在其他参数不变的情况下,扫描时间与单个回波序列相比(   )。

    A. 增加到原来的7倍   B. 增加到原来的1.7倍

    C. 不变   D. 减少到6/7

    E. 减少到1/7

答案:E

解析:一般情况下回波链有多长,时间就缩短到原来的几分之一。

114. 关于加权图像的叙述,错误的是(   )。

    A. 在SE中,通过调整TR及TE可获得各种加权图像

    B. 加权像有T_1加权像、T_2加权像和质子密度加权像

  C. 多种加权像的应用正是 MRI 的优势之一

  D. 加权一词有重点、侧重的含义

  E. 一个脉冲序列只能得到一种加权图像

答案: E

解析: 一个脉冲序列可以得到多个加权图像,例如,最常用的双回波序列可以同时得到两个加权图像,目前应用新技术可以一个序列中同时得到 10 余个加权图像。

115. 液体抑制反转恢复序列采用( )。

  A. 长 TI 和长 TE,产生液体信号为零的 T_1 加权像

  B. 短 TI 和短 TE,产生液体信号为零的 T_1 加权像

  C. 长 TI 和长 TE,产生液体信号为零的 T_2 加权像

  D. 短 TI 和短 TE,产生液体信号为零的 T_2 加权像

  E. 短 TI 和长 TE,产生液体信号为零的 T_2 加权像

答案: C

解析: 液体抑制反转恢复(fluid attenuated inversion recovery,FLAIR)序列,采用长 TR 和长 TE,产生液体(如脑脊液)信号为零的 T_2WI,是一种水抑制的成像方法。选择较长的时间,可使 T_1 较长的游离水达到选择性抑制的作用。这时,脑脊液呈低信号,但脑组织中水肿的组织或肿瘤组织仍像 T_2 加权一样呈高信号。在 1.5 T 场强设备中 FLAIR 序列的 TI 大约为 2 000 ms。

116. 反转恢复序列中当 TI 为 2 500 ms 时,下列哪一项图像特点是正确的:( )。

  A. 脑脊液呈低信号

  B. 脑脊液呈高信号

  C. 自由水呈低信号,脂肪组织信号偏高

  D. 脑脊液和脂肪组织信号均偏高

  E. 脂肪组织和结合水均为低信号

答案: A

解析: 液体抑制(也有称流动衰减)反转恢复(fluid-attenuatedinversion-recovery,FLAIR)序列,该序列采用长 TR 和长 TE,产生液体(如脑脊液)信号为零的 T_2WI,是一种水抑制的成像方法。选择较长的时间,可使 T_1 较长的游离水达到选择性抑制的作用。这时,脑脊液呈低信号,但脑组织中水肿的组织或肿瘤组织仍像 T_2 加权一样呈高信号,在 1.5 T 场强设备中 FLAIR 序列的 TI 大约为 2 000 ms。

117. IR 序列成像时,不同组织对比度形成的主要决定因素是( )。

  A. TR   B. TI   C. TE   D. 翻转角

  E. 质子的高度

答案: B

解析: TI 是 IR 序列图像对比的主要决定因素,尤其是 T_1 对比的决定因素。

118. 反转恢复序列的特点是先用( )射频脉冲,再施加( )射频脉冲。

  A. 90°,180° B. 90°,90°   C. 180°,180° D. 180°,90°

E. 90°,120°

答案: D

解析: 反转恢复序列首先是 180° 的反转脉冲,后面接自旋回波序列的 90° 脉冲。

119. STIR 技术的特点是( )。

    A. 信号抑制的选择性高

    B. 扫描时间短

    C. 适用于增强扫描

    D. 大 FOV 扫描也能获得良好的脂肪抑制效果

    E. 对场强的依赖性很高

答案: D

解析: STIR 对磁场的选择依赖性低,在比较低的场强下也可以得到很好的压脂图像,大 FOV 效果好,边缘压脂效果均匀,比在低场情况下的 T_2 压脂边缘效果更佳,因为是反转恢复序列,有 180° 高能量的反转脉冲,所以扫描时间更长,自然也就不能进行磁共振检查。STIR 的选择性不高,例如,出血和脂肪信号的反转时间比较接近,对这两种物质都不一定能鉴定出来。

120.【共用选项题】

    A. MRS(磁共振波谱成像)   B. IN-OUT phase(同相位-反相位成像)

    C. DWI(扩散张量成像)   D. 水成像

    E. DTI(弥散张量成像)

    (1)显示神经纤维束的走行用( )。

    (2)脑肿瘤代谢物的测定用( )。

答案:(1)E (2)A

121.【共用选项题】

    A. IN-OUT phase   B. MRS

    C. DWI   D. 水成像

    E. DTI

    (1)急性期脑梗死的诊断用( )。

    (2)内耳成像用( )。

答案:(1)C (2)D

122.【共用选项题】

    A. DIXON 法(水-脂分离成像)   B. 脂肪饱和法

    C. 化学位移技术   D. STIR 技术(脂肪抑制技术)

    E. 以上都不是

    (1)对脂肪组织抑制具有可靠特异性的是( )。

    (2)( )抑制脂肪含量较少的病变组织。

    (3)( )在低场即能取得良好的脂肪抑制效果,但缺乏特异性。

答案:(1)B (2)C (3)D

123.【共用选项题】

    A. 利用质子在组织间的运动受限程度与分布不同

    B. 利用血液在血管内的流动速度

    C. 利用到达组织的血容量的多少

    D. 描述活体组织不同代谢产物

    E. 利用局部组织血液中血氧饱和程度的不同

    （1）灌注成像（   ）。

    （2）磁共振波谱（   ）。

    （3）弥散成像（   ）。

答案：（1）C   （2）D   （3）A

124.【共用选项题】

    A. T_1WI 和 T_2WI 均呈高信号   B. T_1WI 高信号，T_2WI 低信号

    C. T_1WI 低信号，T_2WI 高信号   D. T_1WI 和 T_2WI 均呈低信号

    E. T_1WI 等信号，T_2WI 低信号

    （1）钙化（   ）。

    （2）水肿（   ）。

    （3）亚急性出血（   ）。

答案：（1）D   （2）C   （3）A

125.【共用选项题】

    A. 多方位成像   B. 弥散成像   C. 流动效应   D. 脂肪抑制

    E. 多参数成像

    （1）（   ）在病变尚未出现形态变化之前利用功能变化成像。

    （2）（   ）有利于解剖结构和病变的三维显示和定位。

答案：（1）B   （2）A

126.【共用选项题】

    A. 质子弛豫增强效应   B. 弥散成像

    C. 灌注成像   D. 黑血技术

    E. 流空现象

    （1）（   ）主要用于诊断早期缺血性脑卒中。

    （2）（   ）评价毛细血管床的状态和功能。

    （3）（   ）利用流空现象使血管显影，不属于 MRA 技术范畴。

答案：（1）B   （2）C   （3）D

127.【共用选项题】

    A. 水成像   B. 脂肪抑制

    C. MRI 对比增强检查   D. MR 血管成像

    E. 功能性 MRI 成像

    （1）（   ）属于无创性血管检查，无须注入对比剂。

(2)( )包括 MRCP、MRU(磁共振尿路成像)、MRM(磁共振脊髓成像)、MR 内耳成像等。

(3)( ),静脉注入 Gd-DTPA(钆喷酸葡胺),该物质不能通过完整的血-脑屏障。

(4)( )在病变尚未出现形态变化之前成像用于早期诊断。

(5)( )有助于出血、肿瘤和炎症的鉴别。

答案:(1)D (2)A (3)C (4)E (5)C

128.【共用选项题】

    A. 横向磁化   B. 顺向磁化   C. 横向弛豫   D. 纵向弛豫

    E. 纵向磁化

(1)( ),磁力叠加起来而出现 Y 轴方向的磁矢量。

(2)( )沿着外磁场 Z 轴方向。

(3)( ),静脉注入 Gd-DTPA。

答案:(1)A (2)E (3)B

(叶 平 张 野 张庆锋 陈润华 罗旺清 李华侨)

第五章　影像诊断常用对比剂

1. 关于水溶性有机碘对比剂所产生的副作用,以下症状属于特异质反应的是
   (　　)。
   A. 恶心、呕吐　　　　B. 面色苍白、潮红　C. 心慌、胸闷　　　　D. 血管源性水肿
   E. 头晕、头痛

   答案:D

   解析:水溶性对比剂大多安全,少数会产生副作用。副作用主要分为两种:① 特异质
   反应——荨麻疹、血管源性水肿、抽搐、休克、呼吸暂停等;② 物理化学反应——恶性、呕
   吐、面色潮红、苍白、心慌、胸闷、头晕、头痛等。

2. 根据对比剂对 X 线吸收程度的不同,可将其分为两种:(　　)。
   A. 离子型和非离子型　　　　　　　B. 碘制剂和非碘制剂
   C. 血管内对比剂和血管外对比剂　　D. 细胞内对比剂和细胞外对比剂
   E. 阴性对比剂和阳性对比剂

   答案:E

   解析:根据对比剂对 X 线的吸收程度不同,将其分为阴性对比剂和阳性对比剂。

3. 以下不属于碘对比剂不良反应的是(　　)。
   A. 面部潮红、眼及鼻分泌物增多　　B. 胸闷、气短、剧烈呕吐
   C. 红疹、咳嗽、恶心、轻度呕吐　　D. 打嗝
   E. 循环、呼吸衰竭

   答案:D

   解析:碘对比剂不良反应的分类如下。① 轻度反应:面部潮红、眼及鼻分泌物增加、
   打喷嚏、恶心、头痛、头晕、皮肤瘙痒、发热、结膜充血、出少数红疹、咳嗽、恶心、轻度呕吐、
   轻度荨麻疹等;② 中度反应:胸闷、气短、剧烈呕吐、腹痛、腹泻、出大片皮疹、结膜出血;
   ③ 重度反应:循环衰竭、呼吸衰竭、过敏性休克。

4. Gd-DTPA 对比剂增强主要是通过(　　)。
   A. 缩短 T_1　　　　　　　　　　　B. 信噪比下降
   C. 空间分辨率下降　　　　　　　　D. 对比度下降
   E. 信号均匀度下降

答案:A

解析: Gd-DTPA 对比剂是顺磁性物质,能显著缩短 T_1 与 T_2。

5. 鉴别肝硬化结节与肝细胞性肝癌最有意义的对比剂是( )。

    A. 超顺磁性氧化铁   B. 血池对比剂

    C. 钆螯合剂   D. 碘对比剂

    E. 口服对比剂

答案:A

解析:超顺磁性氧化铁可被肝脏的单核-吞噬细胞系统吞噬。肝细胞性肝癌缺乏单核-吞噬细胞系统,没有信号改变,故超顺磁性氧化铁可用来鉴别肝硬化结节与肝细胞性肝癌。

6. 钆类对比剂主要用于 MRI 对( )的检查。

    A. 中枢神经系统病变   B. 腹部病变

    C. 乳腺病变   D. 呼吸系统病变

    E. 肌骨系统病变

答案:A

解析:钆类对比剂最早、最常用在中枢神经系统疾病的检查。

7. Gd-DTPA 的常规用量是( )。

    A. 10 mmol/kg   B. 5 mmol/kg   C. 1 mmol/kg   D. 0. 5 mmol/kg

    E. 0. 1 mmol/kg

答案:E

解析:GD-DTPA 的常规使用剂量是 0. 1 mmol/kg,在某些特殊情况下剂量可以达到 0. 3 mmol/kg。

8. ERCP 指的是( )。

    A. 口服法胆囊造影   B. 经皮肝穿刺胆道造影术

    C. 静脉胆道造影   D. 逆行肾盂造影

    E. 经内镜逆行胰胆管造影

答案:E

解析:ERCP 指的是经内镜逆行胰胆管造影,是在内镜下经十二指肠乳头插管,注入碘对比剂,从而逆行显示胰胆管的造影技术,是目前公认的诊断胰胆管疾病的“金标准”。ERCP 主要用于鉴别阻塞性黄疸,诊断胰腺或胆道的肿瘤、结石、慢性炎症等。

9. CT 增强常用对比剂是( )。

    A. 复方泛影葡胺   B. 胆影葡胺   C. 胆影钠   D. 氯化钠

    E. 碘番酸

答案:A

解析:CT 常用的对比剂分为离子型及非离子型。离子型对比剂包括 60% 及 65% 泛影葡胺等。该类对比剂的费用较低,但副作用的发生率较高。对碘剂或药物过敏者,患哮喘、糖尿病及心脏病者应禁用或慎用该类对比剂。非离子型对比剂副作用的发生率较低,但价格较高,主要有欧乃派克(碘海醇)、优维显(碘普罗胺)、碘必乐(碘帕醇)。通过对选项的观察发现复方泛影葡胺最合适。

10. 子宫、输卵管造影常用的对比剂是(　　)。

　　A. Gd-DTPA　　　B. 碘海醇　　　C. 碘化油　　　D. 泛影葡胺

　　E. 硫酸钡

答案:C

解析:硫酸钡多用于消化道造影。泛影葡胺、碘海醇多用于血管造影。而碘化油则多用于子宫、输卵管造影。

11. 碘对比剂有时可发生副作用,以下症状不属于中度反应的是(　　)。

　　A. 休克　　　　B. 荨麻疹　　　C. 恶心、中度呕吐　D. 轻度喉头水肿

　　E. 面部水肿

答案:A

解析:碘对比剂的副作用分类如下。① 轻度反应:面部潮红、眼及鼻分泌物增加、打喷嚏、恶心、头痛、头晕、皮肤瘙痒、发热、结膜充血、出少数红疹、咳嗽、恶心、轻度呕吐、轻度荨麻疹等;② 中度反应:胸闷、气短、剧烈呕吐、腹痛、腹泻、出大片皮疹、结膜出血等;③ 重度反应:循环衰竭、呼吸衰竭、过敏性休克。休克有生命危险,属于重度反应。

12. 在下列胆道系统造影中,属于生理排泄法的是(　　)。

　　A. T 形管造影　　　　　　　　　B. 经内镜逆行胰胆管造影

　　C. 腹腔镜胆道造影　　　　　　　D. 口服胆囊造影

　　E. 经皮经肝胆道造影

答案:D

解析:口服胆囊造影,对比剂经过消化系统溶解、吸收进入门脉系统,再经体循环的运输及肝、胆的排泄才使胆囊显影,属于生理排泄法。其余选项均系通过导管将对比剂直接注入被检脏器使其显影,属于直接注入法。

13. 属于生理排泄法引入对比剂的是(　　)。

　　A. 口服法胆系造影　　　　　　　B. 食管造影

　　C. 子宫输卵管造影　　　　　　　D. 钡灌肠大肠造影

　　E. 逆行肾盂造影

答案:A

解析:生理排泄法即间接引入法,需要经过人体代谢而不是直接在靶器官显现,口服胆系造影后对比剂在胆囊浓聚,实际上要经过肝脏代谢,属于生理排泄法。

14. 根据磁感应性不同,下述哪些物质分类名称不妥:(　　)。

　　A. 反磁性物质　　B. 顺磁性物质　　C. 铁磁性物质　　D. 无磁性物质

　　E. 超顺磁性物质

答案:D

解析:物质的磁性是指能激发磁场、在外磁场中受到作用力的性质,是物质的一种固有属性,几乎所有物质或多或少都具有磁性。安培的分子电流观点最初只是一种假设,但

近代原子物理的发展表明,物质的磁性来源于分子内部的电流这一观点是正确的。按近代理论,原子或分子内部的每个电子绕原子核作轨道运动,等效于一个电流环,具有一定的磁矩;电子和原子核的自旋运动也相当于一个电流环,也具有一定的磁矩。这些磁矩能激发磁场,在外磁场中也要受到磁力矩的作用。无外磁场时由于热运动,各磁矩无规取向,其磁效应互相抵消,宏观上不显示磁性;有外磁场作用时,各磁矩趋向于一致的排列,单位宏观体积中的总磁矩不等于零,宏观上显示磁性,此现象称为物质的磁化。根据物质磁性的强弱或被磁化的程度大小可分为弱磁物质和强磁物质。弱磁物质又可分为抗磁体和顺磁体。强磁物质主要是由铁族元素及它们的合金组成的铁磁体。无磁性物质这种说法不妥,至少是不完全正确。

15. Gd–DTPA 缩短 T_1 的机制是有(　　)。

    A. 较多的质子数量　　　　　　　　B. 较小的质子磁矩

    C. 较小的电子磁矩　　　　　　　　D. 较大的电子磁矩

    E. 较大的质子磁矩

答案:D

解析: Gd–DTPA 是一种顺磁性物质,Gd^{3+} 具有 7 个不成对电子,其不成对电子与质子一样为偶极子,具有磁矩,电子质量很轻,但其磁矩约为质子的 657 倍,有利于在所激励的质子之间或由质子向周围环境传递能量时,使质子弛豫时间缩短。Gd–DTPA 临床应用中主要利用其缩短 T_1 效应。

16. 下列关于 CT 增强扫描的叙述,错误的是(　　)。

    A. 注入对比剂后进行的 CT 扫描称为增强扫描

    B. 增强就是增加组织之间对 X 线的吸收差

    C. 增强扫描的实质是加大 X 线照射量的扫描

    D. 增强后形成的图像对比度增加

    E. 增强扫描提高了病变的检出率和诊断率

答案:C

解析:CT 增强扫描可增加组织之间对 X 线的吸收差,从而增强体内需观察组织或物体的对比度,而并不是通过加大 X 线剂量完成。

17. 血管内对比剂浓度高且维持时间长的对比剂注射方法是(　　)。

    A. 点滴灌注法　　　　　　　　　　B. 团注法

    C. 滴注—大量快注法　　　　　　　D. 大量快注—滴注法

    E. 多次大剂量急速注射法

答案:D

解析:血管内对比剂浓度高且维持时间长的对比剂注射方法是大量快注—滴注法。

18. 关于特殊 CT 造影增强法的叙述,错误的是(　　)。

    A. 脑池造影 CT,对比剂可分为阳性非离子性水溶性碘对比剂及阴性对比剂空气

    B. 脑室造影 CT,脑室注入对比剂后 6 小时进行 CT 扫描

C. 关节造影 CT,多用于肩关节和膝关节

D. 脊髓造影 CT,要在对比剂注入 4～6 小时再行 CT 扫描

E. 以上都是错误的

答案:E

解析:只要确定前面 4 个选项有一个是正确的,则最后一个选项就是错误的。脊髓造影:于腰椎$_{3-4}$或腰椎$_{4-5}$间隙穿刺后注入 10～15 mL 浓度为240～300 mg/mL 伊索显,然后将患者床头放低,一般为 10° 左右,观察脊髓中对比剂的充盈情况,摄取仰卧位的正位、侧位、双斜位及俯卧位的图像,观察脊髓有无病变或损伤。等 4～6 h,待对比剂的浓度变淡后再行 CT 扫描。

19. 高浓度顺磁对比剂对质子弛豫时间的影响为(　　)。

A. T_1 缩短,T_2 改变不大
B. T_1 缩短,T_2 延长
C. T_1 延长,T_2 缩短
D. T_1 缩短,T_2 缩短
E. T_1 延长,T_2 延长

答案:D

解析:顺磁性对比剂 Gd-DTPA 浓度较低时,机体组织的 T_1 较长,故对比剂对组织的 T_1 影响较大。但随着其浓度增加,T_2 缩短效应渐趋明显,当 Gd-DTPA 浓度大大高于临床剂量,T_2 缩短效应非常显著,以致其 T_2 增强掩盖了 T_1 增强作用,此时若采用 T_2 或 T_2^* 加权成像,含对比剂部分组织则表现为低信号。

20. 经肾脏排泄的对比剂的尿中浓度与(　　)无关。

A. 对比剂的浓度
B. 对比剂的剂量
C. 对比剂的注入速度
D. 肾脏的功能
E. 肾脏的大小

答案:E

解析:经肾脏排泄的对比剂的尿中浓度首先取决于肾脏的功能,其次是对比剂的注入量、注入速度及浓度,而与肾脏的大小、形态无关。

21. 关于离子型和非离子型对比剂副作用的比较,叙述不正确的是(　　)。

A. 离子型对比剂的化学毒性明显高于非离子型对比剂

B. 离子型对比剂的渗透压毒性高于非离子型对比剂

C. 非离子型对比剂不产生由离子失衡导致的副作用

D. 非离子型对比剂的假变态反应较离子型对比剂小

E. 离子型对比剂与非离子型对比剂对肝功能的影响有差别

答案:E

解析:离子型对比剂内含羧基,对血浆蛋白的结合力明显高于非离子型对比剂,因此化学毒性高于非离子型对比剂。离子型单体对比剂渗透压高于血浆,而离子型二聚体对比剂和非离子单体对比剂为低渗的,非离子二聚体对比剂为等渗的,所以其渗透压毒性最低。非离子型对比剂不含离子,应用时不会产生离子失衡导致的副作用,这是它优于离子型对比剂的一个方面。非离子型对比剂的假变态反应要比离子型对比剂小得多。多数

文献认为在对肝功能的影响方面,离子型和非离子型对比剂之间无差别。

22. 给先天性巨结肠患者钡剂灌肠前应注意的事项不包括(　　)。

    A. 重复洗肠　　　　　　　　　　B. 不宜将肛管放置得过高

    C. 不用泻药　　　　　　　　　　D. 调节钡剂用等渗盐水

    E. 注入钡剂不宜过快

答案:A

解析:先天性巨结肠钡剂灌肠时,禁止用普通水或肥皂水,不用泻药,以免大量水分被吸收而发生水中毒;不宜将肛管放置得过高,以免越过狭窄段而致漏诊;灌肠压力不宜过高,速度不宜过快,以免狭窄段被扩张,影响诊断。

23. 肝胆胰 CT 检查口服稀释阳性对比剂的目的是(　　)。

    A. 能使被观察部位与胃肠道区分开来

    B. 观察肝胆消化液的分泌功能

    C. 观察肝胆内病变是否引起胃肠道阻塞

    D. 保护胃黏膜不受辐射线的损伤

    E. 以上都是

答案:A

解析:通常上腹部 CT 检查都要口服稀释的阳性对比剂,作用是使胃肠道充盈,能使所观察的部位与胃肠道区分开来。

24. 关于阴性对比剂的叙述,错误的是(　　)。

    A. 空气和二氧化碳是阴性对比剂　　B. 二氧化碳易产生气体栓塞

    C. 二氧化碳的溶解度较大　　　　　D. 空气在器官内吸收得较慢

    E. 空气易产生气体栓塞

答案:B

解析:二氧化碳的溶解度较大,不易产生气体栓塞。

25. 不属于阳性对比剂的是(　　)。

    A. 二氧化碳　　　B. 硫酸钡　　　C. 碘化油　　　D. 泛影葡胺

    E. 甲泛葡糖

答案:A

解析:二氧化碳属于阴性对比剂。

26. 不属于非离子型对比剂的是(　　)。

    A. 碘酞葡胺　　　B. 泛影葡胺　　　C. 碘曲伦　　　D. 碘苯六醇

    E. 甲泛葡糖

答案:B

解析:泛影葡胺属于离子型对比剂。

27. 关于对比剂,下列说法中错误的是(　　)。

    A. 对比剂都不能入血　　　　　　B. 阴性对比剂原子序数小,密度小

    C. 阳性对比剂原子序数大,密度大　D. 阴性对比剂和阳性对比剂可混合使用

E. 对比剂均无毒

答案: A

解析: 成为对比剂的条件是无毒性、无药物活性、不和身体中的物质发生化学反应,而且大部分的对比剂是静脉注射用的,不能入血错误。

28. 下列各部位的造影检查,不能应用阴性对比剂的是(　　)。

　　A. 关节　　　　　　B. 膀胱　　　　　　C. 脑室　　　　　　D. 脑血管

　　E. 纵隔

答案: D

解析: 常用的阴性对比剂有空气、氧气、二氧化碳、乳化剂、水等,X线或CT片上显示为低密度或黑色的影像。脑血管内若注入气体,可导致气体栓塞,引起严重后果。

29. 关于对比剂硫酸钡,下列说法中错误的是(　　)。

　　A. 是难溶性固体对比剂　　　　　　B. 不被胃肠道吸收

　　C. 以原型从粪便排出　　　　　　　D. 可进行静脉注射

　　E. 其混悬剂可涂布于胃肠道黏膜上

答案: D

解析: 硫酸钡不溶于水,常用于消化道造影,不可血管注射。

30. 碘对比剂有时可发生副作用,下列症状不属于轻度反应的为(　　)。

　　A. 恶心、轻度呕吐　　　　　　　　B. 气喘、呼吸困难

　　C. 面色潮红　　　　　　　　　　　D. 头晕、头痛

　　E. 荨麻疹

答案: B

解析: 碘对比剂副作用的分类及处理如下。① 轻度反应:主要表现为头痛、恶心、轻度呕吐、轻度荨麻疹等。② 中度反应:表现为中度呕吐、全身出现荨麻疹样皮疹、面部水肿,以及轻度和暂时性血压下降等。若出现轻度喉头水肿、轻度支气管痉挛,则表现为胸闷、气喘和呼吸困难等。③ 重度反应:表现危急,可有惊厥、昏迷、中度喉头水肿和支气管痉挛以及休克等,上述反应往往危及生命,必须迅速通知急救组、麻醉师、急诊科医师,就地急救处理。若表现呼吸、循环停止,应立即行心肺复苏术,进行心脏按压及人工呼吸。

31. 消化道X线造影检查最常用的对比剂是(　　)。

　　A. 碘化油　　　B. 泛影葡胺　　　C. 优维显　　　　D. 硫酸钡

　　E. 阿米培克

答案: D

解析: 碘化油常用于支气管、瘘管与子宫输卵管的造影等,考试往往考的是心血管造影不能使用碘化油,因为碘化油具有一定的油脂特性,会导致血管栓塞。泛影葡胺、优维显(碘普罗胺)多用于血管造影。医用硫酸钡主要用于食管及胃肠造影检查。阿米培克(甲泛葡糖、甲泛糖胺)为第一代非离子型碘对比剂,可用于脊髓造影、心血管造影等。阿米培克用于心血管造影时,对心肌和传导系统的抑制作用明显小于离子型对比剂,其血管内注射用剂量与离子型对比剂的剂量相同。

32. 关于对比剂的使用,错误的是(   )。
    A. 胆影葡胺用于胆道造影　　　　B. 医用硫酸钡用于消化道造影
    C. 碘化油用于心血管造影　　　　D. 空气用于脑室造影
    E. 泛影葡胺用于尿路造影

答案:C

解析:碘化油常用于支气管、瘘管与子宫输卵管的造影等。心血管造影多选用非离子型碘对比剂。碘化油的黏稠度较大,用完应该吸出,如果用在心血管系统可能会造成血管栓塞。

33. 做碘过敏试验,注药后观察反应的常规时间是(   )。
    A. 1分钟　　　　B. 15分钟　　　　C. 30分钟　　　　D. 60分钟
    E. 90分钟

答案:B

解析:对时间没有具体规定,至少15分钟。

34. 一般不需要做碘过敏试验的造影是(   )。
    A. 静脉法胆系造影　　　　B. 脑血管造影
    C. 静脉肾盂造影　　　　D. 肾动脉造影
    E. 胃肠钡餐造影

答案:E

解析:胃肠钡餐造影用的是硫酸钡,没有碘剂,不需要碘过敏试验。

35. 静脉肾盂造影时(   )首先显影。
    A. 肾盂　　　　B. 肾实质　　　　C. 肾大盏　　　　D. 肾小盏
    E. 输尿管

答案:B

解析:静脉肾盂造影是静脉注入含碘对比剂,然后含有对比剂的尿通过肾脏排泄、肾小球滤过、肾小管浓缩、肾集合管排出,使肾盏、肾盂、输尿管及膀胱、尿道显影的一种造影检查,肾实质首先显影。该检查不但能测定肾脏的排泄功能,而且可以观察尿路器质性病变,因其操作简便易行,诊断价值高,目前为泌尿系统检查中应用最广泛的造影方法。

36. 关于MRI对比剂Gd-DTPA毒性的表述,正确的是(   )。
    A. MRI对比剂Gd-DTPA的安全性明显高于CT的含碘对比剂
    B. Dd-DTPA的副作用主要是腹泻
    C. Dd-DTPA没有副作用
    D. Dd-DTPA不能用于轻度肾功能损害的患者
    E. Dd-DTPA不能用于肝硬化患者

答案:A

解析: Gd类对比剂很少引起不良反应。主要不良反应为产生胃肠道刺激症状和皮肤黏膜反应,恶心,呕吐,出现荨麻疹,反应轻微,持续时间短,一般无须处理。孕妇及肾功能不全者慎用。

37. 关于静脉肾盂造影检查的叙述,错误的是(　　)。

　　A. 对腹内巨大肿块不能施行加压法　　　B. 常用的对比剂是复方泛影葡胺

　　C. 对肾下垂患者应该加摄立位片　　　　D. 肾盂造影片应清晰地显示肾上腺

　　E. 疑肾盂积水,可加大对比剂剂量

答案:D

解析:肾盂造影片无法显示肾上腺。

38. 解除腹部压迫引起的迷走神经反应的最佳措施是(　　)。

　　A. 抗休克措施　　　　　　　　　　B. 注射阿托品

　　C. 注射肾上腺素　　　　　　　　　D. 立即解除压迫

　　E. 输液加速对比剂的排泄

答案:D

解析:迷走神经反应是压迫引起的,解除压迫是解除迷走神经反应的最佳方法。

39. 关于静脉肾盂造影中压迫腹部的描述,错误的是(　　)。

　　A. 防止对比流入膀胱

　　B. 压迫点为脐水平两侧

　　C. 压迫球呈倒"八"字放置

　　D. 压力为 10.7～13.3 kPa(80～100 mmHg)

　　E. 观察全尿路时解除压迫

答案:B

解析:压迫球置于髂窝,呈倒"八"字形摆放,上缘不超过肚脐。

40. 高危患者做静脉尿路造影及心血管造影,应首选(　　)。

　　A. 甲泛葡糖　　　B. 泛影葡胺　　　C. 双碘酞葡胺　　　D. 碘酞葡胺

　　E. 泛影钠

答案:A

解析:① 甲泛葡糖别名为阿米培克,20 世纪 70 年代合成的一种非离子型有机碘化合物,属于葡萄糖酰胺。由于苯环上有 3 个碘原子,而 1 位结合的不是有机酸,而是葡萄糖胺,所以溶于水,不电解,溶液渗透压近于人体血浆,黏稠度低,毒性小,入血液后几乎不与血浆蛋白结合,在体内不发生代谢转化,大部分经肾小球滤过排出。中枢神经系统对甲泛葡糖有较好的耐受性,它对脑膜刺激轻微,几乎不引起痉挛抽搐。它对血压和心室收缩力影响较小。但甲泛葡糖中的葡糖基易水解脱下,致水溶液不稳定,不耐热,成品不能制成溶液,不易储存,宜在用前临时配置,成本高,价格高,难以推广,已为其他非离子型对比剂所代替。② 双碘酞葡胺为二分子碘酞葡胺连接而成,由于其对神经系统的毒性较小,可用于脑室造影及腰骶部椎管造影,其优点为造影后能在短时间内完全吸收,体内过程与泛影葡胺相似,本品的缺点为少数患者可能发生肌肉痉挛。③ 碘酞葡胺:为泛影葡胺的同分异构体,具有不良反应少及黏稠度低的优点,剂量与用法与泛影葡胺相同。④ 泛影钠:水溶性对比剂,静脉注射后由尿排出,常用于尿路造影,也可用于肾盂、心血管、脑血管等的造影,因副作用较大,已很少单独用于血管造影。

41. 口服胆系造影常用对比剂为( )。

    A. 泛影钠   B. 胆影钠   C. 泛影葡胺   D. 胆影葡胺

    E. 碘番酸

答案: E

解析: 口服胆囊对比剂必须具备能从肠道吸收和主要由肝脏排泄的特性。对比剂经口服,进入小肠,被小肠黏膜吸收入血,运至肝脏,由于肝细胞主动转运,对比剂被排泄至胆汁,随同胆汁至胆管、胆囊,在胆囊内经胆囊浓缩作用,胆汁内对比剂浓度增大,在 X 线上即可显影。此处重点讲解碘番酸:白色粉末,无臭,无味,不溶于水,可溶于酒精,片剂,每片 0.5 g。成人剂量为 3～6 g。口服后在肠内常吸收不全而出现残留影像,能混淆诊断。钠盐可溶于水,在肠内吸收较好,可以克服上述缺点,口服碘番酸后胆囊显影最浓时间为 14～19 小时。口服后大部分(65%)从粪便中排出,从肾排出的较少(35%)。胆影钠:用于胆道、胆囊造影,静脉注射用,用前需要做过敏试验,严重肝功能不全、甲亢、碘过敏者禁用。胆影葡胺:静脉注射后进入肝胆系统,在胆汁内含有的碘浓度可使胆管和胆囊显影,但不发生代谢变化。胆影葡胺用于胆管和胆囊造影,也可用于子宫输卵管造影。

42. 口服胆系造影摄第一张片的时间,应在服对比剂后( )。

    A. 8 小时   B. 10 小时   C. 12 小时   D. 14 小时

    E. 16 小时

答案: C

解析: ① 造影前一日晚 8 时开始服用碘番酸片剂(0.5 g)6 片,每隔 5 分钟服 1 片,30 分钟服完后禁食。② 第二天上午 8 时视胆囊显影情况摄片。③ 于 10 时行第二次摄片,如果胆囊显影良好,食脂肪餐后 30 分、60 分、120 分后分别摄片观察。④ 如果口服碘番酸 12 小时、14 小时后胆囊均未显影,延时到 20 小时摄第三片,如果不显影,终止检查。

43. 常规静脉尿路造影摄第一张片的时间,应在注射完对比剂后( )。

    A. 10 分钟   B. 15 分钟   C. 20 分钟   D. 7 分钟

    E. 30 分钟

答案: D

解析: 注射对比剂后 7 分钟、15 分钟和 30 分钟各摄一张肾区前后位片,如果显示不够满意,可于 60 分钟、120 分钟各摄一张。

44. 椎管、心血管、数字减影血管造影首选对比剂为( )。

    A. 泛影钠   B. 碘化油   C. 泛影葡胺   D. 碘海醇

    E. 碘番酸

答案: D

解析: 碘海醇(欧乃派克、碘苯六醇)为非离子型对比剂,可供血管内、椎管内和体腔内造影用。碘海醇对血流动力学参数、电生理参数和临床化学参数的影响甚微,对脑脊液和脑电图变化的频率影响极微。碘海醇具有副作用小、造影对比度好、使用方便的优点。

45. 高浓度顺磁性对比剂对质子弛豫时间的影响为( )。

    A. T_1 缩短,T_2 改变不大   B. T_1 缩短,T_2 延长

C. T_1 延长, T_2 缩短　　　　　　　D. T_1 缩短, T_2 缩短

E. T_1 延长, T_2 延长

答案:D

解析:顺磁性对比剂指的是在磁场中有磁性,而在磁场外没有磁性的对比剂,最常用的就是 Gd-DTPA,低浓度的时候主要表现为 T_1 效应,高浓度的时候主要表现为 T_2 效应,也就是说在高浓度时既能够使 T_1 缩短,也可以使 T_2 缩短。

46. 超顺磁性颗粒对比剂对质子弛豫时间的影响为(　　　)。

A. T_1 缩短, T_2 缩短　　　　　　　B. T_1 缩短, T_2 延长

C. T_1 不变, T_2 缩短　　　　　　　D. T_2 不变, T_2 延长

E. T_1 延长, T_2 缩短

答案:C

解析:超顺磁性对比剂的引入,导致局部磁场不均匀,加速质子的失相位,产生 T_2 效应(阴性对比剂)。低浓度的超顺磁性对比剂也可以产生 T_1 效应(阳性对比剂)。

47. 铁磁性颗粒对比剂对质子弛豫时间的影响为(　　　)。

A. T_1 缩短, T_2 缩短　　　　　　　B. T_1 缩短, T_2 延长

C. T_1 不变, T_2 缩短　　　　　　　D. T_2 不变, T_2 延长

E. T_1 延长, T_2 缩短

答案:C

解析:铁磁性颗粒对比剂和超顺磁性对比剂的作用机理是一样的。铁磁性颗粒对比剂的引入,导致局部磁场不均匀,加速质子的失相位,产生 T_2 效应(阴性对比剂)。低浓度的超顺磁性对比剂也可以产生 T_1 效应(阳性对比剂)。

48. 顺磁性物质缩短 T_1 和 T_2 与(　　　)有关。

A. 顺磁性物质的浓度　　　　　　　B. 顺磁性物质的磁矩

C. 顺磁性物质局部磁场的扑动率　　D. 顺磁性物质结合的水分子数

E. 以上均是

答案:E

解析:影响顺磁性物质作用的主要因素如下。① 物质的浓度:在一定范围内,物质的作用强度和物质的浓度成正比;② 物质的磁矩:与自由电子数成正比,自由电子数越多,磁矩越大,顺磁性作用也就越强,这也是为什么称为顺磁性物质;③ 物质结合的水分子数:与结合的水分子数成正比,顺磁性物质和水分子结合越多,顺磁作用就越强;④ 局部磁场的扑动率:局部磁场的扑动率是由于顺磁性物质的中心位置与质子之间的相互作用形成的。

49. 使用 MRI 对比剂的主要目的是(　　　)。

A. 增加病灶的信号强度

B. 降低病灶的信号强度

C. 提高图像的信噪比和对比噪声比,有利于病灶的检出

D. 减少图像伪影

E. 用于 CT 增强未能检出的病灶

答案:C

解析:使用 MRI 对比剂的目的主要有四个方面,分别是帮助病变的早期诊断;帮助微小病变的检出;帮助确定病变的性质;增加病灶的信号强度,防止漏诊。

50. 目前临床最常用 MRI 对比剂是(　　　)。

　　A. Mn-DPDP　　　　　　　　　　B. Gd-DTPA

　　C. Gd-EOB-DTPA　　　　　　　　D. SPIO

　　E. USPIO

答案:B

解析: Gd-DTPA(钆喷酸葡胺),是一种细胞外对比剂,在体内非特异性地分布于血管及细胞外间隙,目前是一种应用最广泛的 MRI 对比剂。Gd-EOB-DTPA:肝胆特异性 MRI 对比剂钆塞酸二钠。Mn-DPDP:锰福地匹三钠。SPIO:超顺磁性氧化铁。USPIO:超小超顺磁性氧化铁。

51. Gd-DTPA 的不良反应包括(　　　)。

　　A. 头晕　　　　　B. 头痛　　　　　C. 恶心　　　　　D. 心前区不适

　　E. 以上均是

答案:E

解析: Gd-DTPA 的副作用很小,远较水溶性碘对比剂安全。Gd-DTPA 以轻度副作用最为常见,极少发生严重反应,但也有个别出现死亡病例的报道,较为常见的副作用:恶心、呕吐、注射部位疼痛、头痛、头晕不适、潮红、心律不齐等。荨麻疹也可以出现,但是较为少见。本题选项的症状都可以出现。

52. Gd-DTPA 的常规临床应用剂量为(　　　)。

　　A. 0.1 mmol/kg 体重　　　　　　B. 1 mmol/kg 体重

　　C. 2 mmol/kg 体重　　　　　　　D. 3 mmol/kg 体重

　　E. 4 mmol/kg 体重

答案:A

解析:临床推荐 Gd-DTPA 的使用剂量是 0.1～0.3 mmol/kg 体重。

53. Gd-DTPA 增强可用于(　　　)。

　　A. 鉴别水肿与病变组织

　　B. 碘过敏不能行 CT 增强者

　　C. 在一定过程上区分肿瘤性病变与非肿瘤性病变

　　D. 发现脑膜病变

　　E. 以上均对

答案:E

解析:使用 MRI 对比剂的目的主要有四个方面,分别是帮助病变的早期诊断,帮助微小病变的检出,帮助确定病变的性质,增加病灶的信号强度,防止漏诊。

A 和 C 选项都是鉴别肿瘤性病变与非肿瘤性病变,B 选项是核磁增强扫描的一个适应证,即碘过敏不能行 CT 检查的患者,D 选项脑膜病变时,可以增厚及强化表现。

54. 属于网状内皮系统的特异性对比剂的是( )。

    A. 钆喷替酸葡甲胺与大分子蛋白质结合物

    B. 锰螯合物,如 Mn-DPDP

    C. 钆螯合物,如 Gd-EOB-DTPA

    D. 极小的超顺磁性氧化铁颗粒

    E. 超顺磁性氧化铁颗粒,如 AMI-25

答案:E

解析:超顺磁性氧化铁颗粒对比剂的作用机理是降低 T_1、T_2,主要用于磁共振成像,特别是对体内网状内皮系统有特异性,能用于肝脏、淋巴、骨髓等的增强显影。

55. 下列有关 MR 对比剂的叙述哪项正确:( )。

    A. 利用对比剂的衰减作用来达到增强效果

    B. 利用对比剂本身的信号达到增强效果

    C. 直接改变组织信号强度来增加信号强度

    D. 通过影响质子的弛豫时间,间接地改变组织信号强度

    E. 通过改变梯度场的强度来进行增强

答案:D

解析:MR 对比剂通过影响质子的弛豫时间 T_1 或 T_2 来达到增强或降低组织信号的目的。

56. MR 对比剂的增强机理为( )。

    A. 改变局部组织的磁环境直接成像   B. 改变局部组织的磁环境间接成像

    C. 增加了氢质子的个数   D. 减少了氢质子的浓度

    E. 增加了水的比重

答案:B

解析:MR 对比剂通过影响质子的弛豫时间 T_1 或 T_2,达到增强或降低组织信号的目的。

57. 低浓度顺磁性对比剂对质子弛豫时间的影响为( )。

    A. T_1 缩短,T_2 改变不大   B. T_1 缩短,T_2 延长

    C. T_1 延长,T_2 缩短   D. T_1 缩短,T_2 缩短

    E. T_1 延长,T_2 延长

答案:A

解析:顺磁性对比剂指的是在磁场中有磁性,而在磁场外没有磁性的对比剂,最常用的就是 Gd-DTPA,低浓度的时候主要表现为 T_1 效应,高浓度的时候主要表现为 T_2 效应,也就是说在高浓度时既能够使 T_1 缩短,也可以使 T_2 缩短。低浓度时也会缩短 T_2,但不是主要的,所以 T_2 改变不大。

58. 下列颅内肿瘤中,注射对比剂后增强不明显的是( )。

    A. 脑膜瘤   B. 垂体瘤   C. 听神经瘤   D. 脑转移瘤

E. 脑良性胶质瘤

答案:E

解析:脑良性胶质瘤也就是我们常说的低级别胶质瘤,注射对比剂后一般不强化,或者强化不明显。

59. 关于细胞外对比剂的描述,错误的是( )。

    A. 应用最早、最广泛   B. 钆制剂属于此类对比剂

    C. 可在血管内自由通过   D. 可在细胞外间隙自由通过

    E. 在体内分布具有特异性

答案:E

解析:细胞外对比剂应用最早,目前应用最广泛。它在体内非特异性分布,可以在血管或细胞外隙自由通过。细胞内对比剂以一些细胞作为目标靶来分布,如网织内皮系统对比剂和肝细胞对比剂,此类对比剂注入静脉后,立即从血中廓清并与相关组织结合。所以 E 选项是细胞内对比剂的特点。

60. 关于顺磁性对比剂的描述,错误的是( )。

    A. 低浓度时,主要使 T_1 缩短

    B. 高浓度时,主要使 T_2 缩短

    C. 常用 T_1 效应作为 T_1WI 中的阳性对比剂

    D. 顺磁性金属元素,其化合物的水溶液无顺磁性

    E. 浓度高时,出现超过 T_1 效应,使 MR 信号降低

答案:D

解析:顺磁性对比剂中顺磁性金属原子的核外电子不成对,故磁化率较高,在磁场中具有磁性,而在磁场外则磁性消失,例如,镧系金属元素钆、锰、铁等均为顺磁性金属元素,其化合物溶于水时,呈顺磁性。

61. 静脉注射对比剂(Gd-DTPA)最佳时间是( )。

    A. 1~2 min 注射完毕   B. 3~4 min 注射完毕

    C. 5~6 min 注射完毕   D. 7~8 min 注射完毕

    E. 9~10 min 注射完毕

答案:A

解析: Gd-DTPA 的常规使用剂量为 0.1 mmol/kg(或 0.2 mL/kg)。静脉注射应在 1~2 min 完成,如果做动态增强扫描,采集首过效应需严格控制注射速度及注射时间。

62. 关于螯合态钆的毒性描叙错误的是( )。

    A. 不必做过敏试验

    B. 肾功能不全的患者慎用

    C. 会使肾小球过滤功能下降

    D. 与自由钆离子的毒性相同

    E. 钆的螯合物聚集,一定程度上会引起的神经细胞代谢改变

答案:D

解析:目前,临床最常用的对比剂是钆类对比剂。正常人体内钆离子含量极微。少量自由钆离子进入人体内,便可产生副作用。钆离子进入血液后,与血清蛋白结合形成胶体,这些胶体被网状内皮系统吞噬细胞吞噬后分布于肝、脾、骨髓等器官和组织,引起这些器官和组织的中毒反应。钆中毒严重时可表现为共济失调、神经抑制、心血管及呼吸抑制等。自由钆离子与螯合态钆有明显不同。化学毒性强的自由钆离子与DTPA络合形成螯合物后,其毒性大为减小。虽然已将钆的毒性灭活,但钆的螯合物聚集会引起一定程度的神经细胞代谢改变。对于肾功能不全的患者要慎用,因为它会使肾小球过滤功能下降。

63. 有关磁共振对比剂(Gd-DTPA)作用原理的描述,正确的是( )。

    A. 延长 T_1 B. 延长 T_2 C. 缩短 T_1 D. 不影响 T_2

    E. 不影响 T_1

答案:C

解析:因为顺磁性金属外含有不成对的电子,磁矩较大,能够使质子弛豫时间缩短,表现为 T_1 增强效应,临床上主要利用其 T_1 效应,高浓度时表现为 T_2 效应。

64. 行颅脑 MR 增强扫描时,不增强的组织是( )。

    A. 脑灰质   B. 脉络膜   C. 脑垂体   D. 鼻黏膜

    E. 鼻甲

答案:A

解析:正常的脑实质因为血-脑脊液屏障的存在一般不会强化。鼻甲和鼻黏膜有丰富的血管分布,所以呈明显强化。脑垂体以及松果体因为没有血-脑屏障的保护,会明显强化。脉络膜一般明显强化,呈带状高信号表现。蛛网膜正常情况下是不强化的。

65. 关于顺磁性对比剂的概念,错误的是( )。

    A. 在一定范围内增强程度与对比剂浓度成正比

    B. 剂量过大会使含对比剂的组织显示低信号,这类对比剂称为阴性对比剂

    C. 不成对电子越多其增强越明显

    D. 顺磁性物质结合的水分子越多,顺磁作用越强

    E. 含有奇数质子的物质都可用于对比剂

答案:E

解析:对比剂的条件中并没有规定所含物质的质子数量是奇数还是偶数。这个选项和题干不相关,要看对比剂核外不成对电子的多少。

66. Gd-DTPA 常见的过敏反应,不包括( )。

    A. 头痛   B. 休克   C. 恶心   D. 呕吐

    E. 荨麻疹

答案:B

解析:休克属于重度副作用,而 Gd-DTPA 一般只发生轻度副作用,中重度副作用少见。

67. Gd-DTPA 的副作用不包括( )。

    A. 头痛   B. 咳嗽   C. 荨麻疹   D. 恶心

E. 呕吐

答案：B

解析：Gd-DTPA 以轻度副作用最为常见，极少发生严重反应，但也有个别出现死亡病例的报道。较为常见的副作用：恶心、呕吐、注射部位疼痛、头痛、头晕不适、潮红、心律不齐等。荨麻疹也可以出现，但是较为少见。咳嗽显然不是 GD-DTPA 的副作用。

68. 静脉胆系造影常用对比剂为（　　　）。

  A. 碘番酸　　　　B. 碘化油　　　　C. 泛影钠　　　　D. 泛影葡胺

  E. 胆影葡胺

答案：E

解析：口服胆系造影常用对比剂为碘番酸，静脉注射胆系造影常用对比剂为胆影葡胺。

69. 增强扫描时，对比剂量要比常规剂量小的部位是（　　　）。

  A. 肝脏增强　　　B. 脑垂体增强　　　C. 脑增强　　　　D. 乳腺增强

  E. 心肌灌注

答案：B

解析：正常垂体因为是双血供，血供非常丰富，表现为快进快出，而垂体瘤相对乏血供，表现为延迟强化的特点，所以比正常剂量小的对比剂即可解决问题。

70. 用 Gd-DTPA 做增强扫描时，不增强的病变是（　　　）。

  A. 脑膜瘤　　　B. 生殖细胞瘤　　　C. 胆脂瘤　　　　D. 听神经瘤

  E. 三叉神经瘤

答案：C

解析：胆脂瘤在 T_1WI 上信号与肌肉相似而低于脑组织，不均匀者多为 T_2WI 上高信号表现，注射 GD-DTPA 后，胆脂瘤本身不强化，其周围的肉芽组织可以强化。

71. 关于顺磁性对比剂的描述中，错误的是（　　　）。

  A. 外层电子不成对　　　　　　　B. 磁化率高

  C. 它们在磁场中有磁性　　　　　D. 在磁场外也显磁性

  E. 顺磁性对比剂缩短 T_1

答案：D

解析：顺磁性对比剂在磁场中有磁性，在磁场外无磁性。

72. 成人肿瘤脑转移，做 Gd-DTPA 增强扫描时，对比剂的用量最好是（　　　）。

  A. 30 mL　　　　B. 20 mL　　　　C. 15 mL　　　　D. 10 mL

  E. 8 mL

答案：A

解析：增强扫描必要时可以使用双倍或三倍剂量的对比剂，有利于小病灶的检出。按照 0.2 mL/kg 体重计算，一个体重 50 kg（一般成人体重大于 50 kg）的患者单倍剂量应该是 10 mL，三倍剂量为 30 mL。

73. 对中枢神经系统 Gd-DTPA 主要解决的问题不包括(　　)。

A. 鉴别脑外及脑内肿瘤　　　　B. 显示肿瘤内部情况

C. 水肿及病变的鉴别　　　　D. 脑出血的诊断

E. 用于 CT 检查异常的碘过敏患者

答案:D

解析:脑出血在各个时期的核磁信号不相同,血液中的高铁血红蛋白为顺磁性物质,在 T_1WI 像上表现为高信号,而顺磁性对比剂 Gd-DTPA 主要的作用也是缩短 T_1,因此 MRI-T_1WI 阳性对比剂一般不用来诊断脑出血。

74. Gd-DTPA 增强扫描使用的脉冲序列应是(　　)。

A. SE T_1 加权　　　　B. SE T_2 加权

C. SE 质子密度加权　　　　D. MRCP

E. 水成像

答案:A

解析:Gd-DTPA 为顺磁性对比剂,低浓度主要表现为 T_1 效应,所以一般使用 T_1 序列,而 SET_1 序列是最常用的对比增强扫描序列。

75.【共用选项题】

A. 硫酸钡　　　B. 碘化钠　　　C. 二氧化碳　　　D. 泛影葡胺

E. 碘化油、超液化碘油

(1)子宫输卵管造影常用(　　)。

(2)静脉肾盂造影常用(　　)。

答案:(1)E　(2)D

76.【共用选项题】

A. 口服法　　　B. 灌注法　　　C. 穿刺注入法　　　D. 生理吸收法

E. 生理排泄法

(1)血管造影时引入对比剂的方法是(　　)。

(2)子宫、输卵管造影时引入对比剂的方法是(　　)。

(3)胃肠钡餐造影时引入对比剂的方法是(　　)。

(4)关节造影时引入对比剂的方法是(　　)。

答案:(1)C　(2)B　(3)A　(4)C

77.【共用题干题】

某患者,男性,25 岁,突然发生腹部疼痛。临床检查:腹肌紧张,有反跳痛,需要行 X 线检查。

(1)最简捷有效的 X 线检查是(　　)。

A. KUB 平片　　　　B. 腹部站立后前位片

C. 胸部站立后前位片　　　　D. 胃钡餐检查

E. 胃气钡双重造影

答案:B

解析: 腹部站立后前位片首先排除有无消化道穿孔,表现为膈下是否有游离气体。

（2）疑有消化道穿孔,而立位片又未见游离气体,进一步检查时应避免(　　)。

A. 胃内注入少量气体后再摄立位片

B. 口服碘剂检查

C. 半小时后再复查

D. 左侧卧数分钟后,再立位检查

E. 口服稀钡剂检查

答案: E

解析: 首先患者比较年轻,有腹膜刺激征,怀疑有穿孔,但是还没有发现膈下游离气体,可能的原因是患者穿孔比较小,而稀钡剂可能进入腹腔,进一步导致腹腔感染,无法被吸收,会在局部形成稳固的钡斑,对疾病的治疗和预后都有影响,而碘剂可以很快被吸收入血,一般不会对机体造成伤害。

（张　野　叶　平　刘　侃　张　静　刘晓琨　吴景强）

第六章 介入放射学

1. 下面关于介入放射学的叙述,正确的是( )。
   A. 介入放射学是在医学影像诊断学、选择性或超选择性血管造影、细针穿刺和细胞病理学等技术基础上发展而来
   B. 介入放射学分为血管性介入和非血管性介入
   C. 血管性介入是指在血管内进行的治疗和诊断性操作
   D. 非血管介入是指在血管外进行的治疗和诊断性操作
   E. 以上均正确

答案:E

解析:前四个选项为介入放射学的基本定义与分类。

2. 经导管栓塞治疗的主要作用是( )。
   A. 控制出血,栓塞治疗可以控制体内多种原因引起的出血
   B. 治疗血管性疾病,动静脉畸形、动静脉瘘及动脉瘤等可用栓塞治疗,经导管栓塞治疗对中枢神经系统病变治疗的价值更大
   C. 治疗肿瘤,栓塞治疗肿瘤有手术前栓塞和姑息治疗两种
   D. 消除病变器官的功能
   E. 以上均正确

答案:E

解析:经导管栓塞术是经动脉或静脉内导管将栓塞物质有控制地注入病变或器官的供应血管内,使之发生闭塞,中断血供,以控制出血、治疗肿瘤和血管性病变,以及消除病变器官的功能。

3. 下列关于化疗药物的叙述,错误的是( )。
   A. 丝裂霉素可抑制 DNA 复制,对 RNA 无直接作用,对细胞周期中的 G 晚期和 S 期最敏感,G_2 期不敏感
   B. 一次性大量使用顺铂出现的肾功能损害多为不可逆的,所以需谨慎使用
   C. 经导管内灌注多柔比星,一次剂量为 40～60 mg
   D. 氟尿嘧啶主要为 S 期特异性药物,但对增殖细胞各期均有杀伤作用
   E. 顺铂可以破坏 DNA 的功能,对 RNA 和蛋白质的代谢有抑制作用,对 G_1 期最

155

敏感

答案：B

解析：一次性大剂量使用顺铂所出现的肾功能损害，多为可逆性的，如需重复用药，需待肾功能正常后方可使用，静脉滴注硫代硫酸钠可减轻其毒性，亦可采用合理的水化措施减轻其毒性。

4. 下列关于吸收性明胶海绵的描述，错误的是（　　）。

    A. 属于中期栓塞材料，闭塞血管时间为数周至数月

    B. 有薄片和粉剂两种剂型

    C. 可用于大血管，也可用于末梢小血管

    D. 用一般的造影导管可快速注射，闭塞血管安全有效，故是应用最广泛的栓塞材料

    E. 在毛细血管前水平产生闭塞，极少发生侧支血供，可用于肿瘤栓塞

答案：C

解析：吸收性明胶海绵粉剂只能用于末梢闭塞，在毛细血管前产生闭塞，极少发生侧支血供，用于肿瘤栓塞是可取的，使用时将粉剂与对比剂混合后经导管注入血管内。

5. 下列关于介入栓塞材料的说法，错误的是（　　）。

    A. 无水乙醇是一种液体栓塞材料，属于中期栓塞材料

    B. 聚乙烯醇主要用于闭塞大血管，属于永久性闭塞材料，主要缺点是摩擦系数大

    C. 蓝色组织胶为液体组织黏合剂，属于液体黏附性栓塞材料，在血管中长期不溶解，常用于颅内血管畸形、胃食管静脉曲张、精索静脉曲张、肿瘤的栓塞治疗等

    D. 螺圈属于机械性栓子，能闭塞较大的血管，主要用于颅内动脉瘤、动静脉瘘的栓塞治疗

    E. 可脱球囊属于机械性栓子，主要用于颅内血管栓塞，应用较广泛的是乳胶球囊和硅胶球囊

答案：A

解析：无水乙醇是一种液体栓塞材料，可造成血管永久性闭塞和器官、肿瘤的梗死，主要作用于末梢血管和大血管继发性闭塞。无水乙醇造成的栓塞是持久性的，主要用于肾肿瘤、食管静脉曲张、精索静脉曲张等。

6. 避免反复出入组织造成血管壁损伤的器材是（　　）。

    A. 支架   B. 导管鞘   C. 导丝   D. 导管

    E. 针外套

答案：B

解析：在穿刺后，导管鞘配合导丝与扩张管，便于导管进出、更换，可减少血管和局部组织的损伤。

7. 热对比剂栓塞是将泛影葡胺加热到（　　）。

    A. 30 ℃   B. 50 ℃   C. 80 ℃   D. 100 ℃

    E. 120 ℃

答案: D

解析: 将泛影葡胺加热到 100 ℃,通过导管,以 3 mL/s 的速度注入静脉内,镜下见血管内膜坏死,管腔闭塞,而周围肌肉、血管均无坏死。注射处以远血管轻度扩张,既无坏死,也无血栓形成,1～2 周血栓机化,并不引起全身不良反应。

8. 使用导管的主要目的为( )。

    A. 造影与引流   B. 建立通道   C. 注入药物   D. 扩张狭窄管腔

    E. 以上都对

答案: E

解析: 导管是介入放射学的主要器材,根据用途分为造影导管、引流导管和球囊扩张导管等。

9. 以下物质不属于弹簧圈类栓塞物质的是( )。

    A. 可动性导丝   B. 真丝微粒与线段

    C. 不锈钢圈   D. NT-海球栓

    E. 微型铂金丝圈

答案: B

解析: 弹簧圈类栓塞物质一般包括不锈钢圈、NT-海球栓、微型铂金丝圈、可动性导丝。真丝微粒与线段为常用的微粒栓塞材料,为国产自制,价格便宜,适用于硬脑膜、硬脊膜的动静脉瘘以及脑的动静脉畸形。

10. 在颅内脓肿、囊肿和血肿引流及颅内肿瘤微创治疗和穿刺活检方面,日渐发挥重要作用的介入导向设备是( )。

    A. X 线透视   B. DSA   C. CT   D. MRI

    E. B 超

答案: D

解析: 由于 MRI 可立体成像和实时显示,故在颅内脓肿、囊肿和血肿的引流,肿瘤微创治疗和穿刺活检方面发挥越来越重要的作用,并形成了 MRI 介入技术。

11. DSA 检查中,与球管负载有关的技术参数是( )。

    A. 对比剂浓度   B. 采集帧频率   C. 减影方式   D. 噪声消除方式

    E. 采集矩阵大小

答案: B

解析: DSA 检查时,采集帧频率的高低决定着 X 线球管的连续曝光时间,帧频率选择越高,连续曝光时间就长,球管负载越大;相反,帧频率低,球管负载也低。

12. PVA(聚乙烯醇微粒)的特点是( )。

    A. 液态   B. 永久栓塞剂落揉二就进

    C. 可被吸收   D. 有抗原性

    E. 以上都不是

答案: B

解析: PVA 是永久栓塞剂,为固体微粒,主要用于良性肿瘤、恶性肿瘤、动静脉畸形栓塞术中。

13. 数字减影血管造影系统(DSA)一般常用的减影方法为(　　)。

    A. 时间减影法　　B. 空间减影法　　C. 二维 TOF 法　　D. 直接减影法

    E. 飞跃法

答案: A

解析: 数字减影血管造影系统(DSA)一般常用时间减影法。

14. 不属于血管灌注治疗的是(　　)。

    A. 化疗药物灌注治疗　　　　　　　　B. 动脉溶栓治疗

    C. 血管收缩剂灌注治疗　　　　　　　D. 肝动脉化疗

    E. PTA

答案: E

解析: PTA 是经皮腔内血管成形术,它采用导管技术扩张,治疗动脉粥样硬化或其他原因所致的血管狭窄或闭塞性病变,主要包括球夹血管成形术和血管支架植入术两种方法。

15. DSA 术前的药品准备,不包括(　　)。

    A. 镇静剂　　　　B. 化疗药　　　　C. 抗凝剂　　　　D. 栓塞剂

    E. 对比剂

答案: A

解析: DSA 术前备好相应浓度的对比剂,准备栓塞剂、抗凝剂、化疗药以及各种急救药物。

16. 下列治疗技术中,不属于血管内介入治疗技术的是(　　)。

    A. 心脏电消融术　　　　　　　　　　B. 经口食管胃肠道狭窄扩张术

    C. 内科性内脏器官消除功能治疗　　　D. 动静脉畸形栓塞治疗

    E. 实体良、恶性肿瘤的术前栓塞或姑息性治疗

答案: B

解析: 食管胃肠道狭窄扩张术不属于血管内介入治疗技术。

17. 以下病变中,不属于 DSA 适应证的是(　　)。

    A. 血管先天性畸形　　　　　　　　　B. 肺动脉病变

    C. 先天性心脏病　　　　　　　　　　D. 主动脉病变

    E. 严重的心力衰竭

答案: E

解析: DSA 检查需要向循环血液内注入大量的碘对比剂,在插管和操作过程中还要推入很多液体,会加重心脏的负担,因此,DSA 检查对严重的心力衰竭患者应是禁忌的。

18. 介入治疗中,血管内给予尿激酶的意义是(　　)。

    A. 降低血液黏度　　B. 抗肿瘤　　　　C. 溶栓　　　　D. 缩血管、止血

    E. 扩血管

答案: C

解析: 尿激酶为高效的血栓溶解剂,不良反应小,疗效高,是介入放射学治疗血栓最常用的药物。

19. 对于血管成形术技术来说,目前应用最广、效果最好的是(　　)。

    A. 粥样斑切除术　　　　　　　　B. 粥样斑破碎术

    C. 激光成形术　　　　　　　　　D. 支架成形术

    E. 球囊成形术

答案: D

解析: 支架成形术已经比较成熟,并且效果最好。

20. DSA 图像采集,取 25 帧/秒的部位是(　　)。

    A. 腹部　　　　B. 颈部　　　　C. 冠状动脉　　　　D. 盆腔

    E. 四肢

答案: C

解析: DSA 图像采集,一般来说,四肢、盆腔、颈部、腹部等的采集帧率在 6 帧/秒以下即可,心脏及冠状动脉等运动大的部位,采集帧率在 25 帧/秒以上,才能保证采集的图像清晰。

21. DSA 的主要优点为(　　)。

    A. 实时成像　　　　　　　　　　B. 绘制血管路径图

    C. 减少碘对比剂用量　　　　　　D. 突出微小的密度差别

    E. 以上均正确

答案: E

解析: DSA 的优点包括实时成像,即每个曝光序列曝光中止后,可立即在监视器荧屏上读出该帧的减影影像;绘制血管路径图及介入处理前先注射适量对比剂,得到兴趣血管的透视影像,并数字化保存,用作蒙片,介入治疗过程中,凡注射对比剂后摄得的透视影像均可数字化,与蒙片减影,并在荧屏上实时显示出模拟图像,以便随时获取有用的信息;减少碘对比剂用量,DSA 设备比常规血管造影的密度分辨率明显提高,介入治疗中导管顶端的位置常接近兴趣血管;突出微小的密度差别,借助 DSA 的高密度分辨力,可以区分高度狭窄与完全闭塞,从而利于选择介入治疗的指征和判断介入治疗效果;影像后处理,成像后可部分地改善影像质量;减少胶片用量,所有的信息可以首先记录在磁盘上,仅在检查结束后选择必要的图像,用多帧照相机记录。

22. 无水乙醇的特点是(　　)。

    A. 价格高　　　　B. 为固体　　　　C. 有抗原性　　　　D. 不溶于水

    E. 破坏血管内皮细胞,持久栓塞

答案: E

解析: 无水乙醇是长期栓塞物质,主要用于恶性肿瘤、动静脉畸形和静脉曲张的栓塞。

23. 动脉 DSA,血管穿刺最常用的部位是(　　)。

    A. 右肱动脉　　　　　　　　　　B. 右腹股沟区股动脉

C. 左腹股沟区股动脉　　　　　　　D. 左肱动脉

E. 颈动脉

答案：B

解析：动脉穿刺最常用的部位为右侧腹股沟区股动脉。此处股动脉管径较粗,位置表浅,易固定,周围无重要器官,所以穿刺方便、安全,并发症的发生率较低。右利手人较多,站在患者的右侧较顺手,容易操作。

24. 旋转数字减影血管造影主要用于检查(　　　)。

A. 脑动脉　　　　B. 肺动脉　　　　C. 冠状动脉　　　　D. 肠系膜动脉

E. 脊髓动脉

答案：A

解析：旋转数字减影血管造影不能用于活动器官血管的采集及重建,脊髓动脉过细,血流缓慢,重建显示不好。

25. 下列材料不属于永久性栓塞剂的是(　　　)。

A. 不锈钢圈　　　　　　　　　　　B. NBCA

C. PVA 颗粒　　　　　　　　　　　D. 明胶海绵颗粒

E. 海藻酸钠微球

答案：D

解析：明胶海绵颗粒属于中效栓塞剂。NBCA 为氰基丙烯酸异丁酯。

26. 下列关于支气管动脉造影的叙述,错误的是(　　　)。

A. 对比剂外渗是诊断咯血的直接征象

B. 支气管扩张主要表现为支气管动脉主干明显扩张、迂曲,病变部位血管增粗、增多,甚至呈瘤样扩张,以及 B-P 分流

C. 主要禁忌证包括禁用碘对比剂,患者有严重心肺功能障碍,不能耐受化疗

D. 可见支气管动脉末梢分支与肋间动脉及其他壁动脉分支吻合

E. 主要并发症包括局部出血、血肿、血管栓塞及脊髓损伤,脊髓损伤最为严重

答案：D

解析：支气管动脉造影的主要表现为支气管动脉主干由主动脉发出,向肺门方向走行,深入肺野内,造影片上只能显示肺野内带的小分支,末梢分支不与肋间动脉及其他的壁动脉分支吻合,在纵隔内可与对侧支气管动脉及肋间动脉或心包动脉等吻合。

27. 不可经过同轴导管送入的栓塞剂为(　　　)。

A. 微弹簧圈　　　B. 标准弹簧圈　　　C. 超液态碘化油　　　D. 蓝色组织胶

E. 可脱性球囊

答案：B

解析：标准弹簧圈太粗,只能用普通导管送入。

28. 血管内治疗脑动静脉畸形可选用(　　　)。

A. 自体血凝块　　　B. 明胶海绵　　　C. 碘化油　　　　D. 微弹簧圈

E. 鱼肝油酸钠

答案：D

解析：微弹簧圈的优点在于能闭塞较大的血管,因此应用比较广泛,主要用于颅内动脉瘤、动静脉瘘等的栓塞治疗。

29. 以下医疗操作不属于介入放射技术的是(　　)。

    A. 经皮经肝胆道穿刺＋碎石　　　　　B. 内镜下十二指肠乳头成形术

    C. 经皮穿刺置管引流术　　　　　　　D. 透视下经皮穿刺活检

    E. 食管狭窄球囊支架成形术

答案：B

解析：内镜下十二指肠乳头成形术属于腔镜治疗技术范畴。

30. 用介入技术进行化疗药物灌注不适用于(　　)的治疗。

    A. 原发性肝癌　　B. 原发性胃癌　　C. 原发性肾癌　　D. 原发性肺癌

    E. 宫颈癌

答案：C

解析：原发性肾癌主要是肾透明细胞癌,对灌注化疗不敏感。

31. 介入性溶栓治疗最常选用的药物是(　　)。

    A. 尿激酶　　　　B. 阿霉素　　　　C. 顺氯氨铂　　　　D. 长春新碱

    E. 平阳霉素

答案：A

解析：选项中只有尿激酶是溶栓药物。

32. 下列材料属于短期栓塞剂的是(　　)。

    A. 螺圈　　　　　B. 明胶海绵　　　　C. 碘油　　　　　D. 自体血凝块

    E. 无水酒精

答案：D

解析：明胶海绵及碘油属于中期栓塞剂,螺圈、无水酒精属于长期栓塞剂。

33. 关于碘对比剂不良反应的处理,错误的是(　　)。

    A. 对于轻微的不良反应,根据情况给予对症治疗

    B. 保证患者的呼吸道通畅

    C. 如果患者的心跳停止,应迅速进行体外人工心脏按摩,并根据具体情况,适当给予急救药品

    D. 发现出现气管、支气管痉挛,喉头水肿或休克等症状者,应立刻通知临床医师参与抢救

    E. 水化治疗不能预防对比剂肾病的发生

答案：E

解析：水化治疗具有一定的预防对比剂肾病发生的作用。水化治疗是预防对比剂通过肾脏排泄而导致肾功能损害的有效方法。水化疗法的目的是增加肾脏的血流量,减弱肾血管的收缩,缩短药物在血浆的半衰期,因此能够加速有毒性的药物进行排泄。做完增强扫描以后多喝水也是为了促进对比剂的代谢和排出。

34. 以下关于 CO_2 对比剂使用的描述,不正确的是( )。

    A. 适用于膈肌以上部位的 DSA 检查

    B. 有严重的肺功能不全或吸氧后血氧饱和度仍不能维持正常者禁忌使用

    C. 右向左分流的先天性心脏疾病患者禁忌使用

    D. 血管内注射 CO_2 后可出现一过性血氧饱和度降低,可让患者暂时休息或吸氧

    E. 腹部脏器造影过程中可有一过性腹部不适,短暂休息可缓解

答案: A

解析: CO_2 对比剂使用的禁忌证为膈肌以上部位的 DSA 检查,如升主动脉 DSA 及头颈部、颅内动脉血管 DSA;有严重的肺功能不全或吸氧后血氧饱和度仍不能维持正常;有向左分流的先天性心脏疾病。

35. 血管栓塞术的功能不包括( )。

    A. 治疗血管性疾病　　　　　　　B. 摘除肿瘤

    C. 控制出血　　　　　　　　　　D. 消除病变器官功能

    E. 治疗肿瘤

答案: B

解析: 通过血管栓塞不能摘除肿瘤,只能控制出血,治疗血管性疾病,治疗肿瘤以及消除病变器官功能。

36. 以下哪项不是非血管介入治疗常用的技术( )。

    A. 管道狭窄扩张成形术　　　　　B. 经皮穿刺引流与抽吸技术

    C. 肝内门体静脉分流术　　　　　D. 经皮椎间盘脱出切吸术

    E. 结石介入取出术

答案: C

解析: 肝内门体静脉分流术属于血管介入治疗。

37. 对于不能手术治疗的恶性胆总管狭窄,目前最理想的缓解阻塞性黄疸的治疗方法为( )。

    A. 单纯球囊扩张术　　　　　　　B. 支架内引流术

    C. 内涵管引流术　　　　　　　　D. 外涵管引流术

    E. 永久性涵管引流

答案: B

解析: 对于不能手术治疗的恶性胆管狭窄,以往用塑料导管制成的永久性内涵管进行内引流,目前使用的支架内引流要优于前者。

38. DSA 的禁忌证不包括( )。

    A. 碘和麻醉剂过敏　　　　　　　B. 急性炎症或高热

    C. 严重的心、肝、肾功能损害　　D. 主动脉瓣关闭不全

    E. 穿刺部位感染

答案: D

解析:DSA 对主动脉瓣关闭不全是一种很好的检查方式,曝光连续采集,还能动态观察射血和反流。

39. 选择性 DSA 导管前端位置确定的主要依据是( )。

    A. 病变的性质对策   B. 血管的粗细

    C. 病变的范围   D. 病变的大小

    E. 血流动力学变化

答案:E

解析:血流动力将影响导管前端的位置和方向。

40. 下面叙述不正确的是( )。

    A. 肿瘤手术前栓塞治疗可减少术中出血

    B. 对身体各部位的实体肿瘤出血均可行栓塞治疗

    C. 肺癌伴咳血,可行支气管动脉栓塞

    D. 肝癌伴门静脉主干癌栓形成,栓塞治疗可延长生存期

    E. 对保守治疗无效的外伤性鼻出血可行颌内动脉栓塞术

答案:D

解析:肝癌伴门静脉主干癌栓形成,是栓塞治疗禁忌证。

41. 关于 DSA 混合减影的叙述,不正确的是( )。

    A. 它基于时间和能量两种物理变量   B. 先做能量减影

    C. 后做时间减影   D. 先消除骨组织

    E. 最后仅留下血管像

答案:D

解析:DSA 混合减影先消除软组织,后消除骨组织,最后仅留下血管影。

42. 纠正型大动脉错位的 X 线造影首选体位是( )。

    A. 左前斜位   B. 右前斜位   C. 普通正位   D. 左侧位

    E. 右侧位

答案:C

解析:纠正型大动脉错位普通正位 X 线束基本与室间隔呈切线位,使两个心室互不重叠,故普通正位为首选体位。

43. 冠状动脉狭窄段直径减少 9/10 为( )。

    A. 75%狭窄   B. 80%狭窄   C. 85%狭窄   D. 90%狭窄

    E. 95%狭窄

答案:D

解析:冠状动脉狭窄一般用直径表示,以狭窄段近端或远端正常血管的管径为100%,狭窄段直径减少 1/2 为 50%狭窄,减少 9/10 为 90%狭窄,完全闭塞为 100%狭窄。

44. 手术后局限性胆总管狭窄并出现梗阻性黄疸症状,首选的治疗为( )。

    A. 球囊扩张术   B. 手术治疗

    C. 支架置入术   D. 球囊扩张＋手术治疗

E. 手术治疗＋支架置入术

答案：A

解析：炎症、手术等均可造成良性胆管狭窄，并引起梗阻性黄疸，一般用球囊扩张术治疗扩张无效者，行手术治疗，多不采用留置支架的治疗方法。

45. 冠状动脉扩张和动脉瘤最常见的病因是（　　）。

    A. 冠状动脉夹层　　　　　　　　B. 红斑狼疮

    C. 外伤　　　　　　　　　　　　D. 动脉粥样硬化

    E. 硬皮病

答案：D

解析：冠状动脉扩张和动脉瘤最常见的病因是动脉粥样硬化，可不伴有血管狭窄，也可与狭窄并存而呈串珠样改变。此外，某些疾病也可引起冠状动脉扩张和动脉瘤，如川崎病、结节性动脉周围炎、红斑狼疮、硬皮病、梅毒、马方综合征、大动脉炎或外伤。

46. 关于左心室造影的描述，正确的是（　　）。

    A. 左心室造影可直接显示心肌　　B. 可以观察局部心肌的运动情况

    C. 可直接评估心肌活动　　　　　D. 可评估左心室功能，但重复性差

    E. 常用于评估心肌活性

答案：B

解析：左心室造影并不能直接显示心肌，但可以观察局部心肌的运动情况，根据心肌收缩、舒张运动来间接评估心肌活性。该技术可以精确评估左心室功能而且重复性强，但并不常用于评估心肌活性，多用于心肌血运重建术后的疗效观察。

47. 导管检查诊断主动脉狭窄的标准为左心室与主动脉收缩压差大于（　　）。

    A. 0.7 kPa（5 mmHg）　　　　　　B. 1.3 kPa（10 mmHg）

    C. 2.0 kPa（15 mmHg）　　　　　D. 2.7 kPa（20 mmHg）

    E. 3.3 kPa（25 mmHg）

答案：D

解析：导管检查显示左心室与主动脉收缩压差大于 2.7 kPa（20 mmHg），即可诊断主动脉狭窄，压差与瓣膜狭窄的程度成正比。

48. 诊断肺动脉栓塞的"金标准"是（　　）。

    A. X 线平片　　　　　　　　　　B. CT 肺动脉造影

    C. MRI　　　　　　　　　　　　D. X 线肺动脉造影

    E. 超声

答案：D

解析：迄今为止，X 线肺动脉造影仍被认为是诊断肺动脉栓塞的"金标准"。

49. 下列关于肺栓塞的介入治疗，错误的是（　　）。

    A. 肺栓塞的介入治疗包括经导管取栓、溶栓疗法和下腔静脉滤器植入

    B. 经导管栓塞治疗的并发症主要为出血、左心房血栓、细菌性心内膜炎等

    C. 中枢神经系统障碍患者应选择经导管溶栓治疗

  D. 下腔静脉滤器植入的适应证主要是预防和治疗下肢、盆部静脉脱落血栓造成
的肺栓塞

  E. 下腔静脉滤器植入的并发症主要有腔静脉穿孔和血栓形成

答案: C

解析: 经导管栓塞治疗适用于大量血栓急性形成的病例。下列情况为禁忌: 有出血和易出血的病变; 有中枢神经系统障碍; 近期有外伤、手术、分娩、胸腹腔穿刺或动脉造影等; 妊娠, 有严重高血压, 肝、肾功能不全或血液系统病变; 有左心房血栓、细菌性心内膜炎。

50. 下列关于胃肠道狭窄介入治疗的叙述, 错误的是(   )。

  A. 食管狭窄、幽门梗阻、贲门失弛缓症等均适宜介入治疗

  B. 上胃肠道吻合术后 1 个月内发生吻合口狭窄者, 需再次行扩张治疗

  C. 胃肠道狭窄介入治疗最常见的并发症是扩张部位黏膜出血

  D. 导丝误入假道多发生于食管灼伤患者, 此情况发生时, 应立即停止操作, 密切
观察患者, 必要时请胸外科会诊

  E. 食管灼伤后的炎症期禁忌扩张治疗

答案: B

解析: 胃肠道狭窄扩张治疗的主要禁忌证为处于食管灼伤后的炎症期; 上胃肠道吻合术后 1 个月以内发生吻合口狭窄; 有上胃肠道恶性病变所致的梗阻, 或手术切除后复发者胃肠道狭窄介入治疗的主要并发症包括扩张部位黏膜出血、扩张时机械刺激导致的狭窄部水肿、导丝误入假道、治疗过程中产生虚脱等。

51. 左心室造影可选择的体位为(   )。

  A. 30° 左前斜位 B. 60° 右前斜位 C. 30° 右前斜位 D. 正位

  E. 左侧位

答案: C

解析: 左心室造影可取 30° 右前斜位或 60° 左前斜位。

52. 动脉导管未闭宜首选的造影方法为(   )。

  A. 左心室造影 B. 右心室造影 C. 左心房造影 D. 右心房造影

  E. 主动脉造影

答案: E

解析: 动脉导管未闭, 一般以升主动脉造影为宜, 若介入治疗仅为显示导管形态, 则行弓降部造影。婴幼儿、动脉插管有困难者或合并重度肺动脉高压者可做或只能做右心室造影或主肺动脉造影。

53. TIPSS 的适应证不包括(   )。

  A. 肝硬化门静脉高压, 近期发生过食管胃底静脉曲张破裂大出血

  B. 患者经内科治疗效果欠佳, Child 分级难以接受外科治疗

  C. 外科治疗后再出血

  D. 有难治性腹水

E. 有严重的门脉狭窄、阻塞性病变

答案:E

解析:TIPSS 为经颈静脉肝内门腔内支架分流术,是治疗肝硬化、门静脉高压症、食管胃底静脉曲张破裂出血的一种新的介入技术。适应证:有肝硬化、门静脉高压症,近期发生过食管胃底静脉曲张破裂大出血;患者虽经内科治疗效果欠佳,一般情况及 Child 分级又难以接受外科治疗;多次接受内镜硬化治疗无效或外科治疗后再出血,重度胃底静脉曲张,一旦破裂将致患者死亡;有难治性腹水,肝移植术前对消化道作预防性治疗也应列为适应证。其禁忌证:有严重的门脉狭窄、阻塞性病变;中重度肝功能异常及有肝性脑病前兆;合并靠近第一、第二肝门部位的肝癌;有难以纠正的凝血功能异常;肾功能障碍严重;有器质性心脏病,伴心功能衰竭;有感染及败血症。

54. 以下造影表现,属于左心型限制型心肌病征象的是(　　　　)。

    A. 左心室不大,亦无变形　　　　　　B. 左心室不大,但有变形

    C. 左心室增大,无变形　　　　　　　　D. 左心室增大,有变形

    E. 左心房无增大

答案:B

解析:左心型限制型心肌病造影表现为左心室不大,但有变形,主要为心尖圆钝,部分波及相邻膈面,或边缘不规则,或有浅在充盈缺损,为内膜增厚附壁血栓表现。此外,尚有心肌舒缩功能受限,二尖瓣关闭不全,左心房轻至中度增大等。

55. 房间隔缺损造影检查时,宜将导管置于(　　　　)。

    A. 上腔静脉　　　　　　　　　　　　B. 下腔静脉

    C. 右上肺静脉主干　　　　　　　　　D. 左上肺静脉主干

    E. 右心房

答案:C

解析:房间隔缺损的造影以将导管置于右上肺静脉主干为佳。

56. 动脉导管未闭 X 线造影检查,一般所取的体位为(　　　　)。

    A. 前后位和左侧位　　　　　　　　　B. 左前斜位和左侧位

    C. 右前斜位和后前位　　　　　　　　D. 左侧位和右前斜位

    E. 右侧位和左前斜位

答案:D

解析:动脉导管未闭 X 线造影一般取左侧位,亦可加照 30°～40° 右前斜位相。

57. 以下药物中,最常用于肺癌灌注治疗的是(　　　　)。

    A. 环磷酰胺　　　　B. 阿霉素　　　　C. 长春新碱　　　　D. 氟尿嘧啶

    E. 丝裂霉素

答案:A

解析:环磷酰胺在体外无抗肿瘤活性,进入体内后,在肝微粒体酶催化下分解,释出烷化作用很强的氯乙基磷酰胺,发挥抗癌作用。该药主要与 DNA 形成交叉联结等共价结合,破坏 DNA 的结构与功能,使肿瘤细胞死亡。该药的抗肿瘤谱较广,在介入治疗中

最常用于肺癌的灌注治疗。

58. 营养肺和支气管的支气管动脉多来自(　　)。

    A. 胸主动脉　　　B. 内乳动脉　　　C. 锁骨下动脉　　　D. 肺动脉

    E. 颈总动脉

答案:A

解析:支气管动脉 1～3 支多起自胸主动脉,少数起自右肋间后动脉。

59. 支气管动脉栓塞治疗大咯血,首选的栓塞剂是(　　)。

    A. 明胶海绵　　　B. PVA 颗粒　　　C. 自体血凝块　　　D. 无水酒精

    E. 弹簧钢圈

答案:A

解析:肺结核、支气管扩张所致出血引起大咯血,血管栓塞的主要目的是止血,应选用中、短期栓塞剂,如明胶海绵。恶性肿瘤、动静脉畸形、动脉瘤性出血,治疗的目的是消除病理血管,选用长期栓塞剂,如 PVA 微粒、无水乙醇。

60. 肺栓塞时,肺动脉造影的主要表现不包括(　　)。

    A. 肺动脉主干扩张　　　　　　　B. 肺动脉周围分支变细

    C. 肺动脉一支或分支内有充盈缺损　D. 某一支肺动脉分支完全阻断

    E. 某一局部肺动脉延迟充盈

答案:E

解析:肺栓塞是肺动脉分支被栓子堵塞后引起的相应肺组织供血障碍。肺动脉血管造影时,若肺动脉分支未完全阻塞,表现为充盈缺损,若肺动脉分支完全阻塞,表现为血管腔截断;继发肺动脉高压时会出现肺动脉干及大分支扩张,周围分支变细。

61. 下列关于胃癌介入治疗的叙述,错误的是(　　)。

    A. 胃动脉内化学性栓塞应用碘化油时,碘化油沉积于瘤体内,其所携带的化学药物缓慢释放,可直接作用于肿瘤细胞

    B. 胃动脉化疗药物灌注术可明显提高肿瘤区域化学药物浓度,其肿瘤细胞杀死指数明显高于其他部位,药物主要作用于瘤体本身,因而全身不良反应较少

    C. 胃癌伴远处转移是介入治疗的禁忌证

    D. 目前晚期胃癌常用的介入治疗方法有动脉内化学栓塞术或化疗药物灌注术等

    E. 胃癌术后复发及胃癌根治术后预防性动脉化学治疗患者均适宜介入治疗

答案:C

解析:胃癌介入治疗的适应证有不能外科切除的胃癌,高龄或拒绝手术患者,胃癌伴远处转移患者,胃癌术后复发患者,胃癌根治术后预防性动脉化学治疗患者。胃癌介入治疗的禁忌证有心、肝、肺、肾功能不全者,出血、凝血功能障碍者,全身广泛转移者,全身衰竭者。

62. 下列血管造影表现,属于恶性征象的为(　　)。

    A. 血管增生且粗细不均、走行不规则　B. 血管狭窄、管壁不规则

C. 血管痉挛或变细 D. 血管受压移位

E. 血管充盈中断

答案: A

解析: 血管增生且粗细不均、走行不规则是肿瘤血管的特征性表现。

63. 肺癌支气管动脉灌注化疗最严重的并发症是(   )。

A. 气胸 B. 化疗后综合征 C. 肺动脉栓塞 D. 脊髓损伤

E. 肺脓肿

答案: D

解析: 肺癌支气管动脉灌注化疗的并发症有化疗后综合征、局部出血和水肿、血管栓塞、穿刺部位局部血肿以及脊髓损伤等。脊髓损伤是最严重的并发症,表现为术中或术后2～3小时出现胸髓平面以下的感觉和运动障碍,如尿潴留、截瘫。此并发症与脊髓动脉和支气管动脉存在共干有关。损伤较轻者通过治疗能在数天内逐渐恢复,严重者发生不可逆性改变。

64. 肺癌患者再次灌注化疗的最适宜时间间隔为(   )。

A. 3～7天 B. 1～2周 C. 3～4周 D. 6周

E. 2个月

答案: C

解析: 肺癌患者再次灌注化疗的时间间隔以3～4周为宜。治疗过程中,根据患者的反应和疗效,调整用药方案和剂量。

65. 下列关于肝血管瘤介入治疗适应证的选项,错误的是(   )。

A. 肿瘤较大,邻近器官受压移位,引起明显压迫症状

B. 手术切除前准备

C. 肿瘤破裂、出血

D. 肿瘤虽小,但一般治疗对疼痛效果不佳

E. 肿瘤较大,直径大于 8 cm,引起肝包膜紧张导致疼痛

答案: E

解析: 肝血管瘤介入治疗的禁忌证有肿瘤单发或多发,病变较小(直径小于 4 cm)且趋于稳定,无临床症状;肿瘤直径大于 8 cm 或合并有动静脉瘘,不适合经皮脾内注射治疗;有血管造影禁忌证。

66. 下列关于肺穿刺的描述,错误的为(   )。

A. 肺穿刺时,正侧位摄片或透视,针尖都必须在病灶内,方可取材

B. 若用 MRI 导引行肺穿刺,不能用一般的不锈钢穿刺针

C. X 线导引穿刺,适用范围广,全身各部位都可穿刺

D. 肺穿刺时,进针点于肋间隙中间或下肋上缘

E. 垂直或水平进针,不宜斜进针

答案: C

解析: X 线导引穿刺,虽然适用范围广,但许多部位无穿刺入路。

67. 下列食管狭窄性病变,不适合单纯利用球囊成形术治疗的有(　　　)。

　　A. 术后吻合口狭窄　　　　　　　　　B. 食管癌造成的食管狭窄和并发气管瘘

　　C. 贲门失弛缓症　　　　　　　　　　D. 幽门良性梗阻

　　E. 食管炎性(包括化学性炎症)狭窄

答案: B

解析: 食管癌致食管狭窄并发气管瘘时可采用食管覆膜支架治疗。

68. 下述支架不能用于食管病变治疗的为(　　　)。

　　A. Strecker 支架　　　　　　　　　　B. Wallstent 支架

　　C. Ultraflex 食管支架　　　　　　　　D. Z 形支架

　　E. Symphony 支架

答案: E

解析: Symphony 支架为自扩式支架,用于胆管。

69. 食管狭窄支架植入术的下列并发症中,最多见的为(　　　)。

　　A. 支架阻塞　　　B. 支架移位　　　C. 食管穿破　　　D. 食管反流

　　E. 出血

答案: D

解析: 所有选项均为食管狭窄支架植入术的并发症,但食管反流的发生率最高,占20%以上。

70. 食管狭窄球囊成形术的疗效评价,错误的是(　　　)。

　　A. 对恶性肿瘤的效果比对良性肿瘤的效果好

　　B. 对短段狭窄的效果比对较长狭窄的效果好

　　C. 对多处狭窄的效果比对单处狭窄的效果差

　　D. 对严重狭窄的效果比对较轻狭窄的效果差

　　E. 球囊直径与疗效关系不大

答案: A

解析: 对恶性肿瘤的效果比对良性肿瘤的效果差。

71. 在外周静脉法 DSA 中,对比剂离开左心室的时间是(　　　)。

　　A. 4 s　　　　　　B. 6 s　　　　　　C. 8 s　　　　　　D. 10 s

　　E. 12 s

答案: C

解析: 在外周静脉 DSA 法中对比剂离开左心室的时间是 8 s。

72. 关于食管支架的选择,不正确的叙述为(　　　)。

　　A. 对恶性肿瘤导致的狭窄,选覆膜防滑式支架

　　B. 选择支架时,球囊直径比支架直径大 2～3 mm

　　C. 有食管气管瘘时,选覆膜型支架

　　D. 对贲门处的狭窄,选防反流式支架

　　E. 支架长度以较病变范围长 2～4 cm 为宜

答案:B

解析:支架的选择极为重要。用于食管的支架有多种类型:自扩式Z型、编织型、覆膜型、防滑式以及防反流式等。对于食管癌,为防止肿瘤长入支架腔内,以覆膜防滑式支架为佳。治疗食管气管瘘时,必须用覆膜型支架。良性狭窄植入支架后易移位,故以防滑支架为宜。支架直径一般选用16~25 mm,以18~20 mm为常用,但要根据患者的具体病变情况而定,支架长度应比病灶两端均超出2 cm以上。选择支架时,球囊直径比支架直径小2~3 mm。

73. 房间隔缺损心脏造影表现,不正确的是( )。

    A. 右心房增大   B. 左心室增大

    C. 导管经间隔缺损进入左心房   D. 右心房造影可见分流

    E. 左心房提前显影

答案:B

解析:房间隔缺损时心脏造影可见导管经缺损处进入左心房,当右心房压力升高并高于左心房压力时,右心房造影可见分流,左心房提前显影。

74. 法洛四联症的右心造影表现为( )。

    A. 收缩期左心室提早显影   B. 透视下见双向分流

    C. 升主动脉扩张   D. 漏斗部狭窄多呈管状

    E. 以上均正确

答案:E

解析:法洛四联症的右心造影可见收缩期左心室及主动脉提早显影,透视下可见双向分流,主动脉骑跨在室间隔之上,升主动脉弓扩张漏斗部狭窄多较长,呈管状,如果为瓣膜狭窄,在收缩期呈鱼口状突向肺动脉,肺动脉干及左右分支常较细小。

75. 主动脉夹层的X线造影检查可显示( )。

    A. 夹层范围和病变全貌   B. 对比剂通过破口喷射

    C. 对比剂通过破口外溢   D. 内膜片表现为线状负影

    E. 以上均正确

答案:E

解析:X线血管造影可观察主动脉夹层的范围和病变全貌。碘对比剂在真腔通过主动脉管壁破口喷射、外溢或壁龛样突出。当碘对比剂进入假腔后,在真、假腔之间可见线条状负影,为内膜片;有时见充盈缺损,为附壁血栓。约30%的病例可见再破口,对比剂回入真腔。

76. 心肌梗死冠状动脉造影可表现为( )。

    A. 冠状动脉狭窄   B. 冠状动脉粥样硬化

    C. 冠状动脉内血栓形成   D. 冠状动脉瘤

    E. 以上均正确

答案:E

解析:心肌梗死的冠状动脉造影检查可见以下表现。① 冠状动脉狭窄,多为偏心性狭窄,又可分为局限型和弥漫型;② 冠状动脉闭塞,表现为远端无前向血流,或者血管腔几乎闭塞,仅见微弱而缓慢的血流经过狭窄处,成为功能性闭塞或次全闭塞;③ 粥样硬化斑块溃疡,表现为血管局部不规则,可见小龛影;④ 冠状动脉血栓形成,表现为充盈缺损;⑤ 冠状动脉瘤,表现为管腔局限型扩张;⑥ 冠状动脉夹层,表现为动脉内膜部分剥离,形成细线状透明影。

77. 扩张型心肌病的心腔造影表现不正确的是( )。

    A. 心腔扩张

    B. 碘对比剂滞留

    C. 心肌收缩功能普遍正常

    D. 不同心动周期的心室腔大小无明显变化

    E. 不同心动周期的心室腔形态无明显变化

答案: C

解析: 扩张型心肌病的心腔造影表现为心腔扩张、对比剂滞留、收缩功能普遍性减弱,不同心动周期心室腔的大小和形态无明显变化。

78. 下列关于肥厚型心肌病的 X 线造影表现,正确的是( )。

    A. 左心室流出道呈"倒锥形"狭窄   B. 心脏变形、缩小

    C. 左心室收缩功能增强   D. 多伴二尖瓣关闭不全

    E. 以上均正确

答案: E

解析: 肥厚型心肌病 X 线造影的典型表现为左心室流出道呈"倒锥形"狭窄,心脏变形、缩小,可呈砂钟样、鞍背样或芭蕾舞足样;在舒张、收缩期大多数病例心腔大小和形态变化明显,说明左心室收缩功能增强;二尖瓣关闭不全见于 $50\% \sim 90\%$ 的病例,多呈轻至中度;冠状动脉及其分支正常或轻度扩张,这是排除冠心病的主要依据。

79. 肺动脉栓塞 DSA 的直接征象包括( )。

    A. 肺动脉腔内充盈缺损   B. 出现双轨征

    C. 肺动脉主干阻塞   D. 肺动脉分支狭窄

    E. 以上均正确

答案: E

解析: 肺动脉栓塞 DSA 的直接征象包括肺动脉腔内充盈缺损;出现双轨征;肺动脉主干或分支阻塞和狭窄;肺动脉管壁不规则,凹凸不平。

80. 限制型心肌病心血管造影表现为( )。

    A. 右心室舒张、收缩功能消失   B. 右心室流入道变形

    C. 右心室流出道扩张   D. 收缩期对比剂向右心房反流

    E. 以上均正确

答案: E

解析: 限制型心肌病造影表现分为右心型、左心型和双心室型。右心型表现为右心室闭塞,流入道挛缩变形,而流出道扩张,右心室收缩、舒张功能消失,收缩期对比剂向右心

房反流,提示三尖瓣关闭不全,右心房扩张,对比剂排空延迟。有些病例在心房耳部可见附壁血栓肺动脉分支纤细,充盈延迟。

81. 心内膜垫缺损造影可显示其特征性"鹅颈征"的体位是(　　　)。

    A. 右侧位　　　　B. 左前斜位　　　　C. 右前斜位　　　　D. 左侧位

    E. 以上均不正确

答案: C

解析: 正位和右前斜位左心室造影是显示心内膜垫缺损的特征性表现"鹅颈征"的最佳位置。

82. 肺癌支气管动脉造影的异常表现不包括(　　　)。

    A. 支气管动脉迂曲扩张　　　　　　B. 血管增生

    C. 对比剂外渗　　　　　　　　　　D. 支气管动脉与肺循环分流

    E. 支气管动脉起源异常

答案: E

解析: 肺癌支气管动脉造影的异常表现包括支气管动脉迂曲扩张、血管增生、对比剂外渗、支气管动脉与肺循环分流、血管狭窄或闭塞。

83. 支气管动脉造影检查的适应证不包括(　　　)。

    A. 支气管肺癌的灌注化疗和栓塞治疗

    B. 原因不明的咯血

    C. 肺部球形病灶的诊断和鉴别诊断

    D. 肺大疱的诊断

    E. 肺部血管畸形的诊断

答案: D

解析: 支气管动脉造影检查适用于有异常血供的新生物和血管畸形的诊断、鉴别诊断,以及肺癌的灌注化疗及栓塞治疗。对肺大疱做 CT 检查即可明确诊断,无须支气管动脉造影检查。

84. 肺癌支气管动脉灌注化疗的并发症不包括(　　　)。

    A. 局部出血、水肿　　　　　　　　B. 化疗后综合征

    C. 穿刺部位局部血肿　　　　　　　D. 脊髓损伤

    E. 气胸

答案: E

解析: 肺癌支气管动脉灌注化疗的并发症有化疗后综合征,局部出血、水肿,血管栓塞,穿刺部位局部血肿,脊髓损伤等。此治疗方法乃经血管进入,并不损伤胸壁,所以不会形成气胸。

85. 下列疾病采取的介入治疗方法,不正确的是(　　　)。

    A. 对晚期中央型肺癌采用肿瘤供血动脉栓塞治疗

    B. 对急性大咯血(250 mL)采用支气管动脉栓塞治疗

    C. 对右下肢深静脉血栓并肺栓塞采用局部溶栓、碎栓治疗及下腔静脉滤器植入术

D. 对大叶性肺炎采用支气管动脉内药物灌注治疗

E. 对肺动静脉瘘采用经导管栓塞治疗

答案: D

解析: 大叶性肺炎是常见的肺部炎性病变,经临床内科规范抗生素治疗即可痊愈,无须介入治疗。

86. 肺栓塞溶栓治疗的禁忌证为( )。

A. 有出血和易出血史 B. 最近有外伤、手术史

C. 中枢神经系统障碍 D. 心、肾功能损害

E. 以上均正确

答案: E

解析: 肺栓塞溶栓治疗的禁忌证如下。① 有出血和易出血的病变;② 中枢神经系统障碍;③ 最近有外伤、手术、分娩、活检、胸腹腔穿刺或动脉造影等;④ 妊娠,有严重高血压,肝、肾功能不全或有血液系统疾病;⑤ 有左心房血栓、细菌性心内膜炎。

87. 肺癌支气管动脉化疗的适应证不包括( )。

A. 肺癌晚期不能手术,无远处转移

B. 肺癌并严重肝功能损害

C. 肺癌手术治疗前局部化疗

D. 肺癌术后复发

E. 肺癌并肾功能正常

答案: B

解析: 肺癌支气管动脉化疗的适应证有肺癌晚期不能手术,无远处转移;肺癌手术治疗前局部化疗;肺癌术后复发。肺癌并肝、肾、心功能不全则属于禁忌证。

88. 下列关于肺栓塞的说法,不正确的是( )。

A. 常见的肺栓塞栓子为深静脉脱落的血栓

B. 肺栓塞的病因包括久病卧床、妊娠、大手术、心功能不全等

C. X线胸片难以发现早期病变,不可用于肺栓塞的疗效观察

D. CTPA 肺动脉内栓子的显示是诊断肺栓塞的可靠直接征象

E. DSA 可满意显示肺栓塞的情况,是诊断此病的首选检查方式

答案: E

解析: 肺动脉较大分支栓塞或多发性小分支栓塞,X线平片可出现肺段性分布的局限性肺纹理稀疏,而较小分支栓塞即使临床症状典型并经血管造影证实,但 X 线表现仍可正常,所以 X 线不可用作肺栓塞的随访观察。DSA 虽可观察肺栓塞的详细情况并进行溶栓治疗,但有一定风险,且费用较高,多用于 CT 肺动脉造影(CTPA)确诊的肺栓塞者。

89. 下列关于原发性肝细胞癌介入治疗的叙述,错误的是( )。

A. 动静脉瘘是原发性肝细胞癌的较特异性的表现,门静脉癌栓、线样征或条纹征的出现更具有诊断意义

B. 原发性肝细胞癌占据肝脏的 70% 以上,不宜行手术治疗,需行 TACE 治疗

C. 栓塞后综合征是栓塞治疗后常出现的并发症,是自限性的

D. 与栓塞剂有关的并发症有异位栓塞胆囊动脉、胰十二指肠动脉、肋间动脉等

E. 原发性肝细胞癌在血管造影中形成的血管湖形态较规则,大小不一,消失得较慢

答案:B

解析:TACE 的绝对禁忌证包括严重黄疸,大量腹水,严重肝、肾功能不全或重度肝硬化,全身状况极度不良或恶病质;原发性肝细胞癌占据肝脏的 70%以上;门静脉主干完全阻塞,且无侧支循环形成。

90. 肺活检术的禁忌证是( )。

    A. 肺动静脉畸形   B. 重度呼吸功能障碍

    C. 肺大疱伴限制性通气障碍   D. 肺动脉高压、肺心病

    E. 以上均正确

答案:E

解析:经皮穿刺肺活检的主要禁忌证:① 患者不能控制咳嗽或不配合;② 有出血倾向的患者;③ 穿刺针经过的部位有大疱性肺气肿;④ 患有严重的肺动脉高压;⑤ 一侧已经做过全肺切除或一侧为无功能肺,而另一侧肺内病变做穿刺活检,有肺内阴影,怀疑棘球囊肿、动脉瘤或动静脉畸形;⑦ 其他,如心肺储备功能极差。

91. 肺穿刺活检术的注意事项包括( )。

    A. 进针点位于肋间隙中间或肋上缘   B. 垂直或水平进针,不宜斜进针

    C. 正侧位透视,针尖必须位于病灶内   D. 调整方向,应退至胸膜下再进针

    E. 以上均正确

答案:E

解析:肋下缘有肋间动脉走行,因此要避开;多次通过胸膜及叶间裂会使气胸的发生率明显升高。

92. 关于下腔静脉滤器的描述,不正确的是( )。

    A. 治疗机制是将下腔静脉横截面分割成若干小的几何形态,保证血流通畅并阻挡血栓

    B. 盆腔及下肢外科手术前存在盆腔及下肢深静脉血栓的患者,可放置临时或永久下腔静脉滤器

    C. 双侧下肢深静脉血栓患者或下腔静脉远端血栓患者可选取右侧颈静脉入路

    D. 滤器通常释放于双侧肾静脉开口水平以上下腔静脉内

    E. 并发症包括再发肺动脉栓塞、腔静脉闭塞、滤器移位和腔静脉血管壁损伤/穿孔

答案:D

解析:下腔静脉滤器尖端应定位于肾静脉开口水平以下 1～2 cm 处,释放滤器,使之位于肾静脉和髂静脉之间的下腔静脉内。

93. 食管支架置入术的禁忌证是( )。

A. 食管气管瘘　　　　　　　B. 食管癌术后吻合口狭窄

C. 原发性食管癌　　　　　　D. 食管狭窄

E. 肾衰竭

答案: E

解析: 心、肾功能衰竭为食管支架置入术的禁忌证。

94. 食管狭窄支架置入术的注意事项不包括(　　　)。

A. 支架要超过病灶上、下端 10 mm

B. 在扩张前一定要证实导丝、导管在管腔内

C. 术后立即造影复查,观察有无穿孔,支架有无移位、张开情况

D. 若支架扩张不满意,可用球囊再扩张支架

E. 不宜将支架放置得过高,应在距离环状软骨 3 cm 以上

答案: A

解析: 食管支架应超过病灶上、下端 20～30 mm。

95. 支气管内支架成形术的近期并发症是(　　　)。

A. 暂时性声音嘶哑　　　　　B. 化脓性支气管炎

C. 气管再狭窄　　　　　　　D. 支架移位或脱落

E. 以上均不正确

答案: A

解析: 化脓性支气管炎、气管再狭窄、支架移位或脱落属于远期并发症。

96. 食管球囊扩张术的注意事项不包括(　　　)。

A. 支架置入术后即可进食黏稠、长纤维食物

B. 确保球囊在食管腔内

C. 需在透视下进行

D. 球囊扩张时应嘱患者屏气

E. 扩张时应缓慢加压

答案: A

解析: 支架置入术后暂时不能进食黏稠、长纤维食物。

97. 下腔静脉滤器植入的适应证不包括(　　　)。

A. 复发性肺栓塞

B. 胡桃夹综合征

C. 盆部静脉内有自由漂浮的血栓

D. 某些手术有可能导致肺栓塞,术前预防放置

E. 肺栓塞禁忌抗凝治疗或抗凝治疗有严重并发症

答案: B

解析: 下腔静脉滤器植入主要用于预防和治疗下肢、盆腔静脉脱落血栓造成的肺栓塞,这类肺栓塞包括复发性肺栓塞、禁忌抗凝治疗或抗凝治疗有严重并发症的肺栓塞;用于盆部静脉内有有自由漂浮的血栓病例,某些手术可能导致肺栓塞,术前预防放置;用于

下肢深部静脉发生脓毒性血栓性静脉炎,以及下肢深静脉血栓形成的癌症患者。

98. 下列碘对比剂,不适用于心血管造影的是(　　　)。

　　A. 碘海醇　　　　B. 碘化油　　　　C. 碘普罗胺　　　　D. 碘佛醇

　　E. 碘克沙醇

　　答案:B

　　解析:目前心血管造影时主要应用非离子型对比剂,如碘海醇、碘普罗胺、碘佛醇、碘克沙醇等。碘化油为非水溶性阳性对比剂,注入人体内后由于能比周围软组织结构吸收更多 X 线,从而在 X 线照射下形成密度对比,显示出所在腔道的形态结构,适用于腮腺、颌下腺等,不能用于心血管造影。

99. 气管支架的选择原则是(　　　)。

　　A. 支架直径与正常气管直径一致

　　B. 支架直径小于正常气管直径 1～2 mm

　　C. 支架直径大于最狭窄处直径 1～2 mm

　　D. 支架直径较正常气管直径稍大,一般比例是 1.2:1,长度应超出狭窄段上、下
　　　　两端各 1.0 cm 左右

　　E. 支架直径与最狭窄处直径一致

　　答案:D

　　解析:气管支架用于各种原因引起的大气道狭窄、气管软化及气道瘘失去手术机会时。选用原则是支架直径较正常气管直径稍大,比例一般是 1.2:1,长度应超出狭窄段上、下两端各 1.0 cm 左右。

100. 主动脉瘤在主动脉造影时的表现,不正确的是(　　　)。

　　A. 出现双腔改变影像

　　B. 主动脉局限性扩张

　　C. 主动脉增宽、延长、迂曲

　　D. 升主动脉根部动脉瘤可伴主动脉瓣关闭不全

　　E. 真性动脉瘤表现为囊状、梭形或混合扩张

　　答案:A

　　解析:双腔改变影像为主动脉夹层的表现。

101. 食管癌内支架植入术的并发症为(　　　)。

　　A. 食管破裂　　　B. 支架放置失误　　C. 术后移位　　　　D. 支架再狭窄

　　E. 以上都是

　　答案:E

　　解析:食管癌内支架植入主要用于食管癌引起的食管狭窄而造成严重进食障碍和食管支气管瘘。食管破裂为一种并发症。

102. 目前 MRI 对(　　　)没有重要诊断价值。

　　A. 胃肠道疾病　　　　　　　　　　　　B. 脊髓与椎间盘病变

　　C. 脑脱髓鞘病变　　　　　　　　　　　D. 脑干与幕下区病变

E. 眶内肿瘤

答案：A

解析：MRI 对显示中枢神经系统疾病有较大的优势,对软组织分辨率高,但是对中空器官显示不佳。

103. 下列胃肠道疾病中,(　　)不是介入治疗的适应证。

    A. 食管狭窄　　　　　　　　　　B. 幽门梗阻

    C. 贲门失弛缓症　　　　　　　　D. 吻合术后吻合口狭窄

    E. 食管灼伤急性期

答案：E

解析：食管灼伤急性期由于食管壁坏死,肉芽组织形成,插入导管时,容易造成穿孔或更严重的狭窄。

104. 介入放射学中使用穿刺针的主要目的包括(　　)。

    A. 吸入药物　　B. 抽吸容物　　C. 导入导管　　D. 建立通道

    E. 以上均正确

答案：E

解析：穿刺针是介入放射学最基本器材,用于建立操作通道。

105. 下列情形中,属于上消化道狭窄扩张禁忌证的是(　　)。

    A. 外伤引起的食管瘢痕性狭窄

    B. 食管先天性狭窄

    C. 贲门失弛缓症的姑息治疗

    D. 十二指肠溃疡引起的瘢痕性狭窄或梗阻

    E. 胃癌术后吻合口肿瘤复发引起的狭窄

答案：E

解析：食管灼伤后炎症期,一个月以内由于食管壁坏死,肉芽组织形成,插入导管时,容易造成穿孔或更为严重的狭窄。上消化道吻合术后 1 个月以内发生吻合口狭窄,不能施行扩张治疗。上消化道恶性病变所致的梗阻或手术切除后复发病例,原则上属于禁忌证。

106. 下列器官外伤性出血,不适用于血管内栓塞治疗的是(　　)。

    A. 外伤性脾破裂性出血　　　　　B. 骨盆骨折所致的直肠破裂出血

    C. 外伤性肾破裂出血　　　　　　D. 骨盆骨折所致的盆腔大出血

    E. 外伤性肝破裂出血

答案：B

解析：身体各部分闭合性和贯通性外伤性出血均可用血管内栓塞治疗,包括肝、脾、肾外伤性破裂出血,骨盆骨折所致腹膜后大出血等。

107. 关于介入放射学,下列叙述不正确的是(　　)。

    A. 以影像诊断为基础

    B. 须通过医学影像诊断设备的引导而进行

C. 通过利用穿刺针、导管及其他介入器材对疾病进行治疗

D. 通过采集组织学、细菌学及生理、生化资料对疾病进行诊断

E. 是一种无创的治疗方法

答案:E

解析:介入放射学是以影像诊断为基础,在医学影像诊断设备的引导下,利用穿刺针、导管及其他介入器材,对疾病进行治疗或采集组织学、细菌学及生理、生化资料进行诊断的学科,是一种有创的检查和治疗方法。

108. 下列影像诊断设备中,(　　)可作为介入放射学的导引设备。

A. X线透视　　　B. DSA　　　　　C. 超声成像　　　　D. CT

E. 以上均正确

答案:E

解析:除了上述检查方法外,磁共振检查也可以配合介入设备进行引导。

109. 下列关于数字减影血管造影的描述,错误的是(　　)。

A. 提高了空间分辨力

B. 消除了肌肉、骨骼等造成的重叠伪影

C. 可进行多种后处理,提供更多诊断信息

D. 图像数字化便于储存和传输

E. 可达到实时显影

答案:A

解析:数字减影血管造影的优势是实时显影,但无法提高空间分辨力。

110. 下列关于介入器材的描述,错误的是(　　)。

A. 穿刺针以"G"作为单位,其前号码越大,针越粗

B. 导管管径的规格用周长对应的数字(毫米)来表示

C. 导丝可对导管起引导和支持作用

D. 导管鞘可避免导管反复出入组织或管壁对局部造成损伤,还可减少血管迂曲等造成的导管操作困难

E. 金属支架既可用于血管系统,也可用于非血管系统

答案:A

解析:穿刺针以"G"作为单位,其前号码越大,针越细;导管管径的规格用周长对应的数字(毫米)来表示;金属支架可用于血管系统及非血管系统。

111. 属于经股动脉穿刺插管并发症的是(　　)。

A. 血管内膜剥离　　　　　　　　B. 穿刺部位血肿

C. 股动脉痉挛　　　　　　　　　D. 假性动脉瘤

E. 以上全对

答案:E

解析:经股动脉穿刺后的并发症主要是血栓形成、假性动脉瘤、动静脉瘘、血肿、股动脉痉挛、血管迷走反射、血管内膜剥离。

112. 下列关于 Seldinger 技术的描述,不正确的是(　　)。

A. 股动脉是最常选用的动脉穿刺部位

B. 动脉穿刺时穿刺针进入血管后,针尾血流不畅,其色鲜红,表示穿刺针进入动脉

C. 动脉穿刺时穿刺针进入血管后,血流喷出顺利,但导丝进入有明显阻力或无法送入,则多为针尖顶在血管壁上

D. 动脉穿刺时穿刺针进入血管后,针尾血流不畅,其色暗红,表示穿刺针未完全进入血管腔

E. Seldinger 技术的并发症包括局部血栓形成或栓塞、出血或形成血肿等

答案:D

解析:Seldinger 技术即经皮穿刺技术。动脉穿刺时穿刺针进入血管后,针尾血流不畅,其色鲜红,表示穿刺针进入动脉,其色暗红,表示穿刺针进入静脉。

113. 经导管血管栓塞术常用的栓塞物有(　　)。

A. 自体血块　　　　　　　　　B. 明胶海绵

C. 聚乙烯醇　　　　　　　　　D. 异丁基-2-氰丙烯酸盐

E. 以上均正确

答案:E

解析:常用栓塞物质如下。① 生物栓塞物质:血凝块、冻干硬脑膜。② 海绵类:吸收性明胶海绵、聚乙烯醇颗粒。③ 簧圈类:不锈钢圈、微型铂金丝圈。④ 可脱落球囊:Serbinenko 球囊、Debrun 球囊。⑤ 组织坏死剂:无水乙醇、鱼肝油酸钠。⑥ 微粒、微球、微囊类:微球、氧化纤维、微纤维胶原、聚丙烯腈、真丝微粒与线段、葡聚糖凝胶、丝裂霉素葡聚糖、顺铂-乙基纤维。⑦ 碘油。⑧ 中药类:白及、鸦胆子油微囊。⑨ 黏胶类。

114. 目前常用的中期栓塞材料有(　　)。

A. 明胶海绵　　　B. 聚乙烯醇　　　　C. 不锈钢圈　　　　D. 无水酒精

E. 以上均不正确

答案:A

解析:各类栓塞剂如下。

(1)短期栓塞剂:如自体血栓。

(2)中期栓塞剂:如明胶海绵颗粒。

(3)长期栓塞剂:如医用胶。

115. 介入方法控制出血常应用于(　　)。

A. 外伤性出血　　　　　　　　B. 胃食管静脉曲张出血

C. 肿瘤出血　　　　　　　　　D. 溃疡出血

E. 以上均正确

答案:E

解析:介入方法控制出血对前 4 个选项的病变均有效。

116. 下列诊疗技术中,属于血管介入术内容的是(　　)。

    A. 经皮穿刺活检术 　　　　　　B. 肝癌介入化疗栓塞

    C. 食管球囊扩张术 　　　　　　D. 灭能术

    E. 以上均不正确

答案:B

解析:肝癌介入化疗栓塞属于血管介入术。

117. 介入放射学常用的血管扩张药包括(　　)。

    A. 血管紧张素　　B. 加压素　　　　C. 肾上腺素　　　　D. 妥拉苏林

    E. 以上均不正确

答案:D

解析:妥拉苏林属于血管扩张药。

118. 介入放射学中常用的血管收缩剂是(　　)。

    A. 前列腺素　　　B. 肾上腺素　　　C. 器栗碱　　　　　D. 妥拉苏林

    E. 以上均不正确

答案:B

解析:肾上腺素属于血管收缩药。

119. 关于动脉 DSA(IA-DSA)的描述,错误的是(　　)。

    A. 对比剂用量大,浓度高

    B. 稀释的对比剂减少了患者不适,从而减少了移动性伪影

    C. 血管相互重叠少

    D. 明显改善小血管的显示

    E. 灵活性大,便于介入治疗

答案:A

解析:IA-DSA 对比剂用量少,浓度低。

120. 关于静脉 DSA(IV-DSA)的描述,错误的是(　　)。

    A. 需要对比剂浓度高

    B. 需要对比剂剂量大

    C. 对比剂到达兴趣区前会被稀释

    D. 显影血管相互重叠少,小血管显示清晰

    E. 并非无损伤性,特别是中心静脉法

答案:D

解析:IV-DSA 显影血管相互重叠较多,对小血管显示不满意。

121. 下列选项中,不属于非血管内介入治疗技术的是(　　)。

    A. 经皮肝穿刺胆道引流术

    B. 肝肾囊肿硬化治疗

    C. 经皮肾穿刺引流术及输尿管成形术

    D. 球囊血管成形术

E. 取石术

答案:D

解析:非血管内介入治疗是指没有进入人体血管系统,在影像设备的检测下直接经皮肤穿刺至病灶,或经人体现有的通道进入病灶,对病灶治疗的方法包括各种经皮活检术、各种非血管性腔道成形术、实体瘤局部灭能术、引流术、造瘘术及椎间盘突出介入治疗等。球囊血管成形术属于血管内介入治疗。

122. 按照阻塞血管时间的长短,明胶海绵属于( )栓塞剂。

A. 长期　　　　B. 中长期　　　　C. 中期　　　　D. 中短期

E. 短期

答案:C

解析:明胶海绵属中期栓塞材料,闭塞血管时间为数周至数月。

123. 影响单纯球囊成形术血管长期开放、通畅的主要原因是( )。

A. 再扩张　　B. 血栓形成　　C. 血管闭塞　　D. 血管再狭窄

E. 血管钙化

答案:D

解析:单纯球囊成形术的远期并发症主要是血管腔再狭窄,血管腔越小,狭窄段越长,再狭窄的发生率越高。

124. 肝活检术多数采用的穿刺体位是( )。

A. 侧卧位　　B. 俯卧位　　C. 斜位　　D. 仰卧位

E. 侧位

答案:D

解析:大多数患者取仰卧位,偶尔也可能取斜位、侧卧位或俯卧位。

125. 下列关于经皮肾穿刺造瘘术的叙述,错误的是( )。

A. 适用于肾后梗阻的引流与减压,尿液改道,经皮肾镜检查、输尿管镜活检术的术前、术后,上尿路结石的处理等

B. 对经皮肾穿刺造瘘术造成的肾盂积脓或肾脏感染,可用1∶1 000的新霉素溶液、0.5%～1%的醋酸按肾盂容量每日做3～4次定期冲洗

C. 20%～70%的患者术后会出现发热,一般48小时内自行消退

D. 梗阻解除后,若患者发生多尿,为自然现象,无须特殊处理

E. 肾结核、肾周脓肿、肾肿瘤等均为本术式的禁忌证

答案:D

解析:经皮肾穿刺造瘘术的并发症有出血,一般量少,采用下极后外侧经肾实质穿刺,可减少肾动脉损伤的机会,少量出血,定期冲洗,以免血块堵塞,静脉渗血,可采用夹闭引流导管收集系统内形成血块,起填塞作用而止血。肾盂积脓或肾脏感染,可用1∶1 000的新霉素溶液、0.5%～1%的醋酸按肾盂容量每日做3～4次定期冲洗。在梗阻解除后,若发生多尿,则应密切观察肾功能、电解质,及时补充液体及电解质。如果出现大出血,放置造瘘引流管后仍可采取夹闭导管封闭止血,也可放置球囊导管膨胀压迫止

血,或进行血管栓塞术止血,如均无效,则应及时手术止血。上尿路肾脏损伤穿孔,可放置造瘘管引流,通常 1～2 天可封闭。20％～70％的患者术后出现发热,一般在 48 小时内自行消退。如果出现败血症,则在引流术后行全身抗生素治疗。

126. 胰腺癌介入治疗的禁忌证不包括(　　)。

    A. 恶病质患者　　　　　　　　　　B. 严重肝、肾功能障碍

    C. 严重凝血功能异常　　　　　　　D. 大量腹水

    E. 伴有梗阻性黄疸的胰腺癌

答案:E

解析:伴有梗阻性黄疸的胰腺癌为介入治疗的适应证。

127. 胃癌介入治疗的适应证不包括(　　)。

    A. 不能外科切除　　　　　　　　　B. 胃癌伴远处转移

    C. 胃癌术后复发　　　　　　　　　D. 胃癌伴心功能不全

    E. 胃癌根治术后预防性动脉化学治疗

答案:D

解析:胃癌伴心功能不全是胃癌介入治疗的禁忌证。

128. 巴德-吉亚利综合征介入治疗的并发症不包括(　　)。

    A. 心律失常　　　　　　　　　　　B. 血管破裂大出血

    C. 肝穿刺道出血　　　　　　　　　D. 支架移位

    E. 感染

答案:E

解析:巴德-吉亚利综合征曾称布-加综合征。感染不是其介入治疗并发症。

129. 门脉高压介入治疗术后的并发症不包括(　　)。

    A. 肝性脑病

    B. 低蛋白血症

    C. 肝细胞性黄疸

    D. 合并近第二肝门肝癌患者治疗后出现转移症状

    E. 脊髓损伤

答案:D

解析:近肝门肝癌为介入治疗的禁忌证,对该病不应行此治疗,所以选项 D 不是其术后并发症。

门脉高压介入治疗术后并发症有肝性脑病、低蛋白血症、肝细胞性黄疸、肝右叶萎缩、脊髓损伤。

130. 治疗肾癌常用的栓塞方法为(　　)。

    A. 明胶海绵栓塞法　　　　　　　　B. 无水酒精栓塞法

    C. 弹簧圈栓塞法　　　　　　　　　D. 碘化油栓塞法

    E. 以上均正确

答案:E

解析: 治疗肾癌的栓塞物质包括临时性和永久性栓塞物质,前者包括自体血凝块、明胶海绵、丝裂霉素微球或微囊、碘化油等,后者包括弹簧钢圈、PVA 颗粒、无水乙醇、中药白及粉等。

131. 关于消化道出血灌注止血药物,正确的是( )。

    A. 肾上腺素   B. 利多卡因   C. 罂粟碱   D. 血管加压素

    E. 以上都不是

答案: D

解析: 血管加压素是缩血管药物,可使局部血管强烈收缩以暂时性减少血流,并降低灌注压,同时也可使局部肠管收缩,达到减少出血部位血流和促进出血血管局部血栓形成的目的。

132. 消化道出血患者血管造影出现阳性征象时,病灶出血速度至少为( )。

    A. 0.3 mL/min   B. 0.4 mL/min

    C. 0.5 mL/min   D. 2 mL/min

    E. 3 mL/min

答案: C

解析: 当出血速度达到 0.5～3 mL/min 时,X 线造影检查即可显示对比剂外溢。

133. ( )不是胆管狭窄行球囊扩张与支架置入术的禁忌证。

    A. 明显出血倾向   B. 大量腹水

    C. 肝功能衰竭   D. 胆管广泛狭窄者

    E. 胆管良性狭窄

答案: E

解析: 胆管良性狭窄为胆管狭窄行球囊扩张与支架置入术的适应证。

134. 治疗消化道出血较为理想的栓塞材料是( )。

    A. 钢圈   B. 自体血凝块   C. PVA   D. 明胶海绵

    E. 氧化纤维素

答案: D

解析: 明胶海绵可按需裁剪成条状及颗粒状,经导管注入,除了可阻塞较大口径动脉外,还可阻塞较小的动脉。它多用于栓塞肿瘤、血管性疾病和控制出血。明胶海绵可被机体完全吸收,闭塞血管时间一般为 2～4 周。

135. 应用球囊扩张术治疗贲门失弛缓症时选用球囊的直径是( )。

    A. 2 cm   B. 2.5 cm   C. 3～4 cm   D. 4 cm 以上

    E. 以上均可

答案: C

解析: 一般球囊扩张用 2 cm 直径的球囊,治疗贲门失弛缓症可用 3～4 cm 直径的球囊。

136. 经皮肝穿刺胆道引流术的注意事项中,错误的是( )。

    A. 急性化脓性胆管炎常伴有脱水症状,不必进行处理

B. 如果急性化脓性胆管炎伴有低血压,应予纠正

C. 若左、右肝管均梗阻,最好分别穿刺、插管引流

D. 一旦发现引流管脱出,应立即重新放置

E. 注意监测生命体征和症状的变化

答案: A

解析: 急性化脓性胆管炎通常伴有脱水症状,穿刺引流术前应予以全身水化、抗炎治疗并加用肾上腺皮质激素。

137. 下列关于肾癌介入治疗的叙述,错误的是(   )。

A. 常用明胶海绵栓塞法,将明胶海绵剪成 1~2 mm 的颗粒,与对比剂混合经导管注入;或将明胶海绵剪成约 2 mm×20 mm 的长条,用 2 mL 注射针筒逐个注入或由导丝推送至靶血管

B. 碘化油栓塞剂为永久性栓塞剂,多与抗癌药物粉剂混合成混悬剂,注入瘤靶动脉内,起到化疗与栓塞的共同作用

C. 无水酒精栓塞法为永久性长效栓塞法,对靶动脉及所属分支均起到永久性闭塞作用,酒精的用量取决于肿瘤大小和需栓塞的范围

D. 弹簧圈为近端永久栓塞材料,根据靶血管选择适宜规格的弹簧圈,所用导管内径应与弹簧圈型号相同

E. 并发症为栓塞后综合征、肾脓肿和败血症及肾外非靶器官栓塞等

答案: B

解析: 40%的碘油乳剂属于远端中长效栓塞剂,多与抗癌药物粉剂混合成混悬剂,注入瘤靶动脉内,起到化疗与栓塞的共同作用。

138. 下列关于男性泌尿生殖系统介入治疗的叙述,错误的是(   )。

A. 前列腺分为前叶、中叶、后叶及两侧叶,中叶及两侧叶常有增生肥大,严重者压迫尿道造成梗阻,是前列腺肥大介入治疗的适应证

B. 精索静脉曲张的常见并发症有炎症、球囊游离导致肺栓塞及精索内静脉穿孔等

C. 膀胱癌介入治疗的适应证为膀胱癌不能手术切除、手术后复发及膀胱癌并发不可控制的出血

D. 严重或复发的泌尿系统感染、尿道严重瘢痕狭窄为前列腺肥大介入治疗的禁忌证

E. 精索静脉曲张,使用硬化剂栓塞时,硬化剂进入阴囊静脉,可引起静脉炎,出现疼痛

答案: A

解析: 凡明确诊断为前列腺肥大而具有梗阻症状,尤其伴有严重高血压、心脏病、肝和肾功能不全、不能耐受手术及生存期有限均为前列腺肥大介入治疗的适应证。有膀胱或前列腺癌、严重或复发的泌尿系统感染、严重精神障碍、尿道严重瘢痕狭窄、前列腺中叶肥大、各种原因的神经源性膀胱、糖尿病或出血性疾病等为前列腺肥大介入治疗的禁

忌证。

139. 以下药品中(　　)不属于细胞周期特异性药物。

    A. 氟尿嘧啶　　　　B. 长春新碱　　　　C. 甲氨蝶呤　　　　D. 亚硝脲类

    E. 顺氨氯铂

答案:E

解析:顺氨氯铂简称顺铂,为细胞周期非特异性药物。

140. 肾囊肿介入治疗的可能并发症有(　　)。

    A. 腰部疼痛　　　　　　　　　　B. 镜下血尿及发热

    C. 肾破裂　　　　　　　　　　　D. 肾周围脓肿

    E. 以上均正确

答案:E

解析:A 属于不良反应,出现者不足 10%,休息后症状可渐消失;B 为一般并发症,可自行消失;C、D 为严重并发症,少见,对症治疗有效。

141. 不属于肝细胞癌的介入治疗方式的是(　　)。

    A. TAE　　　　　　B. PTA　　　　　　C. TAI　　　　　　D. 微波治疗

    E. 门静脉化疗栓塞

答案:B

解析:PTA 为经皮腔内血管成形术,可用于四肢动脉、内脏动脉或静脉、人造或移植血管狭窄或闭塞的再通治疗。

142. 肝癌患者行介入栓塞化疗术最常用的栓塞剂是(　　)。

    A. NBCA 胶　　　　　　　　　　B. 38% 的碘化油

    C. 40% 的碘苯酯　　　　　　　　D. 60% 的泛影葡胺

    E. 40% 的 Gd-DTPA

答案:B

解析:碘化油为含碘油剂,有较高的黏滞度,并可被乳化成微滴,故被广泛用于肝癌的栓塞治疗。它可阻塞直径 20～50 μm 以上的肿瘤血管,故属于外围性栓塞剂,能较完全和长时间地阻塞肿瘤实质血供。由于含碘,它可在 X 线下显影,便于操作和追踪疗效。

143. 为诊断肾动脉病变"金标准"的影像学检查是(　　)。

    A. 肾血管 CTA　　　　　　　　　B. 肾血管 MRA

    C. 肾增强扫描　　　　　　　　　D. 肾动脉 DSA

    E. 肾动脉彩色多普勒超声检查

答案:D

解析:肾动脉 DSA 是诊断肾动脉病变"金标准"的检查。

144. 关于肾动脉造影的描述,错误的是(　　)。

    A. 肾动脉造影可以显示肾实质

    B. 注入对比剂后 1～3 s,即显示肾动脉及其分支

    C. 注入对比剂后 7～10 s,肾实质显影最浓

D. 肾静脉期的最佳显影时间是 18～20 s

E. 注入对比剂后 2～3 s,肾实质显影

答案:C

解析:肾动脉造影分为肾动脉期、肾实质期和肾静脉期。肾动脉期为注入对比剂 1～3 s,显示肾动脉逐渐分支,分布均匀;肾实质期也称毛细血管期,注入对比剂 2～3 s,肾实质开始显影,5～7 s 最浓,其后逐渐变淡;肾静脉期,肾静脉于注入对比剂后 4～12 s 即可显示,最佳显影时间为 18～20 s。

145. 下列关于肾上腺血供的描述,正确的为(　　)。

A. 肾上腺血供来自肾上腺上动脉、肾上腺下动脉

B. 肾上腺上动脉由膈动脉发出

C. 肾上腺下动脉多来自腹主动脉

D. 肾上腺上动脉由膈下动脉发出

E. 肾上腺中动脉多来自同侧的肾动脉

答案:D

解析:肾上腺血供来自肾上腺上动脉、肾上腺中动脉、肾上腺下动脉。肾上腺上动脉由膈下动脉发出。肾上腺中动脉一般直接由腹主动脉发出,而肾上腺下动脉多来自同侧肾动脉。

146. 下列关于巴德-吉亚利综合征介入诊治的叙述,错误的是(　　)。

A. 常规进行下腔静脉造影,肝静脉阻塞者可行逆行性肝静脉造影,必要时进行肝穿刺肝静脉造影,三种造影方法均适宜单独进行

B. 以腹痛、肝大起病伴胸腹壁静脉曲张,或以下肢静脉曲张、下肢色素沉着起病均为介入治疗的适应证

C. 介入治疗的并发症有心率失常、血管破裂大出血、肝穿刺出血、支架移位、支架阻塞等

D. 下腔静脉造影,对比剂用量为每次 20 mL,速率 8～10 mL/s

E. DSA 表现为下腔静脉自第 9 胸椎水平以下呈节段性狭窄,可见充盈缺损影,阻塞远端下腔静脉扩张

答案:A

解析:下腔静脉造影一般选用 5～7 F 多侧孔或猪尾巴导管,利用 Seldinger 技术穿刺股静脉,将导管头端送至靠近下腔静脉狭窄或阻塞远端测量静脉压力并造影,若下腔静脉完全性阻塞,则同时穿刺右颈内静脉,导管经上腔静脉、右心房至下腔静脉。将导管头端置于阻塞平面近端,测量压力后开始造影。向远、近两侧导管同时注入对比剂,连续摄影。对比剂用量为每次 20 mL,速率 8～10 mL/s。常规进行下腔静脉造影,肝静脉阻塞者可行逆行性肝静脉造影,必要时行经皮肝穿刺肝静脉造影,不宜行单纯诊断性下腔静脉造影。

147. 肾动脉沿(　　)分布。

A. 肾动脉—肾段动脉—弓形动脉—叶间动脉

  B. 肾动脉—叶间动脉—肾段动脉—弓形动脉

  C. 肾动脉—叶间动脉—弓形动脉—肾段动脉

  D. 肾动脉—肾段动脉—叶间动脉—弓形动脉—小叶间动脉

  E. 肾动脉—肾段动脉—弓形动脉—小叶间动脉

答案: D

解析: 肾动脉由肾门开始进入肾脏。分支依次为肾动脉—肾段动脉—叶间动脉—弓形动脉—小叶间动脉。

148. 肾囊肿介入治疗,每次注入酒精的安全量是( )。

  A. 80～100 mL   B. 200～300 mL

  C. 100～200 mL   D. 30～50 mL

  E. 50～80 mL

答案: C

解析: 肾囊肿介入治疗,每次注入酒精的安全量是100～200 mL。无水酒精的具体剂量因人而异,一般注入抽出液体的50%,不超出上述安全量。

149. 关于肾癌动脉血管造影表现,下列描述正确的是( )。

  A. 肾动脉不增粗

  B. 患侧肾动脉增粗,肿瘤周围血管移位、分离,呈"抱球"状

  C. 局部肾实质染色消失

  D. 肿瘤血管呈漩涡状或放射状排列

  E. 病灶内小动脉呈葡萄样扩张

答案: B

解析: 肾癌动脉血管造影表现为病变肾的肾动脉增粗,肿瘤周围血管移位、分离、牵拉变直,有时形成"抱球"状,病变内可见成团的肿瘤血管,粗细不均,迂曲延长,肾实质期可见肿瘤染色,肾静脉与下腔静脉在动脉期显影。

150. 关于肾动脉狭窄球囊血管成形术的适应证,错误的是( )。

  A. 单侧肾动脉次全狭窄   B. 狭窄度小于70%

  C. 患肾功能降低,但不萎缩   D. 大动脉炎静止期

  E. 由于肾移植、放射治疗引起的肾动脉狭窄

答案: B

解析: 肾动脉狭窄球囊血管成形术理想的适应证是单侧肾动脉短段、单发、无钙化的次全狭窄,狭窄度大于70%。

151. 输卵管阻塞介入治疗的适应证为( )。

  A. 输卵管壶腹远端、伞段阻塞   B. 输卵管间质部严重闭塞

  C. 月经期   D. 输卵管间质、峡部和壶腹部的阻塞

  E. 结核性输卵管阻塞及盆腔炎症

答案: D

解析: 输卵管间质、峡部和壶腹部的阻塞为输卵管阻塞介入治疗的适应证,其他选项

为禁忌证。

152. 经皮穿刺椎间盘切吸术中被夹取钳夹碎并负压抽吸至体外的组织应为(　　)。

    A. 增生的椎体骨质　　　　　　　B. 椎间盘纤维环组织

    C. 椎间盘髓核　　　　　　　　　D. 后纵韧带

    E. 椎管内脂肪组织

答案:C

解析:经皮穿刺椎间盘切吸术的基本原理就是通过切割、夹取和负压抽吸清除部分髓核组织,减低椎间盘内压力,使突出的外层纤维组织和后纵韧带随之回缩,从而减轻或解除对神经、脊髓的刺激和压迫,达到治疗的目的。

153. 下述盆腔出血性疾病介入治疗的禁忌证,正确的是(　　)。

    A. 盆腔内恶性肿瘤等引起的大量血尿、血便和阴道出血等

    B. 盆腔术后大出血

    C. 原因不明的盆腔内出血

    D. 盆腔外伤、骨折引起的盆腔大出血

    E. 肝、肾功能严重衰竭,有严重凝血功能障碍

答案:E

解析:A、B、C、D 选项为盆腔出血性疾病介入治疗的适应证。肝、肾功能严重衰竭,有严重凝血功能障碍为介入治疗的禁忌证。

154. 前列腺肥大介入治疗的适应证,正确的是(　　)。

    A. 明确诊断良性前列腺肥大而有梗阻症状

    B. 神经源性膀胱

    C. 尿道严重瘢痕狭窄

    D. 膀胱或前列腺癌

    E. 严重的泌尿系感染

答案:A

解析:明确诊断为良性前列腺肥大而具有梗阻症状为前列腺肥大介入治疗的适应证,其他选项为前列腺肥大介入治疗的禁忌证。

155. 阴内动脉成形术的禁忌证是(　　)。

    A. 完全性阳痿　　　　　　　　　B. 近侧大血管无闭塞性病变

    C. 无阴茎静脉瘘　　　　　　　　D. 血管病变为两侧

    E. 严重高血压

答案:E

解析:严重高血压为阴内动脉成形术的禁忌证。

156. 脾功能亢进介入治疗的禁忌证不包括(　　)。

    A. 门脉高压胃底曲张静脉出血　　B. 碘过敏

    C. 严重肝功能不全　　　　　　　D. 感染

    E. 全身衰竭

答案:A

解析:门脉高压胃底曲张静脉出血属于脾功能亢进介入治疗的适应证。

157. 胃癌血管性介入治疗的禁忌证不包括( )。

    A. 进展期胃癌   B. 肠梗阻   C. 肠坏死   D. 恶病质

    E. 凝血机制障碍

答案:A

解析:进展期胃癌为胃癌血管性介入治疗的适应证。

158. 下列关于肾动脉狭窄介入治疗的叙述,错误的是( )。

    A. 静脉法取血证明患侧肾素分泌明显增多,而对侧相对被抑制为 PTA 的适应证

    B. 既往外科手术后的血管再狭窄,不适宜进行肾动脉内支架植入

    C. 移植动脉或外科手术后的肾动脉狭窄为 PTA 适应证

    D. 当造影发现狭窄征象不明显时,肾动脉和主动脉收缩压差大于 1.33 kPa 为 PTA 的适应证

    E. 肾内小血管(直径小于 4 mm)狭窄者或弥漫性肾血管病变是肾动脉内植入的禁忌证

答案:B

解析:PTA 的适应证包括临床表现有高血压或肾功能受损,内科系统治疗无效,或需多种抗高血压药物联合应用,才能奏效;静脉法取血证明患侧肾素明显增多,而对侧相对被抑制;系列影像检查发现肾体积减小;当造影发现狭窄征象不明显时,肾动脉和主动脉收缩压差大于 1.33 kPa;移植动脉或外科手术后肾动脉狭窄。PTA 的禁忌证:患者一般情况较差,尽管造影发现狭窄存在,但无临床症状;较长段的完全闭塞性病变。肾动脉内支架植入的适应证(除前描述 PTA 适应证外,下列情况亦可考虑):单纯 PTA 后,管壁弹性回缩、残留狭窄大于 30%或出现夹层动脉瘤;PTA 后再发狭窄;肾动脉开口处狭窄和高度偏心性狭窄;既往外科手术后的血管再狭窄。肾动脉内支架植入的禁忌证:PTA 导致血管损伤;非顺应性病变,球囊无法扩张;肾内小血管(直径小于 4 mm)狭窄或弥漫性肾血管病变。

159. TIPSS 的禁忌证不包括( )。

    A. 肝性脑病前兆   B. 中、重度肝功能异常

    C. 严重的门脉狭窄阻塞   D. 合并肝门部肝癌

    E. 合并难治性腹水

答案:E

解析:合并难治性腹水为 TIPSS 治疗的适应证。

160. TIPSS 的可能并发症有( )。

    A. 腹腔内出血   B. 肝性脑病   C. 感染   D. 胆血症

    E. 以上均正确

答案:E

解析:TIPSS 的并发症如下。① 颈部穿刺点血肿;② 出血;③ 肝内胆管损伤或形成门脉胆道瘘;④ 支撑架异位及脱落;⑤ 肝性脑病;⑥ 溶血性黄疸;⑦ 肝功能不良;⑧ 其他罕见并发症为穿刺针刺破心房致心包填塞,门静脉夹层致内膜掀起,腹水短期内大量吸收致低蛋白血症、DIC 等。前四个选项都属于 TIPSS 的并发症。

161. 以下病变中,最适合球囊血管成形术或支架植入术治疗的是(　　　)。

　　A. 髂、股动脉重度不规则狭窄,长度 > 15 cm

　　B. 重症糖尿病,股、腘动脉狭窄合并胫后动脉闭塞

　　C. 发病 2 个月的多发性、多支冠状动脉狭窄

　　D. 大动脉炎活动期的肾动脉狭窄

　　E. 手术后局限性肾动脉狭窄

答案:E

解析:球囊血管成形术的最佳适应证为大、中血管的局限性短段狭窄或闭塞,如果病变已形成溃疡、有严重钙化或长段狭窄、闭塞,均属于相对禁忌证。球囊血管成形术对小血管病变的效果较差。支架植入术由于置入支架后急性阻塞率低、血管开放率高和并发症低等特点,其疗效超过单纯球囊血管成形术。

162. 肝外伤肝动脉栓塞的适应证有(　　　)。

　　A. 肝动脉破裂　　　　　　　　　B. 动脉门脉瘘

　　C. 创伤性胆道出血　　　　　　　D. 肝修补术后仍出血

　　E. 以上均正确

答案:E

解析:前四个选项均为肝外伤肝动脉栓塞的适应证。

163. 泌尿道梗阻介入放射学治疗后常见的并发症是(　　　)。

　　A. 出血　　　　B. 疼痛　　　　C. 漏尿　　　　D. 感染与尿毒症

　　E. 以上均正确

答案:E

解析:泌尿道梗阻介入放射学治疗包括经皮穿刺肾盂造瘘术以及其他介入性处理(如取石、扩张成形术与支架术),所以可出现前四个选项的并发症。

164. 化学性栓塞术常用于(　　　)的姑息性治疗。

　　A. 肝癌　　　　　　　　　　　　B. 富血供性肝转移瘤

　　C. 肾癌　　　　　　　　　　　　D. 膀胱癌

　　E. 以上均正确

答案:E

解析:化学性栓塞术常用于那些不能手术切除的中晚期恶性肿瘤的姑息性治疗,如前四个选项所述肿瘤。

165. 肾血管平滑肌脂肪瘤的肾动脉造影检查,常表现为(　　　)。

　　A. 依肿瘤血管成分的多少表现不一

　　B. 局部肾实质染色消失

  C. 病灶内血管迂曲,呈漩涡或放射状排列

  D. 可见瘤样扩张的小动脉

  E. 以上均正确

答案: E

解析: 肾血管平滑肌脂肪瘤的肾动脉造影检查,依肿瘤血管成分的多少表现不一,常表现为局部染色消失、透亮,其代表肿瘤的脂肪部分,病灶内可见肿瘤血管排列呈漩涡状或放射状,迂曲,有小的动脉瘤样凸出或葡萄状扩张,血管内对比剂排空延时。若出现肿瘤出血,可见对比剂外溢,此时可行经动脉栓塞术止血。

166. 尿路梗阻的介入治疗,其目的为( )。

  A. 解除尿路梗阻所致的肾盂、肾盏扩张

  B. 解除上段输尿管扩张

  C. 对输尿管瘘作上段尿分流

  D. 扩张狭窄的输尿管

  E. 以上均正确

答案: E

解析: 前四个选项所述均是介入治疗尿路梗阻的目的,在引流后还可做其他腔内介入治疗,如取石、活检或肾镜检查。

167. 关于肾囊肿穿刺引流术,正确的有( )。

  A. X线引导下定位穿刺

  B. 先抽出囊液,再注入无水酒精

  C. 良性囊液可以染血或混浊

  D. 注入酒精的安全量是每次 200～300 mL

  E. 囊肿感染者不能介入治疗

答案: B

解析: 肾囊肿介入治疗一般采用俯卧位,在超声或CT引导下定位穿刺。先抽出囊液,再注入无水酒精。注入酒精的安全量是每次 100～200 mL。囊肿感染者可以行穿刺引流术进行治疗。一般良性囊肿囊液为淡黄色清澈透明,恶性或感染性囊液可能染血或混浊。

168. 子宫输卵管造影的适应证不包括( )。

  A. 寻找子宫出血原因   B. 不孕症

  C. 欲再通输卵管,了解情况   D. 鉴别结核与炎症

  E. 应在月经后 5～7 天进行

答案: A

解析: 子宫出血时子宫输卵管造影易引起对比剂进入血管而栓塞,寻找子宫出血原因是禁忌证。

169. 子宫输卵管造影,摄第二张片的时间为注射对比剂后( )。

  A. 6 小时   B. 12 小时   C. 18 小时   D. 24 小时

  E. 120 分钟

答案: D

解析: 将子宫导管顺宫腔方向伸入宫颈管内,在荧光透视下缓慢注入 3～5 mL 碘油,可见碘油逐渐充盈宫腔及输卵管,如果输卵管阻塞,则碘油遇阻塞部位即可停止前进,此时拍一张平片,24 小时后在同一部位再拍平片一张。

170. 前列腺肥大介入治疗的禁忌证包括( )。

    A. 膀胱或前列腺癌   B. 尿道严重瘢痕狭窄

    C. 严重或复发的泌尿系感染   D. 各种原因的神经源性膀胱

    E. 以上均正确

答案: E

解析: 前列腺肥大介入治疗的禁忌证包括膀胱或前列腺癌、严重或复发的泌尿系统感染、严重精神障碍、尿道严重瘢痕狭窄、前列腺中叶肥大、各种原因的神经源性膀胱、糖尿病或出血性疾病。

171. 精索内静脉变异可表现为( )。

    A. 双精索内静脉

    B. 开口变异

    C. 交通支形成

    D. 起自精索内静脉本身的侧支沿静脉干下行,在腹股沟管上方又进入主干

    E. 以上均正确

答案: E

解析: 前四个选项均为精索内静脉变异的表现。

172. 脾功能亢进介入治疗的并发症包括( )。

    A. 脾肿胀、淤血,持续 24 小时以上   B. 脾脓肿

    C. 脾破裂   D. 静脉血栓

    E. 以上均正确

答案: E

173. 盆腔出血性疾病介入治疗的适应证包括( )。

    A. 盆腔内恶性肿瘤等引起的大量血尿、血便和阴道出血等

    B. 盆腔术后大出血

    C. 原因不明的盆腔内出血

    D. 盆腔外伤、骨折引起的盆腔大出血

    E. 以上均正确

答案: E

解析: 适应证有外伤性盆腔出血、手术后盆腔出血、盆腔肿瘤出血、产科出血。禁忌证有心、肝、肾、肺功能不全,凝血功能障碍,全身衰竭,对比剂过敏。

174. HCC 血管造影表现为( )。

    A. 肝动脉血管增多、扭曲、变形、移位

    B. 有大量紊乱、交织成网状的异常血管

  C. 动静脉瘘、静脉早显

  D. 动脉包绕征

  E. 以上均正确

答案：E

解析：前四个选项所述表现在典型 HCC 均可出现。

175. HCC 经导管动脉化疗栓塞的禁忌证为（ ）。

  A. 严重黄疸、大量腹水   B. 严重肝肾功能不全或重度肝硬化

  C. 恶病质   D. 门静脉主干不完全闭塞

  E. 以上均正确

答案：E

解析：禁忌证包括肝功能严重障碍，Child-Pugh（肝功能分级）C 级，严重肝、肾功能不全，严重凝血功能障碍，大量腹水、恶病质等。

176. TACE 治疗 HCC 的并发症为（ ）。

  A. 高热、腹痛、麻痹性肠郁张 B. 下肢动脉血栓形成

  C. 异位栓塞胆囊、胰十二指肠动脉 D. 一过性肝功能损伤

  E. 以上均正确

答案：E

解析：A 属于栓塞后综合征，B 属于与操作有关的并发症。

177. 关于胃癌介入治疗的描述，正确的是（ ）。

  A. 胃动脉内采用明胶海绵栓塞，直接阻断胃癌周围血供，使其缺血坏死

  B. 碘化油沉积于瘤体内，可长期作用于肿瘤细胞

  C. 化疗药物灌注术可明显提高肿瘤区域药物浓度，肿瘤细胞杀死指数明显升高

  D. 全身不良反应少

  E. 以上均正确

答案：E

        （杨营信 赵学雷 梁晶晶 赵宏伟 任诗君 罗旺清）

1. 经胼胝体压部的横断层 T_1WI 图像(图 7-1)中,位于 2 和 3 之间的结构是(　　)。

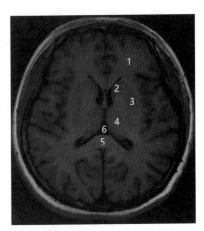

图 7-1

　A. 尾状核头　　　B. 壳

　C. 内囊　　　　　D. 外囊

　E. 丘脑

答案:C

解析:纹状体是大脑基底核中豆状核和尾状核的总称。2 为尾状核头,3 为豆状核,豆状核又分为外部的壳和内侧的苍白球。苍白球是纹状体中较古老部分,称旧纹状体;壳和尾状核称新纹状体。它参与调节肌张力,保持运动时肌群协调和相对稳定,是皮质下的运动调节中枢,属于椎体外系。内囊是位于丘脑、尾状核和豆状核之间的白质区,是由上、下行的传导束密集而成,可分三部分:前脚(豆状核与尾状核之间)、后脚(豆状核与丘脑之间)、膝(前脚和后脚汇合处)。

2. 以下体表标志正确的是(　　)。

　A. 胸骨颈静脉切迹相当于第 2、第 3 颈椎水平

　B. 甲状软骨平第 6 颈椎水平

　C. 颈部后方最突出的骨的部分是第 6 颈椎棘突

　D. 胸骨角平第 4、第 5 胸椎水平

　E. 剑胸关节平第 7 胸椎水平

答案:D

解析:平对胸骨角八结构歌如下。

二肋二狭弓两端,四椎下缘奇拐弯,导管左移气管杈,上下纵隔分界线。

　胸骨角位于胸骨柄与胸骨体连结处,由于微向前突,故是临床重要的体表标志。本歌诀归纳了 8 个与胸骨角相平的结构。它们是第 2 肋软骨、食管第 2 狭窄处、主动脉弓的起端和止端、第 4 胸椎体下缘、奇静脉弓向前跨肺根上方注入上腔静脉处、胸导管移行向左处、气管杈和上下纵隔的分界。"二肋"指第 2 肋软骨。"二狭"指食管第 2 狭窄处。"弓

两端"指主动脉弓起端和止端。"四椎下缘"指第4胸椎体下缘。"奇拐弯"指奇静脉向前跨肺根注入上腔静脉处。"导管左移"指胸导管向左移行处。

3. 在正位胸部 X 线片上,青年、儿童右心缘上部是(　　)。

A. 无名动脉　　　B. 上腔静脉　　　C. 奇静脉　　　D. 升主动脉

E. 右心房

答案:B

解析:右心缘上段为上腔静脉与主动脉复合影,下段为右心房影,深吸气时可在心膈角处见一片三角形影,为下腔静脉。年幼者右心房段较长,右心房上缘为上腔静脉。年老者升主动脉段长而凸,凸出甚者可超过右心缘。

4. 第三脑室位于(　　)。

A. 端脑　　　B. 中脑　　　C. 间脑　　　D. 小脑

E. 脑干

答案:C

解析:第三脑室位于间脑,是在中线上呈矢状位的裂隙,内有脑脊液。

5. 下颌下间隙内的结构是(　　)。

A. 舌下腺　　　B. 腭扁桃体　　　C. 腮腺　　　D. 下颌下腺

E. 舌咽神经

答案:D

解析:下颌下间隙位于下颌体与二腹肌前、后腹之间,内有下颌下腺及下颌下淋巴结、面动脉、面静脉、舌神经等。此间隙感染易向周围蔓延,向下通舌下间隙,向前内通颏下间隙,向后通咽外侧间隙。

6. 图 7-2 中标 15 的解剖结构是(　　)。

A. 中央旁沟前部　　B. 距状沟前部

C. 蛛网膜下腔　　　D. 大脑镰

E. 蝶窦

答案:E

解析:16 为垂体结构,15 为蝶窦结构。

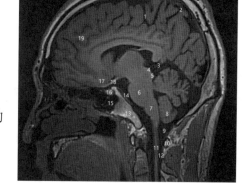

图 7-2

7. 经喉咽和会厌的横断层,口咽与喉咽的分界线是(　　)。

A. 第四颈椎体　　B. 舌骨体

C. 颏舌肌　　　　D. 舌骨大角

E. 会厌

答案:E

解析:鼻咽和口咽的分界是软腭末端悬雍垂。口咽和喉咽的分界是会厌上缘。

8. 颈总动脉一般在(　　)分为颈内动脉、颈外动脉。

A. 舌骨平面　　　B. 甲状软骨上缘　　　C. 下颌体　　　D. 腮腺

E. 下颌下腺

答案:B

解析:颈总动脉是头颈部的主要动脉干。左侧发自主动脉弓,右侧起于头臂干。两侧颈总动脉均经胸锁关节后方,沿食管、气管和喉的外侧上行,至甲状软骨上缘,分为颈内动脉和颈外动脉。颈总动脉上段位置表浅,在活体上可摸到其搏动。在颈动脉杈处有颈动脉窦和颈动脉小球两个重要结构。

9. 由颈内静脉和迷走神经形成,上至颅底,下连纵隔,其内积液可向下蔓延至胸腔的组织是(   )。

    A. 颈内动脉   B. 椎动脉   C. 颈动脉鞘   D. 颈静脉

    E. 颈外动脉

答案:C

解析:颈动脉鞘亦称颈血管鞘,是颈深筋膜中层即内脏筋膜向两侧的延伸。颈动脉鞘包裹颈总动脉、颈内动脉、颈内静脉以及迷走神经而形成,颈动脉鞘的鞘壁常与颈内静脉紧密结合,故当损伤颈动脉鞘壁而致静脉破损时,除出现大出血外,还可引起颈内静脉的空气栓塞。此外,自舌下神经分出的颈襻上根(来自第1颈神经前支的纤维)沿着颈总动脉下降,由颈丛的第2、第3颈神经前支纤维组成的颈襻下根在颈内静脉内侧下行。颈襻上、下根在颈内静脉的后内侧或前外侧联合而成颈襻,由襻发支至舌骨下肌群。

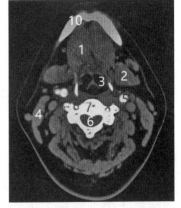

图 7-3

10. 经喉咽的 CT 横断层图像(图 7-3),3 所标注的新月状结构是(   )。

    A. 甲状软骨   B. 会厌

    C. 喉室   D. 气管

    E. 食管

答案:B

解析:弧形结构为会厌的横断面。

11. 经喉咽和会厌的横断层,图 7-4 中 7 显示的解剖结构是(   )。

    A. 下颌下腺   B. 喉咽和会厌

    C. 枕骨大孔   D. 第 4 颈椎体

    E. 颈内静脉

答案:D

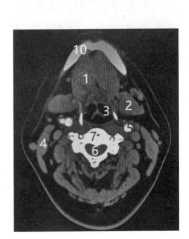

图 7-4

解析:第 4 颈椎体层面关键结构有舌下间隙、颌下间隙、下颌下腺、颈总动脉分叉,此断面达喉咽,会厌呈新月状,咽壁的后外侧可见水滴状舌骨大角,喉上神经位于舌骨大角的外侧,近咽侧壁处,颌下间隙中有下颌下腺及面静脉。舌与下颌舌骨肌之间为舌下间隙,内有舌下腺。断面的左侧至颈总动脉分叉处,颈总动脉分叉平面高达舌骨和舌骨平面以上者占 86%,最高可至枢椎椎体水平。

12. 经喉咽的 CT 横断层图像(图 7-5)中,3 所标注的结构是(   )。

    A. 食管   B. 气管
    C. 声带   D. 环状软骨
    E. 会厌

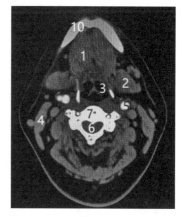

答案:E

解析:第 4 颈椎体层面关键结构有舌下间隙、颌下间隙、下颌下腺、颈总动脉分叉,此断面达喉咽,会厌呈新月状,咽壁的后外侧可见水滴状舌骨大角,喉上神经位于舌骨大角的外侧,近咽侧壁处,颌下间隙中有下颌下腺及面静脉。舌与下颌舌骨肌之间为舌下间隙,内有舌下腺。断面的左侧至颈总动脉分叉处,颈总动脉分叉平面高达舌骨和舌骨平面以上者占 86%,最高可至枢椎椎体水平。

图 7-5

13. 咽隐窝位于(   )。

    A. 口咽部   B. 口腔与咽交界处
    C. 喉咽部   D. 会厌两侧
    E. 鼻咽部

答案:E

解析:鼻咽居于断面中央,向前借鼻后孔与鼻腔相通;后方依次为咽后间隙、椎前筋膜、椎前间隙和椎前肌的断面;后外侧是咽隐窝,为鼻咽癌的好发部位。鼻咽外侧的咽旁间隙较大,位于翼内肌、腮腺深部、脊柱颈段与咽侧壁之间,以茎突及茎突周围肌为界分为咽旁前间隙、咽旁后间隙。咽旁前间隙较小,内有疏松结缔组织;咽旁后间隙较大,内有颈内动脉、颈内静脉等。鼻咽两侧的上颌窦近似三角形,窦后壁与骨翼突之间的翼腭间隙明显缩小;上颌窦后外侧为翼外肌和颞肌。翼外肌内侧有翼内肌和咽鼓管的断面,后外侧为下颌支和腮腺。上颌骨、颞肌与咽旁间隙之间为颞下间隙,内有上颌动脉及其分支等。

14. 经喉中间腔的横断层,图 7-6 中 3 所标注的结构是(   )。

    A. 喉中间腔   B. 杓状软骨
    C. 甲状软骨   D. 甲状腺侧叶
    E. 会厌软骨

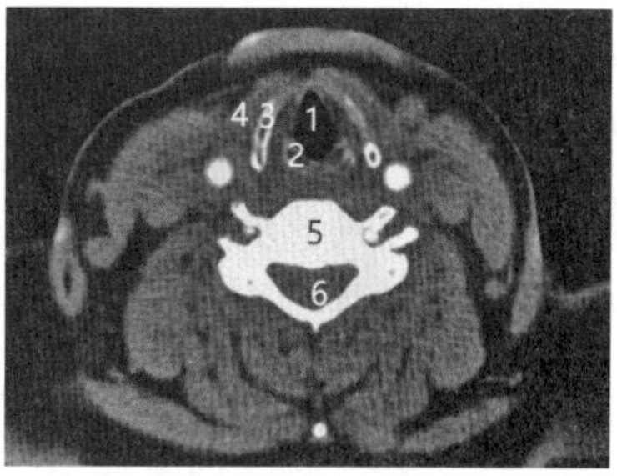

答案:C

图 7-6

解析:3 是甲状软骨,1 是声门,4 是甲状舌骨肌。

15. 从前侧、外侧和后侧包裹肩关节的肌肉是(   )。

    A. 三角肌   B. 胸大肌   C. 肩胛下肌   D. 小圆肌
    E. 冈上肌

答案:A

解析:肩关节的前侧、外侧及后侧被三角肌和冈下肌包绕。

16. 经喉中间腔的横断层CT图像(图7-7)中,7所标注的结构是( )。

A. 淋巴结   B. 胸锁乳突肌

C. 颈内静脉   D. 中、后斜角肌

E. 颈总动脉

答案:B

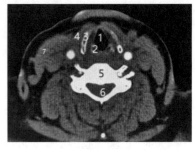

图 7-7

解析:7为胸锁乳突肌位于颈部两侧,大部分被颈阔肌所覆盖。胸锁乳突肌起自胸骨柄前面和锁骨的胸骨端,二头会合,斜向后上方,止于颞骨的乳突。作用:一侧肌收缩使头向同侧倾斜,脸转向对侧;两侧收缩可使头后仰,当仰卧时,双侧肌肉收缩可抬头。该肌的主要作用是维持头的正常端正姿势以及使头在水平方向上从一侧到另一侧观察物体运动。一侧病变使肌挛缩时,可引起斜颈。

17. 颈部喉中间腔的CT轴扫图像(图7-8)中,甲状软骨的影像形态为( )。

A. 圆形   B. 弧形

C. 椭圆形   D. 一字形

E. 倒"V"字形

答案:E

解析:图中的3结构为甲状软骨,形似倒"V"字。

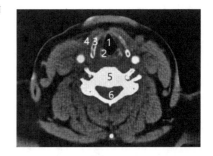

图 7-8

18. 经甲状软骨中份和喉中间腔的横断层约平齐( )。

A. 第4颈椎体   B. 第5颈椎体

C. 第6颈椎体   D. 第6、7颈椎间盘

E. 第7颈椎体

答案:C

解析:喉腔中声襞与前庭襞之间的部位,向两侧经前庭襞和声襞间的裂隙至喉室,一般位于第6颈椎水平。

19. 有关经声襞和环状软骨板的横断层的描述,错误的是( )。

A. 喉中间腔两侧为声襞   B. 左、右侧声襞之间为声门裂

C. 声门裂向下通声门下腔   D. 声门裂后端可见甲状软骨板

E. 环状软骨板上缘与杓状软骨之间构成环杓关节

答案:D

解析:声门裂分为前3/5的膜间部和后2/5的软骨间部,膜间部与发音有关。声门裂是喉腔最狭窄的部位,是异物易滞留的部位,也是上、下呼吸道的分界。声带通过弹性圆锥连结两侧环状软骨,后方为杓状软骨基底。

20. 经环状软骨板的横断层CT图像(图7-9)中,1 所标注的结构是(   )。

    A. 喉中间腔   B. 声门下腔

    C. 咽腔   D. 喉腔

    E. 气管

答案:A

解析:喉中间腔是喉腔中声襞与前庭襞之间的部位,向两侧经前庭襞和声襞间的裂隙至喉室。

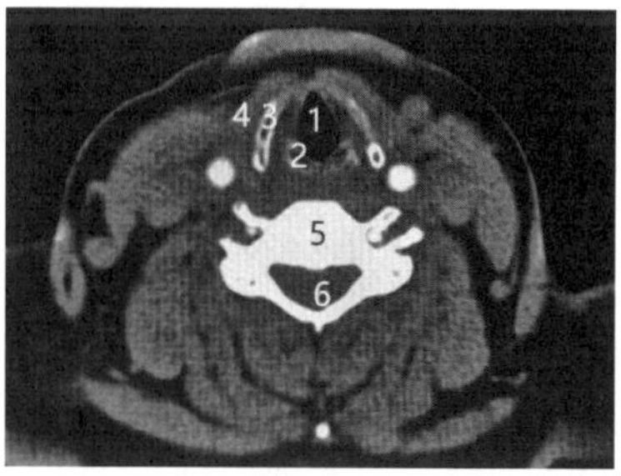

图7-9

21. 食管居于气管的(   )。

    A. 前方   B. 后方   C. 右侧   D. 左前侧

    E. 右前方

答案:B

解析:食管位于气管的后方,中线稍偏左侧,进入胸腔,于第10胸椎高度,穿过食管裂孔而进入腹腔。

22. 第3胸椎体层气管周围的结构排列,由前向后正确顺序是(   )。

    A. 头臂干、左颈总动脉、左锁骨下动脉、食管

    B. 头臂干、左锁骨下动脉、左颈总动脉、食管

    C. 左颈总动脉、头臂干、左锁骨下动脉、食管

    D. 左颈总动脉、左锁骨下动脉、头臂干、食管

    E. 左锁骨下动脉、头臂干、左颈总动脉、食管

答案:A

23. 经主动脉弓层面的横断层CT图像(图7-10)中,2所标示的结构是(   )。

    A. 上腔静脉   B. 气管前间隙   C. 主动脉弓   D. 心包上隐窝

    E. 食管

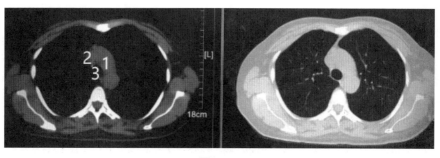

图7-10

答案:A

解析:上腔静脉是心脏部位的一条静脉,位于上纵隔右前部,由左、右头臂静脉在右第1胸肋结合处后方合成,沿第1~2肋间隙前端后面下行,穿心包至第3胸肋关节高度注入右心房,长约7cm。

24. 胸廓入口 8 个血管层面不含（　　）。

    A. 左颈总动脉   B. 左头臂静脉

    C. 右锁骨下动脉   D. 右锁骨下静脉

    E. 左锁骨下静脉

答案: B

解析: 胸廓入口处的血管主要有(双侧)锁骨下动脉、(双侧)锁骨下静脉、(双侧)颈总动脉、(双侧)头臂静脉。头臂静脉又称为无名静脉,由锁骨下静脉和颈内静脉汇合而成,双侧无名静脉汇合成上腔静脉,在胸廓入口层面头臂静脉还没有出现。可以编个顺口溜:头臂静脉又无名,颈内锁下汇合成;头颈上肢静脉血,汇入上腔管中行。颈总动脉在甲状软骨上缘分成颈内动脉和颈外动脉。

25. 在主动脉弓横断层面中,主动脉弓内侧从前向后的解剖结构为(　　)。

    A. 上腔静脉、气管、食管   B. 气管、上腔静脉、食管

    C. 气管、食管、上腔静脉   D. 食管、气管、上腔静脉

    E. 食管、上腔静脉、气管

答案: A

26. 经主动脉弓横断层 CT 图像上,胸导管位于(　　)。

    A. 气管前间隙   B. 主动脉左侧

    C. 气管食管旁沟   D. 食管、主动脉弓和胸椎体之间

    E. 上腔静脉后方

答案: D

27. 奇静脉弓的正常解剖位置,正确的是(　　)。

    A. 位于气管左侧   B. 位于气管右侧

    C. 位于上腔静脉前方   D. 位于上腔静脉左方

    E. 位于上腔静脉右方

答案: B

28. 可作为右肺门开始的标志是(　　)。

    A. 胸骨角   B. 主动脉弓   C. 气管权   D. 奇静脉弓

    E. 第 5 胸椎

答案: D

解析: 出入肺门的结构(主支气管、肺动脉、肺静脉、支气管动脉、支气管静脉、神经、淋巴管)被结缔组织包绕,连于纵隔,称肺根,肺根对肺起固定、支持作用。其内结构自前向后为上肺静脉、肺动脉、主支气管。自上而下,左肺根内部结构的排列为左肺动脉、左主支气管和左肺静脉,右肺根内部结构为右肺上叶支气管、右肺动脉、右肺中下叶支气管和右肺静脉。肺跟前方有膈神经和心包膈血管,后方有迷走神经,下方有肺韧带。右肺根后上方有奇静脉弓勾绕。左肺根上方有主动脉弓跨绕。

29. 经肺动脉权的横断层 CT 图像(图 7-11)中,3 所标注的结构是(　　)。

    A. 胸主动脉   B. 上腔静脉   C. 左肺动脉   D. 肺动脉干

E. 升主动脉

答案:D

解析:3 所标注的结构为肺动脉干。

30. 在经肺动脉权的横断层 CT 图像(图 7-12)中,4 所标注的解剖结构是(　　)。

    A. 肺动脉干　　　　B. 食管　　　　　C. 右支气管　　　D. 奇静脉

    E. 主动脉

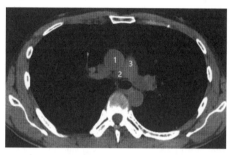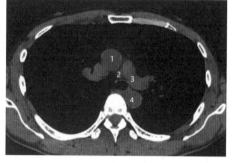

图 7-11　　　　　　　　　　　　　　图 7-12

答案:E

解析:4 为降主动脉。

31. 经肺动脉窦的横断层 CT 图像(图 7-13)中,23

    和 24 分别表示右肺的(　　)。

    A. 水平裂和上叶　B. 水平裂和中叶

    C. 斜裂和上叶　　D. 斜裂和中叶

    E. 斜裂和下叶

答案:D

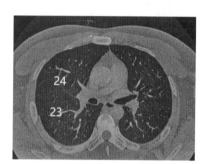

图 7-13

解析:23 为右侧斜裂,前方 24 为右侧中叶。

32. 显示肺门区的最佳横断层面是(　　)。

    A. 第 5～6 胸椎　B. 第 7 胸椎　　　　C. 第 8 胸椎　　　D. 第 6～8 胸椎

    E. 第 5～8 胸椎

答案:D

解析:第 6～8 胸椎层面显示肺门最佳,肺门区的结构由前向后排列如下。右肺门:
右上肺静脉、叶间动脉、中间支气管;左肺门:左上肺静脉、左主支气管、左肺上叶支气管、
左肺下叶支气管。

33. 膈的腔静脉裂孔横断层面,相当于(　　)。

    A. 第 4 胸椎体　　B. 第 5 胸椎体　　C. 第 7 胸椎体　　D. 第 8 胸椎体

    E. 第 9 胸椎体

答案:D

解析:膈腔静脉裂孔层面经过第 8 胸椎体,右膈穹出现,其左后方可见腔静脉孔。心
脏呈三个心腔(左、右心室和右心房)。

34. 经第二肝门的横断层 CT 强化扫描图像(图
   7-14)中,1 所标注的结构是(   )。

   A. 食管   B. 胸主动脉

   C. 下腔静脉   D. 肝右静脉

   E. 胸导管

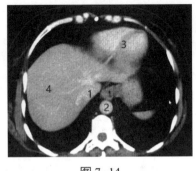

图 7-14

答案:C

解析:有肝内静脉密度强化表现,腹主动脉强化减
低,为静脉期增强图像,1 为下腔静脉。

35. 第二肝门的解剖结构组成包括(   )。

   A. 门静脉、下腔静脉及胆管   B. 肝左静脉、肝中静脉、肝右静脉

   C. 门静脉及肝静脉   D. 门静脉、肝静脉及肝门淋巴结

   E. 门静脉、肝动脉及胆管

答案:B

解析:在第二肝门处,除肝左静脉、肝中静脉、肝右静脉进入下腔静脉外,有时还有附
加的肝小静脉,即左、右后上缘静脉分别单独进入下腔静脉,偶有副肝中静脉存在,它紧
靠肝中静脉右侧,单独开口于下腔静脉,故在第二肝门处静脉的开口数目可达 5～6 条,
故术中解剖第二肝门时应仔细辨认。

36. 经第二肝门的横断层,图 7-15 中 2 所标注的
   解剖结构是(   )。

   A. 主动脉   B. 肝左静脉

   C. 肝中静脉   D. 肝右静脉

   E. 肝门静脉

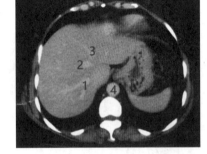

图 7-15

答案:C

解析:1 为肝右静脉,2 为肝中静脉,3 为肝左静脉。

37. 第二肝门是指(   )。

   A. 三支肝静脉汇入下腔静脉处   B. 门静脉左右分支

   C. 左、右肝管汇合处   D. 胆囊管、肝总管汇合处

   E. 肠系膜上静脉与脾静脉汇合处

答案:A

解析:第二肝门是指腔静脉沟上份肝左静脉、肝中静脉、肝右静脉出肝处,多出现在
第 10 胸椎体上份水平。

38. 经第二肝门的横断层图像上,肝右静脉出肝后多开口于下腔静脉的(   )。

   A. 左壁   B. 右壁   C. 前壁   D. 后壁

   E. 左前壁

答案:B

解析:肝右静脉出肝后多开口于下腔静脉右壁,肝中静脉和肝左静脉可共同开口于
下腔静脉左前壁。

39. 经肝门静脉左支角部的横断层CT强化扫描图像(图7-16)中,2所标注的结构是( )。

A. 肝右后叶   B. 肝右前叶

C. 肝左内叶   D. 肝左外叶

E. 肝尾状叶

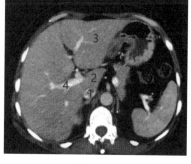

图7-16

答案:E

解析:2为肝尾状叶,1是下腔静脉。

40. 肝脏伸入到门静脉和下腔静脉之间的乳状突属于( )。

A. 左肝外叶   B. 肝方叶   C. 肝右后叶   D. 肝尾叶

E. 以上都不是

答案:D

解析:肝尾叶由Spiegel于1927年首先描述,故又称Spiegel叶。因其有独立血液回流系统,故解剖学上通常将其作为一独立的肝叶(段)。肝尾叶具有强大的增生代偿能力,可能是一个副肝。肝尾叶构成肝门横沟后缘,位于由肝中静脉和下腔静脉所形成的夹角内,约50%的人有一腔静脉后突出,从左侧部分包绕下腔静脉,右肝尾叶与右肝后段无明显分界。肝尾叶分为左尾叶和右尾叶,右尾叶又可分为腔静脉旁部和尾状突。腔静脉旁部是肝尾叶的中间部分,是肝后下腔静脉前方的半包围结构。尾状突是肝尾叶的右侧部。肝尾叶增生在一定程度上可维持肝功能,治疗上应维护肝尾叶的功能。

41. 有关主动脉,不正确的是( )。

A. 三个窦内各有一支冠状动脉开口

B. 主动脉根部与左室相连

C. 主动脉窦分为右前窦、右后窦及左后窦

D. 主动脉根部膨大称为主动脉窦,又称乏氏窦

E. 冠状动脉开口于窦壁中部

答案:A

解析:冠状动脉分左、右两支,即左冠状动脉和右冠状动脉。它们分别发自主动脉起始部的左侧壁和右侧壁。冠状动脉之间有广泛的吻合。疾病使冠状动脉管腔狭窄或阻塞时,可引起心肌缺血、缺氧、心绞痛,一般称为冠心病和心肌梗死。冠状动脉是供给心脏血液的动脉,由于冠状动脉在心肌内行走,显然会受制于心肌收缩挤压的影响。也就是说,心脏收缩时,血液不易通过,当其舒张时,心脏方能得到足够的血流,这就是冠状动脉供血的特点。人心肌的毛细血管密度很高,约为每平方毫米2 500根,相当于每个心肌细胞伴随一根毛细血管,有利于心肌细胞摄取氧和进行物质交换。冠状动脉之间尚有丰富的吻合支或侧支。冠状动脉虽小,但血流量很大,占心排血量的5%,这就保证了心脏有足够的营养,维持它有力地昼夜不停地跳动。

42. 头颅侧位片,下列正常蝶鞍形态中,哪项错误? ( )

A. 双鞍底   B. 圆形   C. 扁圆形   D. 椭圆形

E. 桥形蝶鞍

答案:A

解析:双蝶鞍为垂体腺瘤的间接征象,现在已经很少使用,可见蝶鞍呈球形扩大,出现双蝶鞍,后床突及鞍背骨质吸收、变薄及向后竖起。生长激素腺瘤同时可见颅骨增厚、密度增加,颌骨畸形、枕外隆凸增大等。微腺瘤可以没有蝶鞍改变或仅有轻微改变。

正常蝶鞍形态:轮廓清晰,边缘光滑,其前缘有前床突和鞍结节,后缘有后床突及鞍背,中间凹下部为鞍底。

正常成人蝶鞍平均前后径为 11.5 mm,平均深径为 9.5 mm。

43. 膈肌食管裂孔位于( )水平。

    A. 第 11 胸椎   B. 第 8 胸椎   C. 第 10 胸椎   D. 第 9 胸椎

    E. 第 12 胸椎

答案:C

解析:膈上有 3 个裂孔。在第 12 胸椎体前方,由左、右两个膈脚与脊柱共同围成主动脉裂孔,有主动脉和胸导管通过;约在第 10 胸椎水平,在主动脉裂孔的左前方,有食管裂孔,食管和迷走神经通过此孔;约在第 8 胸椎水平,在食管裂孔的右前上方的中心腱上有腔静脉孔,有下腔静脉通过。

44. 轴位增强扫描通过窦汇以下层面时,小脑幕呈( )。

    A."O"形   B."Y"状   C."W"形   D."八"字形

    E."M"形

答案:E

解析:经窦汇以下层面的横断面上,小脑幕呈"M"("双峰")形,随层面下移则呈"八"字形。"双峰"之间的脑组织为幕下结构,"双峰"以外则为幕上结构。"八"字形以前的脑组织为幕上的端脑枕叶,"八"字形以后则为幕下结构。

45. 观察儿童骨龄应摄( )。

    A. 肘关节   B. 踝关节   C. 膝关节   D. 腕关节

    E. 胸片

答案:D

解析:骨龄是骨骼年龄的简称,要借助于骨骼在 X 光摄像中的特定图像来确定。通常要拍摄人左手手腕部的 X 光片,医师通过 X 光片观察左手掌指骨、腕骨及桡尺骨下端的骨化中心的发育程度,来确定骨龄。

46. 矢状位上,正常膝关节半月板边缘部形态为( )。

    A. 圆形   B. 三角形   C. 弓带状(bowtie)

    D. 正方形   E. 椭圆形

答案:C

解析:半月板由纤维软骨构成,内侧半月板呈较大的"C"形,外侧半月板较小,略呈环形。半月板在各种脉冲序列的矢状位和冠状位像上均呈三角形的低信号,边缘部断面呈"弓带状"(bowtie),并由一条高信号的细线将其与关节囊分开。矢状位适于显示半月板的前后角,冠状位适于显示半月板体部。由于容积效应的影响,轴位像用处不大。

47. 下列脑神经及血管进出颅途径的描述,(   )是不正确的。

    A. 卵圆孔:三叉神经下颌支

    B. 圆孔:三叉神经上颌支

    C. 颈静脉孔:舌咽神经、迷走神经、副神经

    D. 破裂孔:颈内动脉

    E. 眶上裂:面神经

答案:E

解析:眶上裂内应该是动眼神经、展神经、滑车神经和三叉神经的第一支眼神经。

脑神经及其进出颅腔部位的总结见表 7-1。

表 7-1 脑神经及其进出颅腔部位

顺序及名称	性质	连脑部位	进出颅腔部位
Ⅰ-嗅神经	感觉性	端脑	筛孔
Ⅱ-视神经	感觉性	间脑	视神经管
Ⅲ-动眼神经	运动性	中脑	眶上裂
Ⅳ-滑车神经	运动性	中脑	眶上裂
Ⅴ-三叉神经	混合性	脑桥	眼神经经眶上裂 上颌神经经圆孔 下颌神经经卵圆孔
Ⅵ-展神经	运动性	脑桥	眶上裂
Ⅶ-面神经	混合性	脑桥	内耳门-茎乳孔
Ⅷ-前庭蜗神经	感觉性	脑桥	内耳门
Ⅸ-舌咽神经	混合性	延髓	颈静脉孔
Ⅹ-迷走神经	混合性	延髓	颈静脉孔
Ⅺ-副神经	运动性	延髓	颈静脉孔
Ⅻ-舌下神经	运动性	延髓	舌下神经管

48. 脑颅骨不包括(   )。

    A. 筛骨   B. 额骨   C. 上颌骨   D. 颞骨

    E. 顶骨

答案:C

解析:颅由 23 块(不包括 3 对听小骨)形状和大小不同的扁骨和不规则骨组成,可分为脑颅和面颅两部分。记忆口诀:脑颅额筛蝶枕单,成对顶颞在中段,面颅梨舌下颌单,成对鼻泪腭甲颧,莫忘成对上颌骨,诸骨围着上颌转。本题 C 选项上颌骨不属于脑颅骨。

49. 肩胛骨关节盂与肱骨头构成(   )。

    A. 肩峰   B. 啄突   C. 肩关节   D. 肩锁关节

    E. 胸锁关节

答案:C

解析:肩胛骨关节盂与肱骨头内侧的关节面构成肩关节。

50. 尾状核末端连接（　　）。

    A. 壳核   B. 杏仁核   C. 屏状核   D. 豆状核

    E. 红核

答案:B

解析:大脑半球的基底核包括尾状核、豆状核、屏状核和杏仁体。尾状核呈"C"形,分头、体、尾。其膨大的头部位于额叶前穿质的深面,构成侧脑室前角的底壁,体由头沿背侧丘脑呈弧形向后延伸,达丘脑枕外侧转向前外下延伸为尾,故尾状核由侧脑室中央部底壁伸入侧脑室下角,构成下角的顶。尾状核的末端与杏仁核相连,达海马旁回钩的深面。尾状核头的后面与豆状核相连。

51. 肝门静脉左支角部断层面如图7-17所示,标注为2的解剖结构是（　　）。

    A. 肝左外叶   B. 肝右前叶

    C. 肝左内叶   D. 肝尾状叶

    E. 肝裸区

答案:A

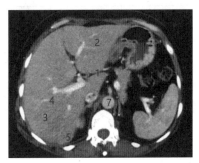

图7-17

解析:2是肝左外叶,1是静脉韧带裂及肝胃韧带,3是肝右后叶,4是肝右静脉,5是肝裸区。

52. 位于第二肝门水平面的是（　　）。

    A. 第8胸椎   B. 第9胸椎   C. 第10胸椎   D. 第11胸椎

    E. 第12胸椎

答案:C

解析:第二肝门是指腔静脉沟上份肝左静脉、肝中静脉、肝右静脉出肝处,多出现在第10胸椎体上份水平。

53. 经肝门的横断层CT强化扫描图像如图7-18所示,6所标注的结构是（　　）。

    A. 肝尾状叶   B. 肝左外叶

    C. 肝左内叶   D. 肝右前叶

    E. 肝右后叶

答案:C

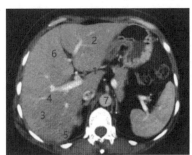

图7-18

解析:6是肝左内叶,2是肝左外叶,3是肝右后叶。肝脏的分叶分段是考试的重点。

54. 经肝门的横断层,肝门的标志结构是（　　）。

    A. 胆囊   B. 肝门静脉   C. 肝中间静脉   D. 胆总管

    E. 肝圆韧带

答案:B

解析:肝门静脉及其右支是肝门的标志。

55. 经腹腔干的横断层CT强化扫描图像(图 7-19)中,12所标注的结构是( )。

    A. 肝尾状叶　　　B. 肝左外叶

    C. 肝左内叶　　　D. 肝右前叶

    E. 肝右后叶

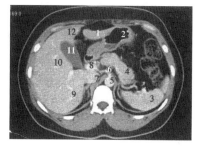

图7-19

答案:C

解析:12为肝左内叶,11是胆囊,10是肝右前叶,1 是肝左外叶。

56. 肝十二指肠韧带内的结构不包括( )。

    A. 肝固有动脉　　B. 肝门静脉　　　C. 下腔静脉　　　D. 胆总管

    E. 淋巴结

答案:C

解析:肝十二指肠韧带内可见肝固有动脉、肝门静脉、胆总管和胆囊管、数个肝门淋巴结。

57. 腹主动脉发出腹腔干常位于( )。

    A. 第11胸椎下缘水平　　　　　　B. 第12胸椎下缘水平

    C. 第1腰椎下缘水平　　　　　　 D. 第2腰椎下缘水平

    E. 第3腰椎下缘水平

答案:B

解析:腹腔干常出现于第12胸椎下缘水平,发自腹主动脉,走向前下,分为胃左动脉、脾动脉和肝总动脉。

58. 肠系膜上静脉和脾静脉合成肝门静脉,位于( )。

    A. 胰头后方　　　B. 胰体后方　　　C. 钩突后方　　　D. 胰颈后方

    E. 胰头与十二指肠之间

答案:D

解析:肠系膜上静脉与脾静脉在胰颈后方合成肝门静脉,多在第2腰椎体右侧。

59. 经肾门中份的横断层CT强化扫描图像(图 7-20)中,1所标注的结构是( )。

    A. 腹主动脉　　　B. 下腔静脉

    C. 胰钩突　　　　D. 胰头

    E. 十二指肠降部

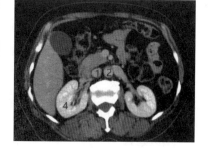

图7-20

答案:B

解析:1为下腔静脉,2是腹主动脉,3是十二指肠降部。

60. 经过肾门中份的横断层面CT图像(图7-21)中,标注为1的器官是( )。

    A. 胃　　　　　　B. 肝　　　　　　C. 脾　　　　　　D. 左肾

E. 右肾

答案:D

解析:1 是左肾,2 是腰大肌,3 是左肾静脉。

61. 十二指肠起于幽门下,接空肠,多呈"C"形走行,也称为十二指肠曲,此曲内包绕着( )。

    A. 胆囊   B. 脾脏

    C. 胰尾   D. 胰体

    E. 胰头

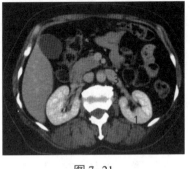

图 7-21

答案:E

解析:曲内包含胰头结构。

62. 十二指肠水平部横行于( )

    A. 肠系膜上动脉与腹主动脉之间   B. 肠系膜上动脉与腹腔干之间

    C. 肠系膜下动脉前方   D. 肠系膜下动脉与腹主动脉之间

    E. 下腔静脉与腹主动脉之间

答案:A

解析:十二指肠水平部在脊柱的右侧接续十二指肠降部,水平部向左走行,横过第 3 腰椎前方至其左侧。此部位位于肠系膜上动脉与腹主动脉之间,十二指肠壁厚度小于 5 mm。

63. 经肝门静脉的冠状断层,图 7-22 中 2 的解剖结构是( )。

    A. 肠系膜上静脉 B. 门静脉主干

    C. 腹主动脉   D. 肠系膜上动脉

    E. 下腔静脉

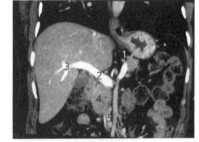

图 7-22

答案:B

解析:1 为网膜囊,2 为门静脉主干,3 为肝门静脉右前支,4 为胰头,5 为肠系膜上静脉。

64. 在断层解剖学中,男性盆部和会阴的范围是( )。

    A. 上界为腰 5/ 骶 1 椎间盘平面,下界为阴囊消失平面

    B. 上界为腰 4/5 椎间盘平面,下界为阴囊消失平面

    C. 上界为腰 4/5 椎间盘平面,下界为耻骨联合平面

    D. 上界为骶 1/2 椎间盘平面,下界为阴囊消失平面

    E. 上界为骶 1/2 椎间盘平面,下界为耻骨联合平面

答案:A

解析:A 的叙述正确。

65. 经第一骶椎上份横断层强化 CT 图像(图 7-23)中,2 所标注的结构是( )。

    A. 左髂内动脉   B. 左髂内静脉   C. 左髂外动脉   D. 左髂总动脉

    E. 左阴部内动脉

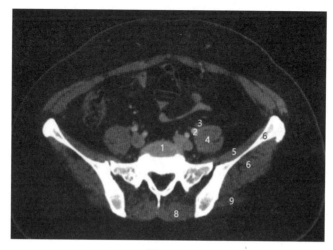

图 7-23

答案:C

解析:1 为第 5 腰椎间盘,2 为左髂外动脉,3 为输尿管,4 为腰大肌,5 为髂肌,6 为髂骨翼,7 为臀中肌,8 为竖脊肌,9 为臀大肌。

66. 经坐骨大孔横断层,穿越该孔的结构是(   )。

    A. 梨状肌　　　　B. 闭孔内肌　　　　C. 髂腰肌　　　　D. 髂外动脉

    E. 股神经

答案:A

解析:梨状肌起于第 2、3、4 骶椎前面,分布于小骨盆的内面,经坐骨大孔入臀部,止于股骨大转子后面。

67. 经第 4 骶椎横断层,穿越坐骨大孔的是(   )。

    A. 梨状肌　　　　B. 闭孔内肌　　　　C. 髂腰肌　　　　D. 髂外动脉

    E. 股神经

答案:A

解析:梨状肌起于第 2、3、4 骶椎前面,分布于小骨盆的内面,经坐骨大孔入臀部,止于股骨大转子后面。

68. 髋臼的组成包括(   )。

    A. 髂骨体、耻骨体、股骨头　　　　　　B. 髂骨体、坐骨体、股骨头

    C. 股骨头、耻骨体、坐骨体　　　　　　D. 坐骨体、耻骨体、髂骨体

    E. 髋骨、骶尾骨

答案:D

解析:髋臼位于盆壁中部两侧,由髂骨体、耻骨体和坐骨体结合构成,呈向外开放的"C"形。髋臼由两个三角形骨块组成,前为耻骨体,其伸向前内的突起为耻骨上支;后为坐骨体,其伸向后内的突起为坐骨棘。两三角形骨块借一块薄的骨板相连,构成凹向外侧的髋臼窝。

69. 精索首次出现的横断层面是(　　)。

  A. 髋臼上缘 B. 耻骨联合 C. 闭孔 D. 坐骨大孔

  E. 骶髂关节

答案: A

解析: 髋关节前方由外向内依次是髂腰肌、股神经、髂外动脉和髂外静脉, 在髂血管前方可见精索起始部(腹股沟管腹环处)。

70. 双侧髋关节 CT 横断层扫描, 经股骨头中份及股骨头韧带横断层, 正常髋臼由耻骨体和坐骨体组成, 两骨块的形状均是(　　)。

  A. 牛角形 B. 半月形 C. 三角形 D. "C" 形

  E. 楔形

答案: C

解析: 髋臼位于盆壁中部两侧, 由髂骨体、耻骨体和坐骨体结合构成, 呈向外开放的 "C" 形, 髋臼由两个三角形骨块组成, 前为耻骨体, 其伸向前内的突起为耻骨上支; 后为坐骨体, 其伸向后内的突起为坐骨棘。两三角形骨块借一块薄的骨板相连, 构成凹向外侧的髋臼窝。

71. 经耻骨联合上份横断层 CT 图像(男性, 图 7-24)中, 11 所标示的结构是(　　)。

  A. 回肠 B. 膀胱 C. 精囊腺 D. 前列腺

  E. 直肠

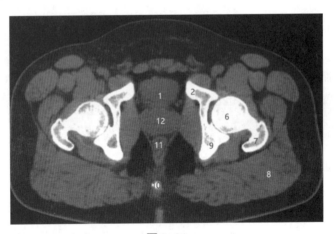

图 7-24

答案: E

解析: 12 为前列腺, 11 为直肠, 10 是尾骨。

72. 经耻骨联合下份层面, 图 7-25 中标 16 处的解剖结构是(　　)。

  A. 耻骨肌 B. 前列腺 C. 坐骨神经 D. 股神经

  E. 精索静脉

答案: B

解析: 16 是前列腺, 15 是直肠, 13 是肛提肌, 11 是闭孔内肌, 12 是坐骨肛门窝。

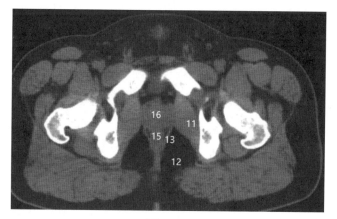

图 7-25

73. 在男性盆腔 CT 扫描中,前列腺在横断面图像上显示为(　　)。

   A. 板栗状　　　　 B. 三角形　　　　 C. 圆形　　　　　 D. 条状

   E. 半圆形

答案:A

解析:人体前列腺在膀胱的下面,大小和形状跟栗子相似,所分泌的液体是精液的一部分。

74. 男性骨盆和会阴正中矢状断面图像(图 7-26)中,5 所标注的结构是(　　)。

   A. 阴茎海绵体　 B. 肛提肌　　　　 C. 前列腺　　　　 D. 膀胱

   E. 直肠

答案:D

解析:5 是膀胱,6 是前列腺,7 是阴茎海绵体,8 是耻骨,4 是直肠。

75. 男性骨盆和会阴正中矢状断面影像(图 7-27)中,标注为 2 的解剖结构是(　　)。

   A. 第 3 腰椎　　 B. 第 4 腰椎　　　 C. 第 5 腰椎　　　 D. 第 1 骶椎

   E. 第 2 骶椎

答案:D

解析:2 是第 1 骶椎,1 是马尾,3 是肛门外括约肌。

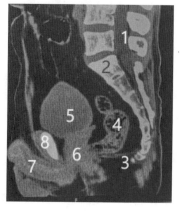

图 7-26

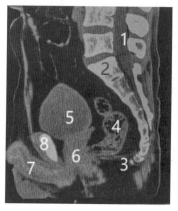

图 7-27

76. 在男性盆腔 CT 扫描中,前列腺在正中矢状面图像显示为(　　)。

    A. 板栗状　　　　B. 三角形　　　　C. 椭圆形　　　　D. 条状

    E. 半圆形

答案:C

解析:正中矢状面图像上,前列腺表现为椭圆形,横断面图像上,前列腺像栗子。

77. 图 7-28 中标注 14 的影像解剖结构是(　　)。

    A. 直肠　　　　　B. 膀胱　　　　　C. 子宫体　　　　D. 左卵巢

    E. 左髂腰肌

答案:D

解析:2 是髂肌,14 是左侧卵巢,3 是髂骨体,4 是臀小肌,5 是臀中肌,6 是臀大肌。

78. 经第五骶椎上份的横断层 CT 图像(图 7-29)中,13 所标注的结构是(　　)。

    A. 乙状结肠　　　B. 子宫　　　　　C. 卵巢　　　　　D. 膀胱

    E. 回肠

答案:D

解析:13 是膀胱,9 是子宫体,10 是右侧卵巢,8 是直肠。

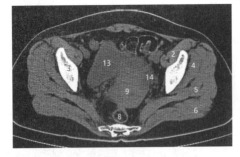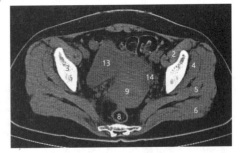

图 7-28　　　　　　　　　　　　　　图 7-29

79. 图 7-30 中 2 所标注的结构是(　　)。

    A. 缝匠肌　　　　B. 髂腰肌　　　　C. 耻骨肌　　　　D. 股直肌

    E. 阔筋膜张肌

答案:B

解析:2 是髂腰肌,3 是缝匠肌,4 是臀中肌,6 是臀大肌,5 是股骨头。

80. 经股骨头上份的横断层 CT 图像(图 7-31)中,5 所标注的结构是(　　)。

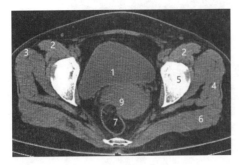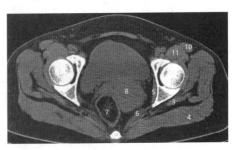

图 7-30　　　　　　　　　　　　　　图 7-31

A. 肛提肌　　　　B. 耻骨肌　　　　C. 闭孔内肌　　　　D. 闭孔外肌

E. 梨状肌

答案:C

解析:5 是闭孔内肌,6 是肛提肌,3 是上孖肌,4 是臀大肌。

81. 在女性盆腔 CT 扫描中,经股骨头上份的横断层由前至后显示的结构是(　　)。

A. 膀胱、直肠和子宫　　　　　　B. 膀胱、子宫和直肠

C. 子宫、膀胱和直肠　　　　　　D. 膀胱、阴道和直肠

E. 膀胱、直肠和阴道

答案:B

解析:由前向后分别是膀胱、子宫和直肠。

82. 经耻骨联合上份的横断层 CT 图像(图 7-32)中,4 所标注的结构是(　　)。

A. 肛提肌　　　　B. 梨状肌　　　　C. 闭孔内肌　　　　D. 闭孔外肌

E. 耻骨肌

答案:C

解析:1 为股静脉、股动脉,2 为髂腰肌,3 为坐骨结节,4 为闭孔内肌,5 为膀胱,6 为阴道,7 为肛管,8 为坐骨肛门窝,9 为坐骨体,10 为股骨颈,11 为耻骨肌。

83. 女性盆部正中矢状面 MRI T_2WI 图像(图 7-33)中,4 所标注的结构是(　　)。

A. 子宫底　　　　B. 子宫腔　　　　C. 子宫体　　　　D. 子宫颈

E. 阴道

答案:D

解析:1 为骶管,2 为子宫腔,3 为直肠壶腹,4 为子宫颈,5 为直肠,6 为阴道,7 为耻骨联合,8 为膀胱。

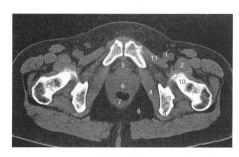

图 7-32

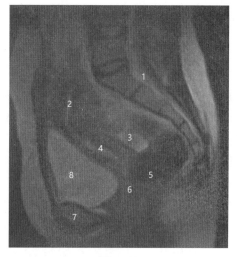

图 7-33

84. 经女性第 3 骶椎下份的横断层,子宫底位于断面的(　　)。

A. 右前部　　　　B. 左前部　　　　C. 右后部　　　　D. 左后部

E. 中央

答案：E

解析：子宫底位于断面中央，两侧为子宫阔韧带和卵巢，但子宫和卵巢的大小、形态及位置与年龄、功能状态以及生育史密切相关，变化很大。

85. 在横断层面上，正常子宫颈的最低平面是(　　)。

A. 髋关节　　　　B. 坐骨棘　　　　C. 坐骨结节　　　　D. 坐骨支

E. 耻骨弓

答案：B

解析：正常子宫颈在坐骨棘平面以上。

86. 经第3颈椎的横断面 CT 图像(图 7-34)中，2所标注的结构是(　　)。

A. 上关节突　　B. 下关节突

C. 横突　　　　D. 椎弓根

E. 椎弓板

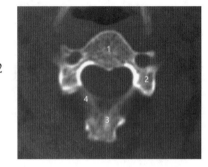

图 7-34

答案：C

解析：1 为颈椎椎体，2 为横突，3 为棘突，4 为椎弓板。

87. 没有椎体钩的椎体是(　　)。

A. 寰椎、枢椎　　B. 第3颈椎　　　C. 第4颈椎　　　D. 第5颈椎

E. 第7颈椎

答案：A

解析：寰椎无椎体。颈椎体较小，呈横椭圆形，横径大于矢状径，下面大于上面。第3～7颈椎椎体上面的侧方各有一个向上的突起，称为椎体钩，它们与上位椎体下面侧方的斜坡样唇缘构成钩椎关节(又称为 Luschka 关节)。钩椎关节与后外的颈神经根和外侧的椎动脉、椎静脉相毗邻。

88. 不含椎体的颈椎骨是(　　)。

A. 寰椎　　　　B. 枢椎　　　　C. 第4颈椎　　　　D. 第5颈椎

E. 第7颈椎

答案：A

解析：寰椎不含有椎体。

89. 下列关于寰椎、枢椎的描述，错误的是(　　)。

A. 寰椎和枢椎齿突构成寰枢关节

B. 寰枢椎正中关节后方有脊髓及其被膜、血管

C. 枢椎侧块内没有横突孔及椎动脉、椎静脉经过

D. 枢椎后外侧有粗大的胸锁乳突肌断面

E. 寰椎前方有椎前肌

答案：C

解析：第2颈椎又名枢椎。枢椎的特点是椎体有一个向上的齿突，齿突原是寰椎椎体

的一部分,之后脱离寰椎而同枢椎椎体融合。齿突与寰椎前弓后面形成关节,椎体上方在齿突两侧各有一个向上关节面,与寰椎连接。棘突宽大且分叉,横突较小且朝下。第 2 颈神经从关节后方通过。枢椎有横突,横突有孔,其内有血管通过。

90. 脊髓的颈膨大位于(　　　)。

　　A. 颈 1～2 椎体平面　　　　　　　B. 颈 2～3 椎体平面

　　C. 颈 3～4 椎体平面　　　　　　　D. 颈 4～5 椎体平面

　　E. 颈 5～6 椎体平面

答案:E

解析:脊髓位于硬膜囊中央,呈横椭圆形,颈膨大位于第 5～6 颈椎平面,其最大矢径、横径分别为 8.2 mm 和 13.3 mm。枢椎以下平面蛛网膜下隙平均矢状径 12 mm,与脊髓的矢状径之比为 2:1。硬膜外隙内的脂肪较少。

91. 关于颈椎的解剖,错误的是(　　　)。

　　A. 椎弓根短,与矢状面约成 45° 角　　B. 第 1、7 颈椎横突较长

　　C. 第 1 颈椎无棘突　　　　　　　　D. 第 3 颈椎棘突最粗大

　　E. 第 7 颈椎棘突长而不分叉

答案:D

解析:第 1 颈椎无棘突,第 7 颈椎棘突长而不分叉,其余的呈分叉状,以第 2 颈椎的棘突最粗大。

92. 经脊柱颈段的正中矢状断层 MRI T_2 加权像(图 7-35)中,10 所标注的结构是(　　　)。

　　A. 寰椎横韧带　　B. 寰椎前弓

　　C. 枢椎　　　　　D. 第二颈椎间盘

　　E. 棘间韧带

答案:C

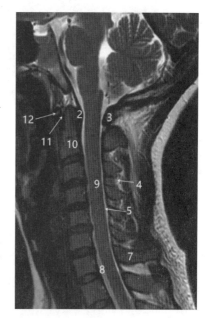

解析:1 为小脑延髓池,2 为寰椎横韧带,3 为寰椎后弓,4 为棘间韧带,5 为脑脊液,6 为第 7 颈椎棘突,7 为第 4 颈椎间盘,8 为蛛网膜下隙,9 为脊髓,10 为枢椎,11 为寰枢正中关节,12 为寰椎前弓。

图 7-35

93. 经第 9 胸椎体中部的 CT 横断层图像(图 7-36)中,2 所标注的结构是(　　　)。

　　A. 胸椎体　　B. 椎弓板

　　C. 横突　　　D. 肋骨

　　E. 棘突

答案:B

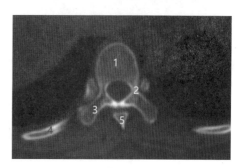

解析:1 为胸椎椎体,2 为椎弓板,3 为横突,4 为肋骨,5 为棘突。本题更准确的答案是椎弓根,但是没有那个选项,最佳答案是 B。

图 7-36

94. 经第3腰椎间孔下部的横断层的CT图像(图7-37)中,3所标注的结构是(　　)。

　　A. 马尾　　　　　B. 竖脊肌　　　　C. 腰方肌　　　　D. 腰大肌

　　E. 腰椎间盘

答案:D

解析:1为左髂总动脉,2为腰椎间盘,3为腰大肌,4为腰方肌,5为椎间孔,6为上关节突,7为下关节突,8为黄韧带,9为竖脊肌,10为棘上韧带,11为棘突,12为椎弓板,13为硬脊膜囊,14为关节突关节,15为腰神经前支,16为下腔静脉。

95. 经第3腰椎间孔下部的横断层CT图像(图7-38)中,14所标注的结构是(　　)。

　　A. 上关节突　　　B. 下关节突　　　C. 关节突关节　　　D. 椎弓根

　　E. 横突

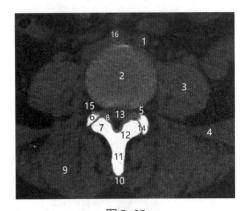
图 7-37

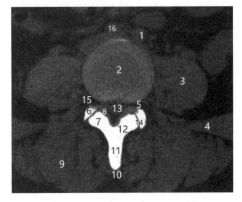
图 7-38

答案:C

解析:1为左髂总动脉,2为腰椎间盘,3为腰大肌,4为腰方肌,5为椎间孔,6为上关节突,7为下关节突,8为黄韧带,9为竖脊肌,10为棘上韧带,11为棘突,12为椎弓板,13为硬脊膜囊,14为关节突关节,15为腰神经前支,16为下腔静脉。

96. 腰椎侧隐窝矢状径小于(　　)时,可视为狭窄。

　　A. 1 mm　　　　　B. 2 mm　　　　C. 3 mm　　　　D. 4 mm

　　E. 5 mm

答案:B

解析:按最新的标准,侧隐窝矢状径下限为2 mm。

97. 腰神经根从离开硬膜囊至椎间管外口不经过的结构是(　　)。

　　A. 盘黄间隙　　　B. 上关节突旁沟　　C. 侧隐窝　　　　D. 椎间管下部

　　E. 椎弓根下沟

答案:D

解析:椎间管分为上、下部。上部宽,位于椎体和关节突关节之间,有腰神经通过,下部窄,位于椎间盘与上关节突根部之间。

98. 腰神经根共有(　　)。

    A. 3 对   B. 4 对   C. 5 对   D. 6 对

    E. 7 对

答案:C

解析:腰神经共 5 对,通过相应椎间管出椎管。

99. 成年人的脊髓圆锥多终止于(　　)。

    A. 第 12 胸椎水平   B. 第 1 腰椎水平

    C. 第 2 腰椎水平   D. 第 3 腰椎水平

    E. 第 5 腰椎水平

答案:B

解析:成人脊髓圆锥多终于第 1 腰椎平面。在 CT 和 MRI 图像上,圆锥及其两侧的腰骶神经根呈四足蜘蛛状,终丝和马尾分散的小圆形结构位于硬膜囊后部。

100. 经肩关节上份横断层 CT 图像(图 7-39)中,6 所标注的结构是(　　)。

    A. 冈上肌   B. 冈下肌

    C. 肩胛下肌   D. 三角肌

    E. 肱二头肌

图 7-39

答案:C

解析:1 为肱骨头,2 为肩胛骨,3 为三角肌,4 为冈下肌,5 为冈上肌,6 为肩胛下肌,7 为关节盂,8 为臂丛。

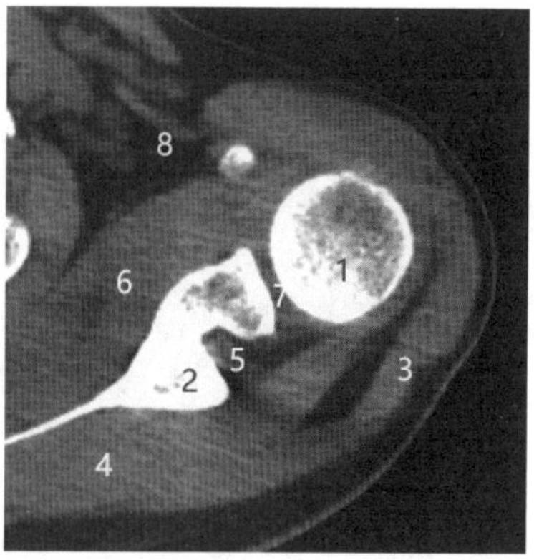

101. 左侧位 X 线片上,正常右心室与前胸壁接触的面积是(　　)。

    A. 1/3   B. 1/3～1/2   C. 2/3   D. 3/4

    E. 1/2

答案:A

102. 后前位胸片上,肺动脉主干位于(　　)。

    A. 左心缘中段   B. 右心缘下段

    C. 左心缘上段   D. 左心缘下段

    E. 右心缘上段

答案:A

解析:左心缘自上而下分为三段。上段向左凸出,由主动脉弓与降主动脉的起始部构成,通常称为主动脉弓。中段为肺动脉段,主要由肺动脉主干构成。下段由左心室构成。

103. 在后前位胸片上,升主动脉及上腔静脉位于(　　)。

    A. 右心缘下段   B. 右心缘中段

    C. 右心缘上段   D. 左心缘上段

    E. 左心缘中段

答案:C

解析:后前位胸片上,右心缘上段为升主动脉及上腔静脉复合投影,约占整个右心缘的 1/2,下 1/2 为右心房影。

104. 经股骨头后部的冠状断层面,图 7-40 中 8 代表的结构是(   )。

    A. 股骨颈   B. 股骨头   C. 髂骨体   D. 小转子

    E. 耻骨体

答案:A

解析:1 为髂骨体,2 为闭孔内肌,3 为股骨头韧带,4 为耻骨体,5 为闭孔外肌,6 为耻骨,8 为股骨颈,9 为股骨头,10 为臀小肌,11 为臀中肌。

105. 经股骨头后部的冠状断层上,图 7-41 中 11 所标注的解剖结构是(   )。

    A. 闭孔内肌   B. 股骨头韧带

    C. 闭孔外肌   D. 臀中肌

    E. 臀小肌

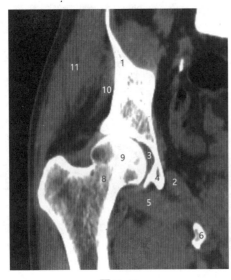 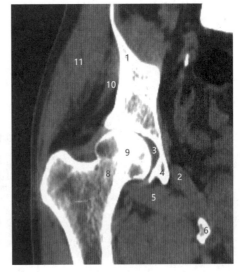

图 7-40   图 7-41

答案:D

解析:1 为髂骨体,2 为闭孔内肌,3 为股骨头韧带,4 为耻骨体,5 为闭孔外肌,6 为耻骨,8 为股骨颈,9 为股骨头,10 为臀小肌,11 为臀中肌。

106. 穿越坐骨大孔的肌肉是(   )。

    A. 髂腰肌   B. 梨状肌   C. 闭孔内肌   D. 肛提肌

    E. 臀小肌

答案:B

解析:梨状肌起于第 2、3、4 骶椎前面,分布于小骨盆的内面,经坐骨大孔入臀部,止于股骨大转子后面。髂内动脉在此分为臀上动脉和臀下动脉,分别经梨状肌上孔、梨状肌下孔穿出至臀部,分支营养臀肌和髋关节。

107. 图 7-42 中标 3 处的解剖结构是（　　　）。

A. 股后群肌　　　B. 前交叉韧带　　　C. 后交叉韧带　　　D. 股四头肌

E. 髁间隆起

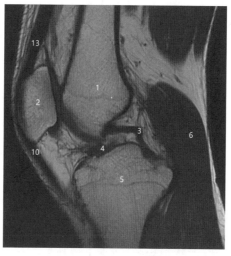

图 7-42

答案：C

解析：3 是后交叉韧带，4 是前交叉韧带，13 是股四头肌腱，10 是髌韧带。

108. 踝关节的稳定性主要依靠周围的（　　　）。

A. 肌肉　　　B. 韧带　　　C. 关节　　　D. 皮下组织

E. 皮肤

答案：B

解析：距骨位于中央，与内、外踝关节面一起构成踝关节，关节的前内侧有内侧韧带加强，外侧被距腓前、后韧带加强。距骨的前面有小腿前群肌腱、足背动脉、足背静脉及腓深神经。

109. 经踝关节的横断层，居于踝关节中央的骨骼是（　　　）。

A. 内踝　　　B. 外踝　　　C. 跟骨　　　D. 足舟骨

E. 距骨

答案：E

解析：距骨位于踝关节断面的中央。

110. 正常成人脊髓下端约平齐（　　　）。

A. 第 1 骶椎水平　　　　　　　B. 第 2 腰椎下缘水平

C. 第 3 腰椎与第 4 腰椎之间　　D. 第 1 腰椎下缘水平

E. 第 1 骶椎下缘水平

答案：D

解析：脊髓上端与延髓相连，下端为脊髓圆锥。成人脊髓下端约终止于第 1 腰椎的下缘水平。脊髓颈膨大位于颈 5～胸 1 脊髓节段。腰膨大位于腰 2～骶 3 脊髓节段。

111. 脑颅骨与面颅骨的分界是（　　　）。

  A. 眶上缘、颧骨弓和外耳门上缘连线

  B. 眶下缘、颧骨弓和外耳门上缘连线

  C. 眶上缘、颧骨弓和外耳门下缘连线

  D. 眶前缘、颧骨弓和外耳门上缘连线

  E. 眶下缘、颧骨弓和外耳门下缘连线

答案： A

解析： 脑颅骨和面颅骨由眶上缘至外耳门上缘连线分界。脑颅骨围成颅腔,容纳、支持和保护脑。面颅骨构成眼眶、鼻腔和口腔的骨性支架。

112. 颞骨属于（　　　）。

  A. 长骨　　　　　B. 短骨　　　　　C. 不规则骨　　　　D. 扁骨

  E. 籽骨

答案： C

解析： 颞骨属于颅骨中的脑颅骨,共两块,左、右各一块位于头颅两侧,并延至颅底,参与构成颅底和颅腔的侧部,形状不规则,属于不规则骨。

113. 前组鼻窦是指（　　　）。

  A. 额窦＋上颌窦

  B. 额窦＋前组筛窦＋上颌窦

  C. 额窦＋筛窦＋上颌窦＋蝶窦

  D. 额窦＋筛窦＋上颌窦

  E. 额窦＋前组筛窦

答案： B

解析： 鼻窦以其开口部位不同,分为前、后两组。前组鼻窦包括上颌窦、额窦和前组筛窦,开口于中鼻道。后组鼻窦包括后组筛窦、蝶窦,开口于上鼻道。

114. 以下脑神经中,不经过海绵窦的为（　　　）。

  A. 动眼神经　　　　　　　　　B. 展神经

  C. 三叉神经运动支　　　　　　D. 舌咽神经

  E. 三叉神经第二支

答案： D

解析： 经过海绵窦外侧壁,从上向下依次为动眼神经、滑车神经、三叉神经第一支(眼神经)和三叉神经第二支(上颌神经)。展神经位于内侧颈内动脉旁,颈交感神经纤维缠绕于颈内动脉。

115. 海绵窦外侧壁上的脑神经不出现（　　　）。

  A. 动眼神经　　B. 滑车神经　　C. 展部经　　　D. 眼神经

  E. 上颌神经

答案： C

解析： 海绵窦外侧壁的脑神经从上到下是动眼神经、滑车神经、眼神经、上颌神经,展神经通过海绵窦,但是不在外侧壁,而是和颈内动脉相邻,在海绵窦内侧壁穿行。

116. 大脑半球弓状纤维连接(　　)。

　　A. 外囊　　　　B. 相邻脑回　　　C. 内囊　　　　D. 基底节

　　E. 丘脑

答案:B

解析:联络纤维是联系同侧半球内各部分皮质的纤维。其中短纤维联系相邻脑回,称弓状纤维。长纤维联系本侧半球各叶。其中主要的联络纤维如下。① 钩束:呈钩状绕过外侧裂,连接额、颞两叶的前部;② 上纵束:在豆状核与岛叶的上方,连接额叶、顶叶、枕叶、颞叶;③ 下纵束:沿侧脑室下角和后角的外侧壁走行,连接枕叶和颞叶;④ 扣带:位于扣带回和海马旁回的深部,连接边缘叶的各部。

117. 以下结构,不属于脑室系统的是(　　)。

　　A. 麦氏孔(中孔)　　　　　　　B. 孟氏孔(室间孔)

　　C. 侧孔　　　　　　　　　　　D. 松果体隐窝

　　E. 外侧裂

答案:E

解析:外侧裂属于脑池系统。

118. 气钡双重造影检查时,一般服钡后(　　)钡剂可达结肠肝曲。

　　A. 2 小时　　　B. 4 小时　　　C. 6 小时　　　D. 8 小时

　　E. 10 小时

答案:C

解析:气钡双重造影检查时,一般服钡后 6 小时钡剂可达结肠肝曲。

119. 正常食管下端,防止胃食管反流的作用机制为(　　)。

　　A. 锐利的食管胃角,在胃压力作用下使贲门关闭

　　B. 横膈有张力和弹性作用,深吸气时裂孔缩小

　　C. 在腹腔内压力作用下,胃食管前庭使食管裂孔管壁紧密靠拢

　　D. 贲门部黏膜在贲门关闭时凸向胃腔,起防止反流作用

　　E. 以上都是

答案:E

120. 贲门区在解剖上不利于 X 线检查的特点是(　　)。

　　A. 贲门区位于胃底和胃体的内后方,前、后易重叠

　　B. 胃底黏膜纹纵横交叉,形态与排列无一定规律性

　　C. 胃底无蠕动,不利于观察功能改变

　　D. 居于肋弓下,不利于扪诊

　　E. 以上都是

答案:E

121. 关于食管影像学解剖的叙述,不正确的是(　　)。

　　A. 正位观察位于中线偏左　　　　B. 在第 6 颈椎水平与下咽部相连

C. 在第 11 胸椎水平与胃贲门相接　　D. 右前斜位是观察食管的常规位置

E. 右前斜位观察其前缘可见四个压迹

答案:E

解析:右前斜位是观察食管的常规位置,在其前缘可见三个压迹,从上至下分别为主动脉弓压迹、左主支气管压迹、左心房压迹。

122. 肝脏分 8 段,其中 Ⅰ 段是(　　)。

A. 尾状叶　　　　　　　　　　　　　B. 左外叶上基底段

C. 左内叶　　　　　　　　　　　　　D. 右后上基底段

E. 右前下基底段

答案:A

解析:以肝裂和门静脉及肝静脉在肝内分布为基础的 Couinaud 分段法,将肝脏分为 8 段。Ⅰ 段:尾状叶;Ⅱ 段:左外叶上段;Ⅲ 段:左外叶下段;Ⅳ 段:左内叶;Ⅴ 段:右前叶下段;Ⅵ段:右后叶下段;Ⅶ段:右后叶上段;Ⅷ 段:右前叶上段。

123. 肝脏的脏面有"H"状结构,构成其横沟的是(　　)。

A. 肝圆韧带　　　B. 静脉韧带　　　C. 肝门　　　　　D. 胆囊窝

E. 下腔静脉

答案:C

解析:肝上面称膈面,肝的下面为脏面,此面有两条纵沟和一条横沟,呈"H"状,左纵沟内有肝圆韧带和静脉韧带;右纵沟的前部为胆囊,后部为下腔静脉横沟即肝门,其内有肝门静脉、肝固有动脉和肝管等结构出入。

124. 关于十二指肠影像解剖学的描述,正确的是(　　)。

A. 十二指肠上部位于第 1 腰椎右侧

B. 十二指肠呈"C"形包绕胰头

C. 十二指肠乳头在降部内侧壁或内后壁上

D. 十二指肠空肠曲借十二指肠悬韧带固定

E. 以上都正确

答案:E

125. 影像学上,下列肠道属于小肠 X 线第四组的是(　　)。

A. 十二指肠　　　B. 上段空肠　　　　C. 下段空肠　　　　D. 上段回肠

E. 下段回肠

答案:D

解析:小肠 X 线分为 6 组(Cole 法)。第一组为十二指肠;第二组为上段空肠,起自十二指肠悬韧带,向左达胃大弯的左下方,位于左上腹;第三组为下段空肠,位于第二组下方,常达左髂窝,横行走向,位于左中腹;第四组为上段回肠,在右中腹呈垂直排列;第五组为中段回肠,位于右中下腹,亦是纵向排列;第六组为下段回肠,位于盆腔,互相重叠,向后、向右上方行走,止于回盲瓣。

126. 以下对肝肿瘤的定性诊断很有帮助的是(   )。
    A. 肿瘤大小和数目   B. 肿瘤的 T_1 值和 T_2 值
    C. 肿瘤的形态和信号强度变化   D. 肿瘤与肝脏的信号强度比(STR)
    E. 肿瘤与肝脏的信号对比噪声比(CNR)

答案:C

解析:肝肿瘤的定性诊断很大程度上依赖于动态扫描。

127. 肝尾叶的静脉引流入(   )。
    A. 肝中静脉   B. 下腔静脉   C. 肝右静脉   D. 肝左静脉
    E. 门静脉

答案:B

解析:肝尾状叶静脉直接汇入下腔静脉,属于肝短静脉系统,数目不等,可有 3～10 支。

128. 下列肾形态无临床意义的是(   )。
    A. 马蹄肾   B. 驼峰肾   C. 侏儒肾   D. 海绵肾
    E. 多囊肾

答案:B

解析:马蹄肾为最常见的融合肾,可为两肾的下极或上极相互融合,以下极融合型多见;驼峰肾为肾脏形态的正常变异,通常无症状,多为影像学检查时意外发现;侏儒肾即肾发育不全,较为少见;海绵肾是一种先天性肾髓质囊性病变,表现为双侧肾集合管扩张并细小钙化;多囊肾即多囊性肾病变,系遗传性病变。

129. 肾脊角的正常值为(   )。
    A. 5°～10°   B. 10°～15°   C. 15°～25°   D. 25°～30°
    E. 30°～35°

答案:C

解析:肾的长轴自上斜向外下,其延长线与脊椎纵轴相交,形成锐角,称为倾斜角或肾脊角,正常为 15°～25°,右侧较左侧略大。

130. 每个肾脏的肾大盏数目为(   )。
    A. 1～3 个   B. 2～4 个   C. 3～5 个   D. 4～6 个
    E. 5～7 个

答案:B

解析:肾小盏呈漏斗形,共有 7～8 个,其边缘包绕肾乳头,承接排出的尿液。在肾窦内,2～3 个肾小盏合成一个肾大盏,2～3 个肾大盏合成一个肾盂。

131. 肩关节间隙宽约(   )。
    A. 2 mm   B. 3 mm   C. 4 mm   D. 5 mm
    E. 6 mm

参考答案:C

132. 逆行性尿路造影与排泄性尿路造影的不同点在于(   )。
    A. 肾实质不显影   B. 肾盏显影

C. 肾盂显影　　　　　　　　　　　　　D. 输尿管显影

E. 尿道显影

答案：A

解析：逆行性尿路造影与排泄性尿路造影的不同点就在于逆行性尿路造影不能显示肾实质，而肾盏、肾盂、输尿管及尿道的显示情况基本相同。

133. 下列关于肾脏正常 X 线解剖的描述，错误的是（　　　）。

A. 肾脏上、下、左、右均有一定的活动度

B. 肾内缘较外缘靠前

C. 腹部平片可观察到肾周脂肪组织

D. 右肾较左肾低 1～2 cm

E. 两侧肾轴平行于腰大肌

答案：A

解析：正常情况下，在变换体位时肾脏仅有一定的上下活动度，范围为 1～5 cm。

134. 正常两侧肾脏大小差别不应超过（　　　）。

A. 1 cm　　　　　B. 2 cm　　　　　C. 2.5 cm　　　　　D. 3 cm

E. 3.5 m

答案：A

解析：左肾略大于右肾，两侧肾脏长度差别不应超过 1 cm。

135. 以下脏器，不位于吉氏筋膜所构成的腹膜后腔内的为（　　　）。

A. 肾上腺　　　B. 肾脏　　　　　C. 肾盂　　　　　D. 输尿管

E. 膀胱

答案：E

解析：吉氏筋膜所构成的腹膜后腔内包括肾上腺、肾脏、肾盂、输尿管等组织和器官。

136. 关于肾盂的描述，错误的是（　　　）。

A. 正常肾盂的最佳显影时间是注入对比剂后 15～30 分钟

B. 肾盂可有蠕动

C. 肾盂上连肾大盏，下连输尿管

D. 肾盂形态可呈壶腹状或分支状

E. 肾盂形态差异不大，多呈三角形

答案：E

解析：肾盂形态有很大差异，大多数呈三角形，少数可呈壶腹状或分支状。壶腹状肾盂直接与肾小盏相连而无明确肾大盏。分支状肾盂则几乎被两个长形肾大盏所替代。

137. 在逆行性尿路造影检查中，可能出现的正常生理性改变是（　　　）。

A. 肾盂、肾盏不显影　　　　　　　　　B. 肾盂充盈缺损

C. 肾盂、肾盏痉挛　　　　　　　　　　D. 肾盏、肾盂边缘不规整

E. 肾盏、肾盂扩张

答案：C

解析:逆行性尿路造影检查中,由于插管和加压注入对比剂的刺激,易产生肾盂、肾盏痉挛,若注射解痉药物后,痉挛消失,此时肾盂、肾盏充盈良好。

138. 维持子宫前倾的主要结构是(　　)。

    A. 子宫阔韧带   B. 子宫圆韧带

    C. 子宫主韧带   D. 骶子宫韧带

    E. 盆底肌

答案:B

解析:维持子宫前倾的主要结构是子宫圆韧带。

139. 关于肾脏解剖的描述,错误的是(　　)。

    A. 肾实质分为肾皮质与肾髓质

    B. 肾实质外有肾包膜、脂肪、吉氏筋膜

    C. 肾前间隙有胰腺、十二指肠、升结肠、降结肠

    D. 后肾间隙有脂肪

    E. 肾位于腹膜腔内

答案:E

解析:肾脏和肾前间隙诸器官均属于腹膜后脏器。

140. 关于肾脏 CT 平扫表现,错误的是(　　)。

    A. 横轴位显示为圆形或椭圆形软组织密度结构

    B. 能够分辨肾皮质、肾髓质

    C. 肾窦呈脂肪性低密度

    D. 肾盂呈水样低密度

    E. 肾门区肾动脉、肾静脉呈软组织密度窄带影

答案:B

解析:CT 平扫可以清晰显示肾脏的形态、大小、位置及密度,正常肾实质密度均匀,不能分辨出肾皮质、肾髓质。

141. 正常肾脏的 CT 增强扫描表现,错误的是(　　)。

    A. 强化表现因扫描时间而异

    B. 皮质期,肾皮质明显强化,肾髓质强化不明显,肾血管显示欠清晰

    C. 髓质期,肾皮质、肾髓质强化程度类似,肾实质密度均匀

    D. 排泄期肾盏和肾盂明显充盈强化,肾实质强化程度减低

    E. CTA 属于增强扫描的特殊检查方法,可以清晰、形象地显示肾动脉结构

答案:B

解析:正常肾脏 CT 增强扫描均应为多期扫描,扫描时间不同,肾脏诸结构的密度变化亦不相同。于团注对比剂后 30 秒扫描,即皮质期,可见肾血管及肾皮质明显强化,而髓质强化不明显,仍呈较低密度;2 分钟后扫描,即髓质期,肾皮质、肾髓质强化程度类似;5 分钟后扫描,即排泄期,可见肾实质强化程度减低,而肾盏和肾盂被高密度对比剂充填,呈明显强化改变。

142. 关于正常肾上腺影像解剖的描述,正确的是(   )。

    A. 左肾上腺常呈斜线状   B. 右肾上腺常呈三角状

    C. 肾上腺侧支厚度<15 mm   D. 肾上腺侧支面积<100 mm^2

    E. 肾上腺侧支厚度<10 mm

答案:E

解析:正常情况下,肾上腺侧支厚度小于 10 mm,或不大于同侧膈肌脚厚度的 1.5 倍。

143. 关于膀胱三角区的描述,正确的是(   )。

    A. 膀胱底部两侧至膀胱颈部区域   B. 膀胱顶部两侧至膀胱颈部区域

    C. 膀胱底部至输尿管开口区域   D. 膀胱底部至膀胱颈部

    E. 膀胱底部输尿管开口至尿道内口区域

答案:E

解析:膀胱底部两侧输尿管开口至膀胱颈(尿道内口区域)组成的三角形部分称膀胱三角区,位置较固定,是膀胱癌的好发部位。

144. 以下组织结构,位于肾周间隙内的为(   )。

    A. 肾上腺   B. 肾血管   C. 肾周脂肪   D. 输尿管上段

    E. 以上都是

答案:E

解析:肾周间隙为肾被膜与肾筋膜之间的间隙,其内主要有肾上腺、肾动脉、肾静脉、脂肪及输尿管上段。

145. 有关肾脏 CT 检查的描述,错误的是(   )。

    A. 正常肾脏 CT 平扫可区分出肾皮质和肾髓质

    B. 增强皮质期,肾皮质显影最清楚

    C. 正常情况下,肾实质密度低于同层面脾脏密度

    D. 增强实质期,肾皮质、肾髓质均显影明显,二者分界不清

    E. 增强排泄期,肾集合系统开始显影

答案:A

解析:CT 平扫正常肾实质密度均匀一致,CT 值 30～50 HU,略低于脾脏密度。增强检查可分为 3 个期相皮质期:开始注药后 30～40 秒,肾血管及肾皮质明显强化,可清晰分辨出肾皮质和肾髓质。髓质期(开始注药后 60～90 秒):肾髓质强化程度类似于或略高于肾皮质,二者分界不再清晰。排泄期(开始注药后 4～10 分钟):肾实质强化程度下降,肾盂、肾盏发生明显强化。

146. 关于正常肾脏 MRI 表现,错误的是(   )。

    A. 肾盂、肾盏显示清晰

    B. T_1WI 显示肾脏皮质信号强度略高于髓质

    C. T_2WI 显示皮质、髓质信号强度类似,不易分辨

    D. 抑脂 T_1WI 显示皮质、髓质信号差别明显

    E. 增强扫描皮质期,皮质明显强化

答案: A

解析: 常规 MRI 检查, 正常肾盏难以显示, 肾盂多可以识别, 呈类似于游离水的长 T_1 长 T_2 信号, 位于肾门区。

147. 正常肾上腺 MRI 检查, 错误的是(　　)。

    A. 空间分辨率较低

    B. 不能区别肾皮质、肾髓质

    C. 肾上腺呈均匀强化

    D. T_1WI 和 T_2WI 类似于肾实质信号

    E. T_1WI 和 T_2WI 并抑脂像上信号强度高于周围脂肪组织

答案: D

解析: 正常肾上腺的信号强度因检查序列而异, 常规 T_1WI 和 T_2WI 像上, 肾上腺信号强度类似于正常肝实质, 且明显低于周围脂肪信号。

148. 关于膀胱的 MRI 检查, 错误的是(　　)。

    A. 呈均匀长 T_1 长 T_2 信号

    B. 膀胱内尿液富含游离水

    C. 膀胱壁能够清晰显示, 与肌肉信号相类似

    D. 膀胱周围脂肪组织在 T_1WI 呈高信号, T_2WI 呈低信号

    E. 可以有化学位移伪影

答案: D

解析: 脂肪组织在 T_1WI 上应是高信号, 在 T_2WI 上呈中等信号, 在脂肪组织与腔内尿液的对比下, 能够清晰地显示膀胱壁结构。

149. 在 MRI 检查中, 膀胱壁显示清晰是由于(　　)。

    A. 尿液富含游离水

    B. 膀胱壁内富含结合水

    C. 有膀胱内尿液和壁外脂肪组织的对比

    D. 膀胱壁内含平滑肌成分

    E. 以上都不是

答案: C

解析: 膀胱壁在膀胱内尿液和壁外脂肪组织的对比下, 能够清晰显示, 表现为厚度一致的薄壁环状影, 与肌肉信号类似, 在 T_1WI 上高于腔内尿液信号, T_2WI 上低于尿液信号。

150. MRI SE T_1 加权像上能分辨肾皮质、肾髓质是因为(　　)。

    A. 肾皮质呈高信号, 肾髓质呈等信号

    B. 肾皮质比髓质信号弱

    C. 肾髓质含较多自由水, 信号较皮质低

    D. 肾皮质、肾髓质均有化学位移伪影

    E. 肾窦内脂肪衬托

答案: C

解析:肾髓质含较多自由水,所以在 T_1WI 上相对于肾皮质呈低信号。

151. CT 扫描,正常前列腺上限一般不超过耻骨联合上缘(   )。

    A. 10 mm   B. 20 mm   C. 30 mm   D. 40 mm

    E. 50 mm

答案:A

解析:正常前列腺上限一般平对耻骨联合上缘,不超过 10 mm。若超过 20 mm,为前列腺增大的表现。超过 10 mm～20 mm 为正常邻接表现。

152. 下列关于正常前列腺影像的描述,错误的为(   )。

    A. T_1 加权像,信号均匀   B. T_2 加权像,中央带信号最高

    C. 强调冠状面、矢状面扫描   D. 周围带约占前列腺体积的 75%

    E. 横断面中央带呈锥形,移行带呈马蹄形

答案:B

解析:T_2 加权像,前列腺周围带富含前列腺液,信号最高,等于或高于邻近脂肪组织。

153. 关于前列腺的正常解剖,下列观点错误的是(   )。

    A. MRI 常能清晰地显示前列腺段尿道

    B. CT 横断面测量与前列腺实际大小一致

    C. 分周围带、中央带、移行带

    D. 良性增生多见于移行带

    E. 前列腺癌多起源于周围带

答案:B

解析:前列腺 CT 扫描时,前列腺四周均有肛提肌,其密度与前列腺密度相仿,可干扰前列腺测量。

154. 正常前列腺的中央带与周围带在 T_2WI 的信号特点为(   )。

    A. 两部分均为高信号

    B. 两部分均为低信号

    C. 中央带为低信号,外周带为高信号

    D. 外周带为低信号,中央带为高信号

    E. 中央带为等信号,外周带为低信号

答案:C

解析:前列腺中央带内含较多致密平滑肌组织,MRI 信号较低。周围带是由疏松结缔组织和富含水的腺泡构成,呈较高信号。

155. MRI T_2 加权像上,子宫颈自内向外有(   )。

    A. 1 层信号   B. 2 层信号   C. 3 层信号   D. 4 层信号

    E. 5 层信号

答案:D

解析:MRI T_2 加权像上,子宫颈自内向外有 4 层信号,即宫颈管内黏液的高信号、宫颈黏液的中等信号、宫颈纤维化基质的低信号、宫颈肌层的中等信号。

156. 关于子宫解剖的 MRI 表现,描述正确的是(　　)。

  A. 子宫内膜正常厚度＜2 mm

  B. 子宫内膜 T_2 加权像呈低信号

  C. 结合带 T_2 加权像呈低信号

  D. 子宫肌层 T_1 加权像呈低信号

  E. 子宫峡部位于子宫颈和阴道交界处

答案:C

解析: 子宫内膜正常厚度为 3～7 mm,随月经周期变化,在 T_2WI 像上为高信号。结合带为低信号。子宫峡部位于子宫颈与宫体交界处。

157. 属于肠系膜上动脉分支的是(　　)。

  A. 胃左动脉 B. 腰动脉 C. 肾动脉 D. 左结肠动脉

  E. 右结肠动脉

答案:E

解析: 肠系膜上动脉在腹腔干稍下方,约平第 1 腰椎高度,起自腹主动脉前壁,经胰头与胰体交界处后方下行,越过十二指肠水平部前面进入肠系膜根部,向右髂窝方向走行。其分支如下:① 胰十二指肠下动脉;② 空肠动脉和回肠动脉;③ 回结肠动脉;④ 右结肠动脉;⑤ 中结肠动脉。肠系膜下动脉约平第 3 腰椎高度,起自腹主动脉前壁,在腹后壁腹膜后面向左下走行,分支分布于降结肠、乙状结肠和直肠上部。其分支如下:① 左结肠动脉;② 乙状结肠动脉;③ 直肠上动脉。

158. 下述正常前列腺影像,正确的是(　　)。

  A. T_1WI,信号均匀   B. T_2WI,周围带信号最高

  C. 强调冠状面、矢状面扫描 D. 周围带约占前列腺体积的 75%

  E. 以上均正确

答案:E

解析: T_1 加权像上,正常前列腺呈均一较低信号;T_2 加权像上,移行区和中央区呈较低信号,周围带呈较高信号。周围带约占前列腺体积的 75%。

159. 下列有关龛影的说法,不正确的是(　　)。

  A. 胃肠道壁产生溃烂,造影时被钡剂填充

  B. X 线呈切线位投影时,形成突出于腔外的钡斑影像

  C. 胃溃疡形成的突出于胃腔之外的半圆形钡斑影像,称为龛影

  D. 胃肠道肿瘤突向腔内而形成的影像,是肿瘤的直接征象

  E. 双对比造影或压迫法检查正面观察时,表现为局限性钡剂残留影像

答案:D

解析: 龛影是由于胃肠道壁产生溃烂达到一定深度造影时被钡剂填充,当 X 线从病变区呈切线位投影时,形成突出于腔外的钡斑影像。它是胃溃疡的直接征象。

160. 关于结肠正常影像解剖,下列描述不正确的是(　　)。

  A. 结肠黏膜有纵向、横向、斜向 B. 升结肠的结肠袋比降结肠明显

C. 左半结肠黏膜皱襞以纵向为主　　D. 左半结肠比右半结肠粗

E. 低张双对比造影可显示无名沟

答案:D

解析: 大肠中直肠壶腹最宽,其次为盲肠,盲肠以下各肠管逐渐变小,但其长度和宽度随肠管充盈状态及张力有所不同。正常情况下右半结肠比左半结肠粗。

161. 器官轴型胃扭转的 X 线表现不正确的是( )。

A. 胃大弯上翻构成胃的顶缘

B. 贲门位置低,食管与胃黏膜纹呈十字交叉

C. 两个胃泡,两处液平

D. 十二指肠环高于幽门

E. 胃形态呈斜置的"大虾"状

答案:D

解析: 胃扭转分器官轴型(纵轴扭转型)、网膜轴型(横轴扭转型)及混合型。器官轴型胃扭转最多见,其 X 线表现为贲门部下降,食管腹段延长,胃远程位置升高,胃大弯向右上翻转,呈突起的弧形,并向右下方延伸与十二指肠球部及降段相连,胃小弯向下,因而凹面向下,黏膜像可见黏膜皱襞呈螺旋状。

162. 下述关于胃的正常 X 线解剖知识,不正确的是( )。

A. 角切迹至幽门管之间为胃窦

B. 胃的形状分为牛角型、钩型、瀑布型、葫芦型

C. 胃体大弯侧呈锯齿状,因其黏膜皱襞横、斜行走行所致

D. 胃底黏膜皱襞走行不规则

E. 双重对比造影能显示胃小区和胃小沟

答案:B

解析: 胃肠钡餐造影检查,正常胃的形状可分为牛角型、钩型、瀑布型及无力型。胃溃疡时,可引起瘢痕性改变,使胃变形和狭窄,形成葫芦型胃。

163. 在泌尿系统结石中,不透光性结石所占的比例为( )。

A. 25%　　　　B. 40%　　　　C. 50%　　　　D. 70%

E. 90%

答案:E

解析: 泌尿系统结石由多种成分构成,在我国以草酸钙、磷酸钙或其他混合物为主的结石常见。约 90% 的结石不透光,属于阳性结石。

164. 关于肾盂、肾盏运动的描述,不正确的为( )。

A. 收缩排空期为 1~1.5 秒　　　B. 舒张充盈期为 2~3 秒

C. 收缩及舒张运动每 10 秒一次　　D. 禁水者的间隔期可缩短

E. 饮水者间隔期可缩短

答案:D

解析: 肾盂、肾盏运动包括收缩排空期及舒张充盈期。在禁水时,两期间的间隔期可

以较长,而饮水或用利尿剂后则间隔期较短。

165. 下述一组病变的 MRI 表现,不正确的为(   )。

  A. 腹水在 T_1WI 呈低信号   B. 胆汁在 T_2WI 呈高信号

  C. 血性腹水在 T_1WI 为稍高信号   D. 胆结石在 T_1WI 为低信号

  E. 肝囊肿在 T_1WI 为低信号

答案:D

解析:胆结石在 MRI 上是无信号的,其余均正确。

166. 食管钡餐造影,膈上有对称切迹及粗大黏膜,诊断应考虑为(   )。

  A. 胃黏膜脱垂入食管内   B. 食管裂孔疝

  C. 贲门痉挛   D. 食管静脉曲张

  E. 食管下端憩室

答案:B

解析:膈上食管的对称性切迹(A 环、B 环或 C 环)和粗大黏膜皱襞(胃黏膜皱襞)是胃底疝至膈上的证据。

167. 关于腹膜后淋巴结的描述,不正确的是(   )。

  A. 正常淋巴结横断直径 0.3~1.0 cm

  B. 常位于腹主动脉旁和下腔静脉旁

  C. T_1WI 呈等信号(与肌肉信号比)

  D. T_2WI 呈等信号(与肌肉信号比)

  E. 单个淋巴结直径>1.5 cm 为肿大

答案:D

解析:腹膜后淋巴结在 T_1WI 上为略高或等信号(与肌肉信号比),在 T_2WI 上为等信号(与脂肪信号比),高于肌肉信号。

168. 在排泄性尿路造影检查中,正常肾大盏表现为(   )。

  A. 边缘光滑整齐   B. 形态呈长管状

  C. 顶端与肾小盏相连   D. 基底部与肾盂相连

  E. 以上均正确

答案:E

解析:肾大盏边缘光滑整齐,形态呈长管状,由顶端或尖部、峡部或颈部、基底部构成,上连肾小盏,下连肾盂。肾大盏形态各异,每侧肾均有 2~4 个肾大盏。

169. 关于肾盂,正确的说法是(   )。

  A. 最佳显影时间是注入对比剂后 10~15 分钟

  B. 肾盂上连肾大盏,下连输尿管

  C. 肾盂大部分位于肾门区

  D. 肾盂形态差异不大

  E. 肾盂无蠕动

答案:B

解析:在排泄性尿路造影检查中,肾盂的最佳显影时间是注入对比剂后15～30分钟。肾盂上连肾大盏,下连输尿管,其大部分位于肾窦内。肾盂的形态有很大差异,大多数呈三角形,少数呈壶腹状及分支状。肾盂可有蠕动,致其边缘可有短暂的凹陷或狭窄。

170. 正常输尿管在排泄性尿路造影中的表现为(　　　)。

　　A. 注入对比剂后30分钟,肾盂、肾盏显示满意,松开腹压即可显示双侧输尿管

　　B. 输尿管全长为25～30 cm

　　C. 输尿管宽3～7 mm

　　D. 输尿管分三段

　　E. 以上均正确

答案:E

解析:在排泄性尿路造影检查中,注入对比剂后30分钟,肾盂、肾盏显示满意,松开腹压即可清晰地显示充盈对比剂的双侧输尿管影。输尿管可以分段显示,宽度也常发生变化。输尿管全程长25～30 cm,可分为三段并有三个狭窄。

171. 以下关于子宫的描述,错误的是(　　　)。

　　A. 子宫形态可分为底、体、颈三部分

　　B. 子宫颈为肿瘤的好发部位

　　C. 子宫的内腔称子宫腔

　　D. 子宫位于盆腔中央,在膀胱和直肠之间

　　E. 维持子宫正常位置的韧带有子宫阔韧带、子宫圆韧带、子宫主韧带和骶子宫韧带

答案:C

解析:子宫的内腔较狭窄,分上、下两部。上部由子宫底、子宫体围成,称子宫腔。子宫内腔的下部在子宫颈内,称子宫颈管。

172. 关于子宫,错误的是(　　　)。

　　A. 子宫壁由内膜、肌层、浆膜层构成

　　B. 子宫动脉主干沿途发出弓状动脉

　　C. 子宫动脉随月经周期发生明显变化

　　D. 绝经后妇女的子宫内膜厚度一般超过4 mm

　　E. 子宫呈倒置的梨形,位于骨盆中央

答案:D

解析:绝经后妇女的子宫内膜厚度一般不超过4 mm。

173. 关于肾脏的CT增强扫描表现,不正确的有

　　A. 肾血管显示欠清晰,仅仅依靠CTA才能清晰地显示肾动脉

　　B. 皮质期,肾皮质明显强化,髓质强化不明显

　　C. 髓质期,肾皮质、肾髓质强化程度类似,肾实质密度均匀

　　D. 排泄期肾盏和肾盂明显充盈强化,肾实质强化程度减低

　　E. CTA可以清晰、形象地显示肾动脉结构

答案: A

解析: 正常肾脏的 CT 增强扫描,扫描时间不同,肾脏诸结构的密度变化亦不相同。于团注对比剂后 30 秒扫描,即皮质期,可见肾血管及肾皮质明显强化,而髓质强化不明显,仍呈较低密度;2 分钟后扫描,即髓质期,肾皮质、肾髓质强化程度类似;5 分钟后扫描,即排泄期,可见肾实质强化程度减低,而肾盏和肾盂被高密度对比剂充填,呈明显强化改变。CTA 属于特殊的增强扫描检查方法,它可以清晰、形象地显示肾动脉结构,主要用于肾动脉狭窄的诊断并可以进一步明确病因。

174. 肾脏自旋回波序列 MR 扫描时的表现不正确的是( )。

    A. T_1WI,肾皮质呈较高信号

    B. T_1WI,肾髓质呈较低信号

    C. T_2WI,肾皮、髓质难以区分

    D. MR 平扫,可识别肾盂,但难以显示肾盏

    E. T_1WI 脂肪抑制像上,肾皮质、肾髓质的信号差异不显著

答案: E

解析: 正常肾脏自旋回波序列 MR 扫描时,T_1WI 肾皮质呈较高信号,肾髓质呈较低信号,较易区别肾皮质、肾髓质;在 T_1WI 脂肪抑制像上,肾皮质、肾髓质的信号差异更为显著。

175. 正常肾上腺的 MRI 表现不正确的是( )。

    A. 位于肾筋膜囊内

    B. 肾上腺厚度小于 10 mm

    C. 可以分辨出肾皮质、肾髓质结构

    D. 常规 T_1WI 和 T_2WI,肾上腺信号强度类似于正常肝实质

    E. T_1WI 和 T_2WI 并脂肪抑制技术检查,肾上腺信号显著高于周围被抑制的脂肪组织

答案: C

解析: 无论是何种序列检查,MRI 均不能分辨出肾皮质、肾髓质结构。

176. 以下正常膀胱的 MRI 表现,不正确的是( )。

    A. T_1WI,膀胱壁呈中等信号

    B. T_1WI,膀胱壁内层为低信号,外层为中等信号

    C. 膀胱壁厚度为 $2.9 \sim 8.8$ mm,平均 5.4 mm

    D. 没有运动伪影

    E. 可以有化学位移伪影

答案: D

解析: 膀胱腔内尿液富含游离水,呈均匀长 T_1 长 T_2 信号。膀胱壁在周围脂肪密度和腔内尿液的对比下,能够清晰地显示,表现为与肌肉信号类似的薄壁环状影。T_1 加权像上膀胱壁呈中等信号,T_2 加权像上膀胱壁内层为低信号,外层为中等信号。在 T_2 加权像上膀胱壁可以出现化学位移伪影,膀胱 MRI 检查可以出现运动伪影。

177. 下列关于胰腺 CT 断面解剖的论述,不正确的是(　　)。

　　A. 胰腺位于腹膜后肾前间隙,前为腹膜壁层,后为肾前筋膜

　　B. 胰体、尾层面高于胰头,钩突最低

　　C. 正常胰头宽径最大范围不应超过同层面椎体的横径

　　D. 胰颈位于胰头、胰体之间,肠系膜上动脉前方,前缘可见边缘凹入

　　E. 胰头部膨大,被包绕于十二指肠环内,下腔静脉在其后方,这是确定胰头的
　　　标志

答案:D

解析:胰腺位于肾前间隙内,前为壁层腹膜,后为肾前筋膜。胰周脂肪呈低密度,可清晰分辨其境界。CT 表现为宽带状密度均匀影,CT 值为 40～50 HU。多数胰腺影像密度不均匀,呈斑驳状。脾静脉在胰腺体尾部后缘走行,胰头部膨大,被包绕于十二指肠环内,下腔静脉在其后方,此为确定胰头的标志。从胰头到胰尾逐渐变薄,呈头低尾高位,钩突位置最低。第 2 腰椎横径作为标准,正常胰头宽径不超过同层面椎体的横径,胰体尾宽径不超过同层面椎体的 2/3。胰颈位于胰头、胰体之间的狭窄扁薄部分,后面有一个沟,有肠系膜上静脉经过。

178. 以下脏器中,属于腹膜后位器官的为(　　)。

　　A. 胰腺　　　　　B. 肝脏　　　　　C. 小肠　　　　　D. 胆囊

　　E. 脾脏

答案:A

解析:腹膜内位器官几乎全部包被腹膜,活动度较大。主要的器官有胃、十二指肠上部、空肠、回肠、阑尾、横结肠、乙状结肠、脾、卵巢、输卵管等。腹膜间位器官三面或多面包被腹膜,活动度较小。主要的器官有升结肠、降结肠、肝、膀胱、子宫等。腹膜后位器官只有一面包被腹膜,几乎不能活动,主要的器官有胰、肾、输尿管、肾上腺等。

179. 下列关于肠道 X 线解剖的说法,不正确的是(　　)。

　　A. 空肠较回肠宽,二者之间无明显界限

　　B. 空肠位于左上腹,回肠位于中下腹偏右

　　C. 大肠中直肠壶腹部最宽,乙状结肠最细

　　D. 左半结肠比右半结肠宽,均有结肠袋

　　E. 小肠呈环状皱襞,大肠仅见半月状皱襞

答案:D

解析:大肠中直肠壶腹部最宽,其次为盲肠。盲肠以远各肠管逐渐变小,即右半结肠(盲肠、升结肠和横结肠右半部)比左半结肠(横结肠左半部、降结肠和乙状结肠)宽。结肠袋于横结肠以上较明显,降结肠以下逐渐变浅,至乙状结肠接近消失。

180. 关于脾脏影像解剖的描述,不正确的是(　　)。

　　A. 与左肾上 1/3 前缘相邻接　　　　B. 内缘中 1/3 邻接胃大弯

　　C. 脾下缘多低于肝下缘　　　　　　D. CT 上,脾长轴正常为 3～5 个肋单元

　　E. 脾下缘邻接结肠脾曲

答案:C

解析:正常情况下,脾下缘不应低于肝下缘,否则即提示脾脏增大。此为影像学判断脾脏增大的指标之一。

181. 自脑桥与脑桥臂交界处出脑的脑神经是( )。

    A. 视神经   B. 面神经   C. 听神经   D. 三叉神经

    E. 动眼神经

答案:D

解析:三叉神经是最粗大的脑神经,自脑桥基底部与脑桥臂交界处出脑,分为眼神经、上颌神经、下颌神经。功能:支配咀嚼肌和接受头面部、眼部、牙齿和口腔、鼻腔及硬脑膜的感觉。三叉神经损伤时,咀嚼瘫痪,相应支配区出现感觉障碍。

182. 关于大脑半球的描述,正确的是( )。

    A. 岛叶位于额叶深部   B. 中央前回属于顶叶

    C. 额叶、顶叶以中央沟分界   D. 半卵圆中心为灰质结构

    E. 扣带回在胼胝体下方

答案:C

解析:大脑额叶与顶叶的分界线是中央沟。两侧大脑半球的侧面各有一条从上到下的沟(中央沟),沟前为身体运动区,管理身体各部肌肉的协调运动;沟后为身体感觉区,感知触、冷、热、压力等来自皮肤感受器的信息。

183. 胰腺钩突前面,CT 显示两个血管断面,应是( )。

    A.(右)腹腔动脉、(左)门静脉

    B.(右)门静脉、(左)脾静脉

    C.(右)肠系膜上动脉、(左)肠系膜上静脉

    D.(右)肠系膜上静脉、(左)脾静脉

    E.(右)肠系膜上静脉、(左)肠系膜上动脉

答案:E

184. 下丘脑属于( )。

    A. 端脑   B. 间脑   C. 丘脑   D. 中脑

    E. 后脑

答案:B

解析:间脑位于中脑之上,尾状核和内囊的内侧间脑一般被分成背侧丘脑、后丘脑、上丘脑、底丘脑和下丘脑五个部分。两侧丘脑和丘脑下部相互接合,中间夹一个矢状腔隙,称第三脑室。第三脑室经其两侧的室间孔与侧脑室相通,向下通过中脑导水管与第四脑室相通。

185. 边缘系统不包括( )。

    A. 扣带回   B. 海马回   C. 颞横回   D. 钩回

    E. 杏仁核

答案:C

解析: 边缘系统是指高等脊椎动物中枢神经系统中由古皮层、旧皮层演化成的大脑组织以及和这些组织有密切关系的神经结构和核团的总称。边缘系统的重要组成包括海马结构、海马旁回及内嗅区、齿状回、扣带回、乳头体以及杏仁核;上述结构通过帕佩兹环路相互联系,并与其他脑结构(新皮层、丘脑、脑干)有广泛联系,所以边缘系统的作用是使中脑、间脑和新皮层结构之间发生信息交换。

186. 参与构成翼点的是(   )。

    A. 额骨、颞骨、顶骨、蝶骨   B. 额骨、颞骨、顶骨、枕骨

    C. 额骨、筛骨、颞骨、枕骨   D. 顶骨、颞骨、枕骨、蝶骨

    E. 顶骨、筛骨、颞骨、蝶骨

答案: A

解析: 参与构成翼点的是额骨、顶骨、颞骨、蝶骨。此处骨质较薄,其内面有脑膜中动脉前支通过,骨折时易受损伤。

187. 颅缝开始闭合的年龄是(   )。

    A. 18 岁以后   B. 23 岁以后   C. 30 岁以后   D. 35 岁以后

    E. 40 岁以后

答案: C

解析: 新生儿的颅缝宽约 1 mm,30 岁左右颅缝开始闭合,闭合的速度因人而异。

188. 颅缝闭合的顺序是(   )。

    A. 矢状缝、冠状缝、人字缝   B. 矢状缝、人字缝、冠状缝

    C. 人字缝、矢状缝、冠状缝   D. 人字缝、冠状缝、矢状缝

    E. 冠状缝、人字缝、矢状缝

答案: A

解析: 小儿颅缝闭合的顺序为矢状缝、冠状缝、鳞状缝、人字缝和枕骨乳突缝。颅缝多在生后 3～4 个月闭合(不是骨性闭合),少数永不闭合的称永存颅缝,多见于额缝。

189. 蝶鞍侧位片上可测量其前后径及深径,其正常值范围分别为(   )。

    A. 9～18 mm,8～16 mm   B. 8～16 mm,7～14 mm

    C. 7～14 mm,6～12 mm   D. 6～12 mm,5～10 mm

    E. 5～10 mm,4～8 mm

答案: B

解析: 正常蝶鞍前后径的最大距离为 8～16 mm,平均 11.7 mm,深径最大值为 7～14 mm,平均 9.5 mm。

190. 颅内最常见的生理性钙化是(   )。

    A. 侧脑室脉络丛钙化   B. 基底节钙化

    C. 大脑镰钙化   D. 小脑幕钙化

    E. 松果体钙化

答案: E

解析: 颅内生理性钙化以松果体钙化最常见,成人显影率达 40%。

191. 有关颅骨的叙述,错误的是(　　)。

    A. 颅骨由 23 块组成

    B. 颅骨分为脑颅骨和面颅骨

    C. 额骨、筛骨、顶骨、枕骨、颞骨、蝶骨组成脑颅骨

    D. 筛骨、面骨、颞骨组成颅盖部

    E. 额骨、筛骨、枕骨、颞骨、蝶骨组成颅底

答案:D

解析:颅骨由 23 块骨组成。颅骨分为脑颅骨和面颅骨。脑颅骨由 8 块骨组成,其中不成对的有额骨、筛骨、蝶骨和枕骨,成对的有颞骨和顶骨。颅盖由额骨、顶骨和枕骨构成。颅底由中部的蝶骨、后方的枕骨、两侧的颞骨、前方的额骨和筛骨构成。

192. 关于垂体解剖和生理的描述,不正确的是(　　)。

    A. 属于内分泌腺　　　　　　　B. 位于蝶骨体上方

    C. 可影响其他内分泌腺的活动　　D. 可分泌与生长有关的激素

    E. 能分泌与维持血钙平衡有关的激素

答案:E

解析:垂体是机体内最重要的内分泌腺,可分泌多种激素,调控其他多种内分泌腺。垂体能分泌生长激素、促甲状腺激素、促肾上腺皮质激素和促性腺激素,后三种激素分别促进甲状腺、肾上腺皮质和性腺的分泌活动。垂体位于蝶鞍的垂体窝内。

193. 关于大脑的描述,错误的是(　　)。

    A. 左、右大脑半球间有大脑纵裂　　B. 大脑半球表面的灰质为大脑皮质

    C. 大脑皮质的深面是髓质　　　　D. 大脑髓质中包藏的核团为基底核

    E. 胼胝体是大脑基底部的灰质

答案:E

解析:胼胝体为连接大脑两半球宽厚的纤维素板,胼胝体属于髓质。

194. 关于脊髓正常解剖的描述,错误的是(　　)。

    A. 脊髓位于椎管内　　　　　　B. 上与延髓相连

    C. 末端变细为脊髓圆锥　　　　D. 于第 2 腰椎椎体下缘水平延续为终丝

    E. 终丝止于尾骨的背面

答案:D

解析:脊髓通常于第 1 腰椎椎体下缘延续为无神经组织的细丝,即终丝,止于尾骨的背面。

195. 通过卵圆孔的解剖结构是(　　)。

    A. 三叉神经第一支　　　　　　B. 三叉神经第二支

    C. 三叉神经第三支　　　　　　D. 静脉

    E. 脑膜中动脉

答案:C

解析:卵圆孔位于蝶骨大翼的外部,其内有三叉神经的第三支(下颌神经)和脑膜副

动脉通过。

196. 以下组织结构,不属于基底节的是(   )。

    A. 尾状核   B. 豆状核   C. 屏状核   D. 杏仁核

    E. 丘脑

答案:E

解析:基底节结构包括尾状核、豆状核、屏状核及杏仁核。

197. 小脑的组成不包括(   )。

    A. 小脑半球   B. 上蚓   C. 下蚓   D. 四叠体

    E. 小脑扁桃体

答案:D

解析:小脑的组成包括小脑半球、小脑蚓部、小脑扁桃体、小结、蚓垂、蚓锥体和蚓结节以及绒球等。

198. 正常变异较大的脑池是(   )。

    A. 视交叉池   B. 鞍上池   C. 环池   D. 枕大池

    E. 大脑大静脉池

答案:D

解析:枕大池正常变异较大。

199. 屏状核外侧的结构为(   )。

    A. 外囊   B. 最外囊   C. 岛叶   D. 苍白球

    E. 尾状核体

答案:B

解析:屏状核位于岛叶皮质与豆状核之间。屏状核与豆状核之间的白质称外囊,屏状核与岛叶皮质之间的白质称最外囊。

200. 正常成人第三脑室宽度应不大于(   )。

    A. 6 mm   B. 7 mm   C. 8 mm   D. 9 mm

    E. 10 mm

答案:A

解析:正常成人第三脑室宽度≤6 mm。

201. 以下组织结构,属于投射纤维的是(   )。

    A. 弓状纤维   B. 胼胝体   C. 前联合   D. 海马联合

    E. 内囊、外囊

答案:E

解析:投射纤维包括内囊和外囊。

202. 脑的被膜自外向内依次为(   )。

    A. 硬脑膜、蛛网膜和软脑膜   B. 蛛网膜、硬脑膜和软脑膜

    C. 软脑膜、硬脑膜和蛛网膜   D. 硬脑膜、软脑膜和蛛网膜

    E. 蛛网膜、软脑膜和硬脑膜

答案：A

解析：脑的被膜自外向内依次为硬脑膜、蛛网膜和软脑膜。

203. 不属于脑室系统的是(   )。

  A. 中脑脚间窝 B. 左、右侧脑室 C. 第三脑室 D. 第四脑室

  E. 中脑导水管

答案：A

解析：脑室系统包括双侧侧脑室、第三脑室、第四脑室以及中脑导水管。

204. 颅中窝孔裂由前到后排列的顺序为(   )。

  A. 圆孔、棘孔、卵圆孔、破裂孔   B. 棘孔、破裂孔、圆孔、卵圆孔

  C. 卵圆孔、圆孔、破裂孔、棘孔   D. 破裂孔、棘孔、卵圆孔、圆孔

  E. 圆孔、破裂孔、卵圆孔、棘孔

答案：E

解析：颅中窝孔裂由前内向后外方依次为圆孔、破裂孔、卵圆孔和棘孔。破裂孔为狭长孔道，跨越卵圆孔和棘孔的位置，所以本题只要圆孔、卵圆孔和棘孔的位置正确，即为正确选项。

205. 窗宽为300，窗位为20 HU时，其CT值显示的范围为(   )。

  A. −170～130 HU   B. −150～150 HU

  C. −130～170 HU   D. 0～300 HU

  E. −300～0 HU

答案：C

解析：当窗宽和窗位确定后，图像中可以显示的CT值范围的计算公式为窗位 ±(窗宽 /2)。

206. 位于蝶骨大翼的外部，其内有三叉神经的第三支和脑膜副动脉通过的孔是(   )。

  A. 圆孔   B. 卵圆孔   C. 棘孔   D. 破裂孔

  E. 以上都是

答案：B

解析：卵圆孔位于蝶骨大翼的外部，其内有三叉神经的第三支(下颌神经)和脑膜副动脉通过。

207. 正常小儿前囟闭合的年龄是(   )。

  A. 3～6个月 B. 6个月至1岁 C. 1～1.5岁 D. 5岁

  E. 2岁以后

答案：C

解析：前囟为额骨和顶骨形成的菱形间隙，出生时为1.5～2.0 cm，出生数月随头围增大而变大，6个月以后逐渐骨化而变小，至1～1.5岁时闭合。

208. 下列征象中，与颅骨骨折影像表现无关的是(   )。

  A. 颅骨局部骨板凹陷0.5 cm以上 B. 颅内积气

C. 一侧乳突气房混浊　　　　　　D. 蝶窦积液

E. 鞍背骨质吸收

答案:E

解析:颅骨凹陷性骨折是指颅骨局部以骨板凹陷(多 0.5 cm 以上)为主要特征的一类骨折,可以单独或与线状骨折合并发生。一般在致伤物作用面较局限、作用力较大且作用速度不快时才能形成,最多见于受钝器打击时。蝶窦积液可见于颅中窝骨折。乳突气房积液可见于颅后窝颞骨岩锥骨折。颅底骨折时骨折线累及气窦或颅盖开放性骨折时,空气可进入颅内,形成颅内积气。鞍背骨质吸收多与外伤无关。

209. 以下关于肺内支气管与肺动脉的描述中,不正确的是(　　　)。

A. 肺内支气管一般与肺动脉分支并行

B. 二者的管径大致相等

C. 肺外围一般不能显示支气管的断面

D. 肺外围一般可能显示肺动脉分支的断面

E. 伴行的支气管直径可以是相邻肺动脉直径的 2 倍以上

答案:E

解析:左、右主支气管(一级支气管)分为肺叶支气管(二级支气管),进入肺叶支气管在各肺内再分为肺段支气管(三级支气管)。每一肺段支气管及其所属的肺组织称为支气管肺段。肺动脉分支与支气管的分支相伴进入肺段,二者管径大致相等。肺静脉的属支则位于两肺段之间。相邻的肺段之间还有少许疏松结缔组织相分隔。

210. 细支气管的直径为(　　　)。

A. 2.0 mm　　　B. 1.5 mm　　　C. 1.0 mm　　　D. 0.5 mm

E. 0.25 mm

答案:C

解析:细支气管亦称支气管末梢。支气管在肺内逐渐分支至直径小于 1 mm 处,壁上软骨和腺体消失,称为细支气管。

211. 关于奇叶的叙述,错误的为(　　　)。

A. 只见于右肺上叶纵隔旁　　　　B. 没有独立的支气管

C. 奇叶的叶间裂有四层胸膜　　　　D. 可以独立为一个肺叶

E. 有自右肺尖走向右肺门上方的奇静脉

答案:D

解析:奇叶只见于右肺上叶纵隔侧。奇叶裂有自右肺尖走向右肺门上方的奇静脉。严格地讲,奇叶不能算一个肺叶,因为它无独立的支气管。奇叶是一种正常变异,其发生率为0.4% ~ 1.0%。奇叶必须具备的成分包括四层胸膜组成的胸膜间隔,间隔呈三角形,在间隔的下缘有奇静脉或左上肋间静脉。

212. 参与右肺门影构成的结构有(　　　)。

A. 右下肺动脉　　B. 升主动脉　　　　C. 上腔静脉　　　　D. 右下肺静脉

E. 奇静脉

答案: A

解析: 右肺门上部由上肺静脉干、上肺动脉及下肺动脉干后回归支构成,下部由右下肺动脉干构成。左肺门上部为左肺动脉弓,下部为左下肺动脉及其分支构成。

213. 右主支气管与正中矢状面的夹角为(　　)。

    A. 10°～20°　　　B. 15°～25°　　　C. 20°～30°　　　D. 30°～40°

    E. 40°～50°

答案: C

解析: 气管由颈部正中向下延伸至第5、6胸椎水平,分为左、右主支气管。右主支气管与体轴成20°～30°角;左主支气管与体轴成40°～55°角。右主支气管形态粗而短,左主支气管形态细而长。气管隆嵴位于分叉部下壁偏左。

214. 正常胸片所显示的肺纹理主要为(　　)的影像。

    A. 肺泡间隔　　　B. 肺血管　　　C. 支气管　　　D. 淋巴管

    E. 叶间裂胸膜

答案: B

解析: 肺纹理是由肺血管、支气管和淋巴管的阴影所组成的。

215. 出生时未发育的鼻窦包括(　　)。

    A. 额窦　　　B. 上颌窦　　　C. 蝶窦　　　D. 筛窦

    E. 以上都不是

答案: A

解析: 上颌窦为鼻窦中成熟最早者,在胚胎第三个月开始。额窦发育比较复杂,出生后额窦的发育也很不一致,同一人体的两侧额窦也常有差别。1岁时,额窦开始从中鼻道的始基隐窝向额骨内进行气化,气化较缓慢,3岁才开始发育,到4岁时仅达到豌豆大小,20岁时则已达成人形态,但日后还可以继续扩展。筛窦在胚胎第四个月时,已出现筛窦始基,到第七个月有筛囊可见。蝶窦在胚胎第四个月开始发育。

216. (　　)双侧横突有横突孔,其内有椎动脉、椎静脉通过。

    A. 骶椎　　　B. 颈椎　　　C. 腰椎　　　D. 胸椎

    E. 尾椎

答案: B

解析: 每一颈椎横突都有一个圆形横突孔,有时呈葫芦形孔或具有两孔。横突孔支持和保护椎动脉。

217. 正常肠道气体分布最多的部位应该是(　　)。

    A. 大肠　　　　　　　　　　B. 十二指肠球部

    C. 空肠　　　　　　　　　　D. 十二指肠降部、水平部与升部

    E. 回肠

答案: A

解析: 正常人的消化道内约有150 mL的气体,其中一部分在胃内,大部分在结肠内,而小肠内只有极少量气体甚至完全没有,这是因为气体进入小肠后很快就被吸收或进入

结肠。大肠内气体成分主要是氮气和二氧化碳,还有甲烷和氢气等。大肠内的气体大部分是吞入的空气,其余是发酵产生的,每天可有数升的气体进入肠腔,而通常每天由肛门排出的气体只有 800 mL 左右。肠内绝大部分的气体通过肠黏膜被吸收入血,由血液循环送到肺部排出。

218. 从正面观察,关于食管走行的说法(　　)是不正确的。

A. 在气管分叉处以下逐渐偏右

B. 在下颈部略偏左

C. 在第 8、9 胸椎水平向左进食管裂孔接于胃贲门

D. 在气管分叉处居中

E. 以上都对

答案:A

解析:食管从胸廓入口进入上纵隔,位于气管和脊柱之间,且稍偏向左侧。

219. (　　)构成心左缘第三弓。

A. 左心耳　　　B. 主动脉弓　　　C. 肺动脉段　　　D. 右心房

E. 左室弓

答案:A

解析:左心房增大向左侧突出时,造成左心耳突出,形成左心缘第三弓。

220. 以下不属于左冠状动脉的是(　　)。

A. 前降支　　　B. 窦房结动脉　　　C. 穿支　　　D. 对角支

E. 左旋支

答案:B

解析:窦房结动脉多起自右冠状动脉。

221. 胸部左侧位心脏后上部分由(　　)构成。

A. 右心房　　　B. 左心室　　　C. 左心房　　　D. 右心室

E. 肺动脉段

答案:C

解析:上段为左心房构成,下段有左心室形成。

222. 中肺野是指上肺野以下至(　　)。

A. 第四肋骨前端下缘的最低点　　　B. 第四肋骨下缘的水平线以上

C. 第四肋骨下缘的最低点　　　D. 第四肋骨前缘下缘水平线

E. 第四肋骨前端下缘的最低点水平线

答案:E

解析:肺叶是指在 X 线胸片上为充气的肺组织所占据的区域,在正位胸片上,可把两侧肺野各分成九个区域,在横的方面,以第二和第四肋骨前端下缘水平划线,将肺叶分成上、中、下三区,在纵的方面,则将肺叶均等的分为内、中、外三个带。

223. 不属于壁胸膜的是(　　)。

A. 膈胸膜　　　B. 肋胸膜　　　C. 肺胸膜　　　D. 纵隔胸膜

　　E. 胸膜顶

答案：C

解析：胸膜可分为壁层和脏层。脏层紧贴肺的表面，并伸入斜裂和右肺的水平裂。壁层衬于胸壁的内面、膈的上面及纵隔的两侧，按其所在部位可分为四部：① 肋胸膜，衬贴于肋及肋间肌的内面；② 膈胸膜，贴在膈肌的上面；③ 纵隔胸膜，贴在纵隔的两侧；④ 胸膜顶，在肺尖之上，与肺尖一起突入颈根部。胸膜的脏层和壁层在肺根处互相延续，形成两个封闭的胸膜腔，在壁层胸膜各部互相转折处形成胸膜隐窝，窝内无肺组织，由肋胸膜和膈胸膜反折形成肋膈隐窝，是胸膜腔位置最低的部分。左侧肋胸膜与纵隔胸膜折返处有肋纵隔隐窝。

224. 正常食管 X 线解剖的描述，错误的是（　　　）。

　　A. 始于颈 6 椎体水平
　　B. 止于胸 11 椎体水平
　　C. 通常分颈段、胸段、腹段
　　D. 食管黏膜纹与胃相似
　　E. 青年人食管有三个生理压迹

答案：D

解析：食管入口处相当于颈 6 椎体水平，止于胸 10～11 椎体水平，与贲门连接。在发育过程中，食管的上皮细胞增殖，由单层变为复层，食管腔变狭窄，甚至一度闭锁，以后管腔又重新出现。食管可分为颈段、胸段和腹段。食管的颈段位于气管后方和脊柱之前；胸段位于左、右肺之间的纵隔内，胸段通过食管裂孔与腹腔内腹段相连；腹段很短，与胃相连。青年人食管有三个生理压迹：自上而下依次为主动脉压迹、左主气管压迹、左心房压迹。

225. 后纵隔间隙不包括（　　　）。

　　A. 主动脉　　　B. 下腔静脉　　　C. 胸导管　　　D. 奇静脉
　　E. 淋巴结

答案：B

解析：后纵隔间隙位于气管叉以下，前为左心房，后为脊柱，右侧为右肺，左侧为胸主动脉，内有食管、胸导管、奇静脉、半奇静脉和淋巴结等。

226. 以下关于正常纵隔的描述，不正确的是（　　　）。

　　A. 后前位胸片上，纵隔位于胸部中央
　　B. 主要由心脏、大血管和气管构成
　　C. 肺门位于下纵隔
　　D. 心脏位于中、下纵隔
　　E. 按四分法，上纵隔位于胸骨柄下缘与第四胸椎下缘连线以上

答案：C

解析：肺门和心脏、主动脉弓、气管等均位于中纵隔。

227. 后前位胸片上，不张边界往往显示不清的肺叶为（　　　）。

　　A. 右上叶　　　B. 右中叶　　　C. 右下叶　　　D. 左上叶
　　E. 左下叶

答案:B

解析:右肺中叶的长轴接近竖直,因而在后前位胸片上右肺中叶不张会显得密度不够高且界限不清。前弓位有利于其显示。

228. 下列摄影体位中,最适宜观察双侧肺尖病变的是( )。

    A. 肺尖放大摄影
             B. 肺尖前弓位

    C. 肺尖后弓位
             D. 胸部后前位

    E. 胸部前后位

答案:B

解析:肺尖前弓位适宜观察双侧肺尖的病变。

229. CT 显示膈脚外侧积液,提示为( )。

    A. 胸水
      B. 腹水
      C. 胸水及腹水
      D. 心包积液

    E. 淋巴回流受阻

答案:B

解析:膈上方为胸腔,膈下方为腹腔,膈脚外侧为腹腔范围,膈脚外侧积液是腹水的 CT 征象。如果本题问膈肌外侧的积液,则答案是胸水。

230. 胸部 MRI 最基本的扫描平面为( )。

    A. 斜冠状位
      B. 斜矢状位
      C. 横轴位
        D. 矢状位

    E. 冠状位

答案:C

解析:胸部 MRI 最基本的扫描层面为横轴位,依据病情加扫冠状位、矢状位。

231. 下列征象,不属于正常胸部 MRI 表现的是( )。

    A. 中年人胸腺 T_1WI、T_2WI 呈等信号

    B. 气管、支气管管腔呈极低信号

    C. 肺动脉、肺静脉管腔内呈流空信号

    D. 难以显示胸膜,难以区分肺叶

    E. 肺动脉、肺静脉管壁呈 T_1WI、T_2WI 等信号

答案:A

解析:青少年胸腺 T_1WI、T_2WI 呈均匀的中等信号,中年人胸腺 T_1WI、T_2WI 呈脂肪信号。

232. 正常情况下胸部 MRI 不能显示的结构是( )。

    A. 胸腺
      B. 皮肤
      C. 胸膜
        D. 气管

    E. 食管

答案:C

解析:胸膜是肺实质与纵隔、胸壁及横膈之间的接口。胸部 MRI 正常情况下不能显示胸膜。

233. 壁胸膜和脏胸膜相互移行的部位是( )。

    A. 胸膜顶
      B. 肺裂
      C. 肺根
        D. 肋膈隐窝

E. 肺底

答案：C

解析：胸膜是一层薄浆膜，可分为脏层胸膜与壁层胸膜。脏层胸膜被覆于肺的表面，与肺紧密结合，不能分离，并伸入肺叶间裂内。壁层胸膜附于胸壁内面、膈的上面及纵隔的两侧。脏层胸膜与壁层胸膜在肺根处相互移行，两层胸膜之间为一个封闭的浆膜囊腔隙，称胸膜腔，左、右胸膜腔互不相通。

234. 正位胸片上，心脏最大横径是指（   ）。
    A. 心影左侧最突点至中线距离与右心缘最突点至中线距离之和
    B. 右心缘上、下部交界点至心尖部之间距离
    C. 心缘左侧最突点至中线距离
    D. 心影左、右两侧最突点之间距离
    E. 心缘右侧最突点至中线距离

答案：A

解析：心脏最大横径是指心影左侧最突点至中线距离与右心缘最突点至中线距离之和，胸廓最大横径是左、右膈顶平面两侧胸廓肋骨内缘间连线的长度。

235. 构成心左缘的主要是（   ）。
    A. 左心室   B. 右心室   C. 左心房   D. 右心房
    E. 左心室和左心房

答案：A

解析：心左缘主要由左心室构成。

236. 左前斜位心影后缘下部是（   ）的投影。
    A. 右心房   B. 右心室   C. 肺动脉圆锥   D. 左心房
    E. 左心室

答案：E

解析：左前斜位心后缘上为左心房，下为左心室。

237. 后前位胸片上，左心膈角区常可见（   ）。
    A. 上腔静脉   B. 上肺静脉   C. 下腔静脉   D. 下肺静脉
    E. 心包脂肪垫

答案：E

解析：后前位胸片上，左侧心膈角区常可见斑片状或三角形的阴影，为心包脂肪垫影。

238. 右前斜位心脏照片上，心前缘自上而下依次为（   ）。
    A. 升主动脉、上腔静脉、右心室漏斗部、左心室
    B. 上腔静脉、主肺动脉干、右心室漏斗部、左心室
    C. 升主动脉、主肺动脉干、右心室漏斗部、右心室、左心室
    D. 升主动脉、主肺动脉干、左心室漏斗部、左心室
    E. 上腔静脉、主肺动脉干、左心室漏斗部、左心室

答案:C

解析:常规采用 45° 右前斜位,心前缘自上而下主要为升主动脉、主肺动脉干左前缘、右心室漏斗部、右心室以及左心室(占据膈上的小部分)。

239. 下述冠状动脉的分支中,别名为猝死动脉的是(   )。

    A. 左室后支   B. 后室间支   C. 前室间支   D. 旋支

    E. 窦房结支

答案:C

解析:因 50% 以上的心肌梗死是前室间支闭塞所致,故常将该支称为猝死动脉。

240. X 线检查左心房最有效的方法为(   )。

    A. 左前斜位加食管吞钡   B. 右前斜位加食管吞钡

    C. 后前位   D. 右侧位

    E. 右前斜位

答案:B

解析:采用右前斜位时心后缘上段为左心房,心后缘与脊柱之间的间隙称为心后间隙,食管通过心后间隙,吞钡后显影,所以左心房增大后可产生食管压迹,甚至食管受压后移。

241. 正常升主动脉管径小于(   )。

    A. 15 mm   B. 25 mm   C. 35 mm   D. 45 mm

    E. 55 mm

答案:C

解析:正常升主动脉管径小于 35 mm。若其大于 40 mm,可诊断主动脉瘤。

242. 在左上腔静脉畸形中,左上腔静脉流入心腔的最常见部位是(   )。

    A. 左心房   B. 左心室   C. 右心房   D. 右心室

    E. 冠状静脉窦

答案:E

解析:在左上腔静脉畸形中,左上腔静脉流入心腔最常见的部位是冠状静脉窦。

243. 纵隔九分法中,通过第(   )胸椎下缘的水平线为中、下纵隔之分界线。

    A. 2   B. 4   C. 6   D. 8

    E. 10

答案:D

解析:在侧位胸片上,根据解剖标志将纵隔分为前、中、后部及上、中、下部,从而把纵隔分为 9 个区。前纵隔位于胸骨之后,气管、升主动脉和心脏之前;中纵隔相当于气管、主动脉弓、心脏和肺门的区域;食管及食管以后为后纵隔。以胸骨角至第 4 胸椎体下缘的连线为界,以上为上纵隔;这条连线以下,经肺门下缘至第 8 胸椎下缘的连线以上,为中纵隔;肺门下缘水平线以下至膈为下纵隔。

244. 关于胆总管直径的描述,下列正确的是(   )。

    A. 正常胆总管直径 < 15 mm,胆总管直径 > 20 mm 为扩张

B. 正常胆总管直径＜5 mm,胆总管直径＞8 mm 为扩张

C. 正常胆总管直径＜10 mm,胆总管直径＞15 mm 为扩张

D. 正常胆总管直径＜8 mm,胆总管直径＞10 mm 为扩张

E. 以上都不对

答案:D

245. 肺隔离症的病理及其分型中,(　　)是不正确的。

A. 肺叶外型为副肺叶或副肺段,常为膈下或膈与肺下叶之间的一块无功能的肺组织

B. 部分发育不全的肺与正常支气管不相通,无呼吸功能

C. 肺叶内型多位于下叶后基底段,隔离的肺与同叶正常的肺组织被同一脏层胸膜所包裹,分界清楚,却无法分离

D. 病区有异常血管供应,常来自胸主动脉下段或腹主动脉上段

E. 常为大囊肿或多发小囊肿,无实质性的块状肺组织,常与支气管相通

答案:E

解析:肺隔离症指在肺的发育过程中肺动脉的发育异常,由主动脉分支供血,隔离肺与支气管不通,形成无呼吸功能的实性肺组织块,其中可有囊变,分为肺叶内型和肺叶外型。

246. (　　)是位于第三脑室顶的结构。

A. 灰结节　　　　B. 丘脑内侧面　　　C. 视交叉　　　　D. 脉络丛

E. 乳头体

答案:D

解析:间脑的顶板是单层的室管膜细胞,与覆盖其外的血管和软膜突入第三脑室,形成第三脑室的脉络丛。脉络丛位于第三脑室的顶部,穹隆之下,成两排沿中线排列,张于左、右丘脑髓纹之间。前端于室间孔与侧脑室脉络丛相连。供血来源于脉络膜前、后动脉,其静脉与终静脉合成大脑大静脉,绕过胼胝体压部之后,终于直窦。

247. MRI 显示心内膜垫缺损的基本体位是(　　)。

A. 横断位或四腔位　　　　　　　B. 横断位或冠状位

C. 四腔位或冠状位　　　　　　　D. 长轴位或横断位

E. 四腔位或长轴位

答案:A

解析:MRI 显示心内膜垫缺损的基本体位是横断位或四腔位,辅助位为冠状位或长轴位。

248. 正常心包在 MRI 的表现为(　　)。

A. 长 T_1 长 T_2 信号　　　　　　B. 长 T_1 短 T_2 信号

C. 短 T_1 短 T_2 信号　　　　　　D. 短 T_1 长 T_2 信号

E. 中等 T_1 中等 T_2 信号

答案:B

解析: 因心包的壁层纤维组织的质子密度低, T_1 长, T_2 短,故无论 T_1WI、T_2WI 上均表现为低信号。

249. 下列关于正常胸腺 CT 表现的描述,不正确的是( )。

    A. 幼儿胸腺占据血管前间隙的大部分

    B. 青春期胸腺多呈两叶或三角状

    C. 青春期胸腺每叶长不超过 4 cm,厚不大于 1.5 cm

    D. 左叶常大于右叶

    E. 右叶可能通过升主动脉与上腔静脉之间延伸到气管前间隙

答案: C

解析: 胎儿时期胸腺横径大于长径,出生以后受到胸腔内压力的影响,胸腺变得狭长并增厚。正常胸腺长 5～6 cm,宽 3～4 cm,厚约 1 cm。

250. 在纵隔九分法中,作为中、后纵隔分界的是( )。

    A. 气管后壁   B. 心后壁   C. 食管前壁   D. 食管后壁

    E. 降主动脉前壁

答案: C

解析: 纵隔九分法中,前、中纵隔界线为气管、升主动脉及心脏前缘,中、后纵隔界线为食管前壁;上、中纵隔界线为胸骨柄下缘至第 4 胸椎体下缘连线,中、下纵隔界线为第 4 前肋端至第 8 胸椎体下缘。

251. 心脏 MRI 矢状位主要用于( )。

    A. 为心脏其他体位扫描提供定位像   B. 观察心室长轴的径线改变

    C. 观察上、下腔静脉   D. 评价心室功能

    E. 观察室间隔的缺损

答案: A

解析: 不同心型的心脏矢状切面,心腔及心壁的形态结构变异较大,因此矢状位主要用于心脏 MRI 扫描的定位。

252. 在 MRI 上显示较清楚的心包部位是( )。

    A. 左心室后外侧   B. 右心室前面

    C. 左心房后方   D. 右心房外侧

    E. 心尖区

答案: B

解析: 在右心室前面心包显示较清楚,在左心室后外侧等处心包常显示不清。

253. 显示房间隔的最佳切面是( )。

    A. 冠状面   B. 横断面   C. 矢状面   D. 心脏长轴位

    E. 心脏短轴位

答案: B

解析: 横断面是心脏大血管 MRI 扫描的基本层面,可显示不典型的"四腔心"结构,特别是房间隔在横断面显示最佳。

254. 关于脾脏与其周围器官关系的叙述,不正确的是(　　)。

　　A. 毗邻左肾上 1/3 前缘　　　　　B. 内缘中 1/3 邻接胃大弯

　　C. 脾下极多平第 1 腰椎下缘　　　D. 脾膈面与左膈的后外侧弧线一致

　　E. 脾下缘邻接结肠脾曲

答案:C

解析:脾脏位于左季肋部肋弓的深处,位于左上腹第 9～11 后肋处,其长轴与左侧第 10 后肋一致,呈新月形,边缘锐利,尤以下缘最为清晰。脾下缘邻接结肠脾曲。脾上缘偏内,离脊柱左缘约 2 cm。脾与左肾上 1/3 前缘相邻接。正常成人脾下极约平第 2 腰椎。

255. 右前斜位胸片上,关于心后缘的描述,正确的是(　　)。

　　A. 心后缘上段由升主动脉后缘、主动脉弓、气管及上腔静脉组成,下段由心房构成

　　B. 心后缘上段由升主动脉后缘、主动脉弓、气管及上腔静脉组成,下段由心室构成

　　C. 心前缘自上而下为升主动脉、主肺动脉干和右心室漏斗部,下段大部分为右心室

　　D. 心前缘自上而下为升主动脉、主肺动脉干和右心室漏斗部,下段大部分为左心室

　　E. 心后缘上段为主动脉弓和降主动脉,中段为主肺动脉干,下段为左心室

答案:A

解析:右前斜位胸片上,心后缘上段由升主动脉后缘、主动脉弓、气管及上腔静脉组成,下段由心房构成,上部为左心房,占主要部分,膈上小部分为右心房。

256. 右前斜位胸片上,关于心前缘的描述,正确的是(　　)。

　　A. 心后缘上段由升主动脉后缘、主动脉弓、气管及上腔静脉组成,下段由心房构成

　　B. 心后缘上段由升主动脉后缘、主动脉弓、气管及上腔静脉组成,下段由心室构成

　　C. 心前缘自上而下为升主动脉、主肺动脉干和右心室漏斗部,下段大部分为右心室

　　D. 心前缘自上而下为升主动脉、主肺动脉干和右心室漏斗部,下段大部分为左心室

　　E. 心后缘上段为主动脉弓和降主动脉,中段为主肺动脉干,下段为左心室

答案:C

解析:右前斜位胸片上,心前缘自上而下为升主动脉、主肺动脉干和右心室漏斗部,下段大部分为右心室,左心室只占据膈上的小部分,为心尖部。

257. 下列胸部疾病 X 线摄影位置,不正确的是(　　)。

　　A. 肺下积液——后前位

　　B. 肺癌——常规正侧位加体层摄影

    C. 慢性支气管炎——后前位深吸气与深呼气位对照

    D. 包裹性积液——切线位

    E. 少量胸腔积液——侧卧水平正位或斜位

答案：A

解析：对肺下积液，应取立位向一侧倾斜 60° 或取仰卧位检查，可见游离性积液征象。

258. 由 3～5 支终末细支气管及其远端组织组成的肺结构称为(　　)。

    A. 肺腺泡　　　　B. 肺初级小叶　　　C. 肺小叶　　　　D. 肺亚段

    E. 肺段

答案：C

解析：终末细支气管是肺内导管部的组成成分之一，其直径小于 1 mm，管壁被覆单层纤毛柱状上皮(无杯状细胞)，腺体和软骨消失。3～5 个终末细支气管连同它们的分支及其肺泡构成肺小叶。

259. 横膈的正常变异不包括(　　)。

    A. 局限性膈膨升　　　　　　　　B. 双穹隆膈

    C. 波浪膈　　　　　　　　　　　D. 梯状膈

    E. 肋膈角消失

答案：E

解析：肋膈角消失不是正常变异，而多见于胸腔积液等病变。

260. 下列关于正常胸部结构 MRI 表现的说法，不正确的是(　　)。

    A. 气管、支气管表现为各序列低信号

    B. 心包可有少量液体，表现为长 T_1 长 T_2 信号

    C. MRI 有时难以区分支气管及血管影

    D. MRI 可显示肺小叶间隔

    E. 胸膜难以显示

答案：D

解析：气管、支气管内无质子，故在各个序列均无信号，在图像显示来看，是黑的低信号。血管因血液流空表现为低信号，所以 MRI 有时难以区分。由于肺纹理中的肺血管及支气管于各序列分别为无信号或低信号，所以 MRI 不能显示肺纹理。心包内可有少量液体，呈长 T_1 长 T_2 信号。正常情况下，胸膜在 MRI 上难以显示。MRI 难以显示肺小叶间隔。

261. 下列关于心脏摄影位置的描述，不正确的是(　　)。

    A. 左前斜位为左胸前旋，使胸冠状面与胶片/IP 成 60° 角

    B. 右前斜位为右胸前旋，使胸冠状面与胶片/IP 成 45° 角

    C. 后前位是站立后前位，靶-片距 1.5 m

    D. 左侧位采用食管吞钡投照

    E. 远达片心影放大率在 5% 以下

答案：C

解析：心脏摄影有后前位、右前斜位、左前斜位和左侧位这四个标准位置，其中后前

位为基本位置。后前位是站立后前位,靶-片距 2 m;左前斜位为左胸前旋,使胸冠状面与胶片成 60° 角;右前斜位为右胸前旋,使胸冠状面与胶片成 45° 角;远达片心影放大率在 5% 以下;左侧位采用食管吞钡投照,兼有左、右前斜位的作用。

262. 构成肺内气-血屏障的组织结构是(   )。

    A. Ⅰ型上皮细胞、Ⅱ型上皮细胞、毛细血管内皮基膜

    B. Ⅰ型上皮细胞、Ⅱ型上皮细胞、上皮基膜

    C. Ⅱ型上皮细胞、上皮基膜、毛细血管内皮基膜

    D. 肺泡上皮、上皮基膜、Ⅰ型上皮细胞

    E. 肺泡上皮、上皮基膜、毛细血管内皮基膜

答案:选 E

解析:肺内气-血屏障的组织结构即呼吸膜,由肺泡上皮、上皮基膜和毛细血管内皮基膜组成。

263. 关于心脏大血管在后前位胸片上投影的描述,不正确的为(   )。

    A. 心脏大血管构成纵隔影像

    B. 心右上缘为上腔静脉影,下缘为下腔静导脉影

    C. 左缘上方向外突起的为主动脉结,其下方为肺动脉段

    D. 肺动脉段与左心室缘之间为左心耳,正常 X 线片不能显示

    E. 左心室缘向外下方延伸然后向内,转弯处称"心尖"

答案:B

解析:后前位心脏大血管构成纵隔影像。右缘上方为上腔静脉,下缘为右心房,占心脏大血管右缘的 1/2。左缘上方为主动脉结,其下方为肺动脉段,此处向内凹陷,形成心腰。左心耳位于肺动脉段及左心室缘之间,正常情况下不隆起。

264. 气管隆突分叉角度的正常值范围为(   )。

    A. 45°～65   B. 55°～75   C. 65°～90   D. 60°～85

    E. 60°～95

答案:D

解析:气管分叉部略偏右侧,其下壁形成隆突,正常分叉角度为 60°～85°,一般不超过 90°。

265. 气管隆嵴指的是(   )。

    A. 分叉部右壁   B. 分叉部下壁偏左

    C. 分叉部上壁   D. 分叉部左壁

    E. 分叉部下壁偏右

答案:B

解析:气管由颈部正中向下延伸至第 5、6 胸椎水平,分为左、右主支气管。右主支气管与体轴成 20°～30° 角。左主支气管与体轴成 40°～55° 角。右主支气管形态粗而短,左主支气管形态细而长。气管隆嵴位于分叉部下壁偏左。气管导管远端的理想位置是在声门和气管隆突之间,胸骨柄上缘的颈静脉切迹相当于在声门和气管隆突之间。气管的

分叉部称为气管杈,位于胸骨角平面,气管杈内面形成一个向上方突出的矢状嵴,称为气管隆嵴或气管隆突,为支气管镜检查时的重要标志,也作为气管插管深度的定位标志。若气管导管插入过深,容易进入右支气管,结果可能导致右肺上叶开口被堵塞而引起肺不张。气管隆嵴黏膜内有较丰富的迷走神经分布,极为敏感,仅在深麻醉时受抑制,若气管插管刺激气管隆嵴,可引起反射性的血压下降,心动过缓甚至心搏骤停。

266. 用胸片估计胸腔积液量,以下描述错误的是(　　)。

　　A. 微量积液:后肋膈角略钝

　　B. 少量积液:液面低于第 3 前肋下缘

　　C. 中量积液:液面低于第 2 前肋下缘

　　D. 大量积液:液面超过第 2 前肋下缘

　　E. 中量积液:液面高于第 4 前肋上缘

答案:B

解析:正确描述如下。少量积液:液面低于第 4 前肋下缘;中量积液:液面低于第 2 前肋下缘,高于第 4 前肋上缘;大量积液:液面超过第 2 前肋下缘。

267. 关于冠状动脉超高速 CT 检查的描述,不正确的为(　　)。

　　A. 三维重建技术及仿真内镜技术可很好地显示冠状动脉内腔,测量冠状动脉直径

　　B. 三维重建技术可显示粥样斑块

　　C. 超高速 CT 可通过冠状动脉钙化的定量分析反映冠状动脉狭窄程度

　　D. 冠状动脉钙化积分由钙化面积乘以 CT 值的峰值系数而得

　　E. 随着积分的增大,意味着冠状动脉分支横断面狭窄,但狭窄不超过 75%

答案:E

解析:超高速 CT 的三维重建方法可以较好地显示冠状动脉内腔,直接测量冠状动脉直径,显示粥样斑块。冠状动脉钙化定量积分由钙化面积乘以 CT 值的峰值系数(100~200 HU 为 1;201~300 HU 为 2;301~400 HU 为 3)而得,其反映了冠状动脉粥样硬化的程度及冠脉狭窄的程度。随着积分增大,冠心病发病的可能性随之增加,此时意味着至少一处冠脉分支横断面狭窄超过 75%。

268. 关于肾透明细胞癌的影像学表现不正确的是(　　)。

　　A. 平扫 CT 密度常不均匀

　　B. 肿块可突向肾轮廓之外

　　C. 肿块内钙化多见

　　D. 三期增强检查,肿块强化呈快进快出表现

　　E. 可发生肾静脉和下腔静脉瘤栓

答案:C

解析:肾透明细胞癌可以有钙化表现,但是不多见,一般不超过 10%。

269. 关于胸部 CT 的窗口技术,适合观察肺纹理的是(　　)。

　　A. 窗宽 2 000,窗位 −700 HU　　　　B. 窗宽 2 000,窗位 350 HU

C. 窗宽 350,窗位 35 HU　　　　D. 窗宽 100,窗位 35 HU

E. 窗宽 200,窗位 35 HU

答案:A

解析:做胸部 CT,观察肺纹理通常使用的窗宽为 1 000～2 000 HU,窗位 −700～−500 HU。

270. 下列关于心室长轴面的描述,正确的是(　　)。

A. 电子束 CT 可直接显示心室长轴面

B. 多层螺旋 CT 通过容积数据的重组获得心室长轴面

C. 多层螺旋 CT 可通过多时相重建获得心脏运动的信息

D. 长轴面有利于显示瓣膜、左室流出道及心尖

E. 以上均正确

答案:E

解析:电子束 CT 可直接显示心室长轴面图像,而多层螺旋 CT 则通过容积数据获得心室长轴面,也可以通过多时相重建获得心脏运动信息。长轴面有利于观察瓣膜、左心室流出道及心尖部情况。常用层面包括升主动脉根部层面、左心室流出道层面及左心室膈面。

271. 心包上隐窝与气管前淋巴结的鉴别要点,不包括(　　)。

A. 位于气管前间隙内　　　　B. 典型可呈水样密度

C. 位置在右肺动脉上方　　　　D. 贴近升主动脉后壁

E. 增强扫描无强化

答案:A

解析:心包上隐窝是心包内的一个正常结构,在 CT 上表现为主动脉弓下层面紧贴升主动脉起始部的半圆形水样低密度区,增强扫描无强化。气管前淋巴结则为软组织密度,增强扫描有强化。

272. 心脏长轴位不利于观察(　　)。

A. 左心室收缩期和舒张期的径线改变

B. 二尖瓣的功能

C. 右心房、右心室

D. 上、下腔静脉

E. 评估心室功能

答案:E

解析:长轴位定位根据横轴位断面上"四腔心"层面,扫描轴线平行于左心室长轴及室间隔。此层面主要用于观察左心室长轴收缩期和舒张期的径线改变及二尖瓣功能,同时可良好显示右心房和上、下腔静脉,亦可观察右心室流入道、流出道和三尖瓣关闭不全的情况。

273. 下面关于心脏 MRI 信号的描述,不正确的为(　　)。

A. SE 中,心肌壁呈灰色中等信号

B. SE 中,血液由于流空效应呈黑色低信号

C. SE 中,心包为带状低信号

D. GRE 中,心肌为白色高信号

E. GRE 中,流动的血液呈白色高信号

答案: D

解析: SE 上,由于血液有流空效应而采集不到信号,故血流呈低信号影。心肌信号类似肌肉信号,呈中等灰色信号。心包因其壁层纤维组织的质子密度低,T_1 长,T_2 短,故 T_1WI、T_2WI 像上均表现为低信号。GRE 以快速连续方式进行信息采集,随血流进入每个层面充分弛豫的质子群,使信号增强,故血流呈高信号。

274. 有关胸膜的叙述,错误的是(   )。

    A. 胸膜是薄层浆膜

    B. 胸膜包括脏层胸膜和壁层胸膜

    C. 脏层胸膜被覆于肺的表面

    D. 脏层与壁层胸膜间潜在的腔隙即为胸膜腔

    E. 左、右胸膜相互连通

答案: E

解析: 左、右胸膜不连通。

275. 以下解剖结构,不产生脑脊液的是(   )。

    A. 侧脑室   B. 第三脑室   C. 第四脑室   D. 蛛网膜颗粒

    E. 室管膜

答案: D

解析: 脑脊液由侧脑室、第三脑室及第四脑室内的脉络丛分泌,室管膜也有分泌少许脑脊液的功能,最后由蛛网膜颗粒吸收。

276. 颅底骨的成骨形式为(   )。

    A. 膜内骨化   B. 直接骨化   C. 软骨内骨化   D. 间接骨化

    E. 混合骨化

答案: C

解析: 成骨又称骨化。骨化可分为膜内骨化和软骨内骨化。颅顶骨、部分面骨和骨盆骨属于膜内骨化,除此之外,其他骨骼均属于软骨内骨化。

277. 颅底自前向后分为三个颅凹,颅后窝有(   )。

    A. 枕大孔   B. 视神经孔   C. 棘孔   D. 破裂孔

    E. 卵圆孔

答案: A

解析: 枕大孔位于颅后窝,破裂孔、卵圆孔、棘孔和视神经孔等位于颅中窝。

278. 以下孔或裂,位于颅中窝的为(   )。

    A. 筛孔   B. 舌下神经孔   C. 盲孔   D. 颈静脉孔

    E. 圆孔

答案：E

解析：位于颅中窝的孔或裂为圆孔、卵圆孔和棘孔。

279. 关于鞍上池的毗邻结构,正确的描述为(　　)。

  A. 前为额叶,侧为颞叶,后为脑桥　　B. 前为眶回,侧为海马,后为中脑

  C. 前为直回,侧为海马,后为中脑　　D. 前为眶回,侧为颞叶,后为脑桥

  E. 前为直回,侧为颞叶,后为延髓

答案：C

解析：鞍上池前邻额叶的直回,两侧为颞叶的海马回,后为中脑。

280. 下面有关大脑半球的描述,正确的为(　　)。

  A. 脑岛位于额叶深部　　　　　　　B. 中央前回属于顶叶

  C. 额顶叶以中央沟为界　　　　　　D. 半卵圆中心为灰质结构

  E. 扣带回在胼胝体下方

答案：C

解析：额顶叶以中央沟分界,脑岛位于颞叶深部,中央前回属于额叶,半卵圆中心为白质结构,扣带回在胼胝体上方。

281. 有关大脑半球各叶分界的描述,错误的是(　　)。

  A. 顶叶经中央沟与额叶分隔　　　　B. 额叶经外侧裂与颞叶分开

  C. 顶枕裂区分顶叶与枕叶　　　　　D. 岛叶借环状沟与额叶、顶叶、颞叶分隔

  E. 颞叶、顶叶、枕叶的分界为外侧裂与顶枕裂的连线

答案：E

解析：通常以顶枕沟至枕前切迹的连线作为枕叶的前界,自此线的中点到外侧沟后端的连线,是顶叶、颞叶的分界。

282. 以下结构不属于中耳的是(　　)。

  A. 鼓室　　　　　B. 骨迷路　　　　　C. 咽鼓管　　　　　D. 乳突窦

  E. 乳突小房

答案：B

解析：中耳包括鼓室、咽鼓管、乳突窦及乳突小房。骨迷路为内耳结构。

283. 解剖学上腮腺的位置是(　　)。

  A. 位于下颌骨后,胸锁乳突肌前,起自乳突尖和颞颌关节间,下至下颌角

  B. 位于下颌骨后,胸锁乳突肌前,起自岩骨,下至下颌角

  C. 位于下颌骨后,胸锁乳突肌前,起自外耳道下方,下至下颌角下部

  D. 位于下颌骨和胸锁乳突肌后,起自乳突尖和颞颌关节间,下至下颌角

  E. 位于下颌骨后,胸锁乳突肌前,起自乳突尖和颞颌关节间,下至下颌角内侧

答案：A

解析：腮腺位于下颌骨后,胸锁乳突肌前,上达颧弓,位于乳突尖和颞颌关节之间,下至下颌角。临床上将腮腺分浅叶、深叶。

284. 新生儿出生时脑颅骨与面颅骨比例约为(　　)。

A. 2∶1　　　　　B. 4∶1　　　　　C. 6∶1　　　　　D. 8∶1

E. 10∶1

答案:D

解析:出生时新生儿脑颅骨与面颅骨比例几乎达8∶1。

285. 面神经管分(　　)。

A. 5段　　　　　B. 2段　　　　　C. 4段　　　　　D. 3段

E. 6段

答案:D

解析:面神经管分为3段。

286. 面神经和前庭蜗神经出入内耳门时所经过的脑池为(　　)。

A. 小脑延髓池　　B. 环池　　　　C. 小脑上池　　　D. 桥池

E. 脑桥小脑角池

答案:E

解析:脑桥小脑角池为桥池向外侧的延续,面神经和前庭蜗神经通过此池入内耳道。
小脑下前动脉和迷路动脉也越经此池。

287. 以下神经,不经眶上裂出入颅的是(　　)。

A. 视神经　　　　B. 动眼神经　　C. 滑车神经　　　D. 展神经

E. 眼神经

答案:A

解析:经眶上裂出入颅的结构有第Ⅲ、Ⅳ、Ⅵ对脑神经,第Ⅴ对神经第一支及眼上静
脉等。

288. 半卵圆中心的颅脑横断层面上不出现(　　)。

A. 楔叶　　　　　B. 楔前叶　　　C. 缘上回　　　　D. 外侧沟

E. 顶枕沟

答案:D

解析:岛叶外侧的浅沟为外侧沟,其内有大脑中动脉走行。该沟出现于半卵圆中心下
部层面上。

289. 最易显示顶枕沟的扫描体位为(　　)。

A. 冠状位　　　　B. 横轴位　　　C. 矢状位　　　　D. 斜冠状位

E. 斜位

答案:C

解析:最易显示顶枕沟的扫描体位是矢状位。

290. 下列关于寰椎解剖的描述,不正确的是(　　)。

A. 呈环状　　　　B. 有前弓　　　C. 有后弓　　　　D. 侧块参与构成

E. 棘突分叉

答案:E

解析:第1颈椎又称寰椎,呈环状,主要由前弓、后弓及侧块组成。侧块上面的椭圆形

上关节面与枕骨髁构成关节,侧块下面稍凹的圆形下关节面与第2颈椎构成关节,前弓后面有齿突凹。

291. 胸骨角平对(　　)。

    A. 胸3椎体上缘水平 　　　　　　B. 胸3椎体下缘水平

    C. 胸4椎体上缘水平 　　　　　　D. 胸4椎体下缘水平

    E. 胸5椎体下缘水平

答案:D

解析:胸骨角平对的水平有第2肋软骨、主动脉弓起始处、气管杈、左主支气管与食管交叉处、第4胸椎椎体下缘。

292. 18岁后尾骨由4节尾椎组成,各尾椎间连接方式为(　　)。

    A. 纤维组织　　　B. 骨性　　　　C. 软骨　　　　　D. 韧带

    E. 筋膜

答案:C

解析:骶骨下端连接尾骨,18岁后尾骨由4节尾椎组成,各尾椎间由软骨连接,约40岁后才消失。除第1尾椎由椎体、尾骨角及外侧突组成外,其余尾椎仅留椎体部分。

293. 前交叉韧带胫骨附着点是(　　)。

    A. 胫骨髁间隆起前方 　　　　　B. 股骨外侧髁的内面

    C. 胫骨髁间隆起后方 　　　　　D. 股骨内侧髁前外缘

    E. 髌骨

答案:A

解析:膝关节交叉韧带位于股骨内侧髁和股骨外侧髁之间,有前、后两条,互相交叉。前交叉韧带起于胫骨髁间隆起的前方,向上、后、外止于股骨外侧髁的内面,较后交叉韧带略薄,由两束独立的纤维构成,有时可分别显示。后交叉韧带起于胫骨髁间隆起的后方,向前、上、内止于股骨内侧髁外侧面后部。前交叉韧带防止胫骨向前移位,后交叉韧带则防止胫骨向后移位。

294. 关于肩部肌肉解剖,位于肱骨头前外方的是(　　)。

    A. 三角肌　　　B. 冈上肌　　　C. 冈下肌　　　　D. 肱二头肌腱

    E. 肩胛下肌

答案:A

解析:肱骨头的前外方有宽大的三角肌。肱骨头和肩胛骨的后方有冈上肌、冈下肌。肩胛骨前方有肩胛下肌、冈上肌、肩胛下肌、冈下肌及其下方的小圆肌,分别经过肩关节的前、上、后方,紧贴肩关节囊形成"旋转肌袖",也称肩袖。

295. 关于肩部肌肉解剖,位于喙突和肱骨头间的是(　　)。

    A. 三角肌　　　B. 冈上肌　　　C. 冈下肌　　　　D. 肱二头肌腱

    E. 肩胛下肌

答案:D

解析:肩关节中的主要活动关节,肩峰、喙肩韧带和喙突的一部分构成喙肩穹窿,其下方为肱骨头,在喙突和肱骨头之间为肩峰下间隙,间隙内有肩袖和肱二头肌长头腱通过。

296. 有关距骨的描述,不正确的是(　　)。

A. 距骨两侧各与内、外踝构成关节

B. 距骨头在前面与舟骨构成关节

C. 距骨下面与跟骨的载距突构成关节

D. 距骨下面与跟骨本身构成关节

E. 形态呈三角形

答案:E

解析:距骨原发骨化形态从圆形到椭圆形,逐渐呈哑铃状外观。

297. 腰椎斜位片,正常椎弓及附件的影像呈"猎狗形",腰椎各解剖结构与"猎狗"的对应关系不正确的表述为(　　)。

A. "狗嘴"为同侧横突　　　　　　B. "狗耳"为同侧上关节突

C. "狗眼"为对侧椎弓根的断面　　D. "狗前腿"为同侧下关节突

E. "狗颈"为同侧椎弓峡部

答案:C

解析:腰椎斜位片是显示椎弓峡部的最佳位置,正常椎弓投影在斜位片上,状似猎狗的前半身,"狗嘴"代表同侧横突,"狗耳"代表上关节突,"狗前腿"代表下关节突,"狗颈"代表椎弓峡部,若"狗颈"见一带状裂隙,则表明峡部不连。如果有滑脱,则上关节突及横突随椎体前移,状如"狗头"被砍下之征象,同时局部小关节正常关系消失。

298. 眶上裂上界为(　　)。

A. 蝶骨小翼　　　B. 蝶骨大翼　　　C. 蝶骨体　　　D. 额骨

E. 筛骨

答案:A

解析:眶上裂上界为蝶骨小翼,下界为蝶骨大翼,内侧为蝶骨体。眶上裂分开眶顶与外侧壁。眼眶外上缘有新月形稍高密度区,其上缘为泪腺窝顶,下缘为眶上缘。

299. 下述诸骨,不属于近侧列腕骨的是(　　)。

A. 腕舟骨　　　B. 月骨　　　C. 三角骨　　　D. 豆骨

E. 小多角骨

答案:E

解析:从桡侧向尺侧,近侧列腕骨依次为舟骨、月骨、三角骨和豆骨,远侧列依次为大多角骨、小多角骨、头状骨和钩骨,共8块腕骨。

300. 以下对颈椎解剖的描述,不正确的是(　　)。

A. 第1颈椎没有棘突和关节突　　　B. 第2～7颈椎棘突末端分叉

C. 第2颈椎有齿突　　　　　　　　D. 第7颈椎棘突最长

E. 第7颈椎棘突末端呈结节状

答案:B

解析:第 7 颈椎棘突最长,末端不分叉而呈结节状,隆突于皮下,故又称为隆椎。

301. 关于腰椎横突解剖特点的描述,不正确的是(　　)。

    A. 腰 3 横突最长

    B. 腰 4 横突最小,呈尖刀状

    C. 腰 5 横突最宽大,可骶化

    D. 腰 2 横突最长

    E. 腰椎两侧横突一般对称

答案:D

解析:腰椎正常解剖特点为腰椎两侧横突一般对称,腰 3 横突最长,腰 4 横突最小,呈尖刀状,第 5 腰椎横突最短、最宽,有时可骶化。

302. 下列属于腕关节近侧腕骨的是(　　)。

    A. 舟骨　　　　B. 月骨　　　　C. 三角骨　　　　D. 豌豆骨

    E. 以上均正确

答案:E

解析:舟骨、月骨、三角骨、豌豆骨属于近侧腕骨,大多角骨、小多角骨、头状骨、钩骨属于远侧腕骨。

303. 怀疑豌豆骨骨折时,首选的摄影体位是(　　)。

    A. 手腕外展位　　B. 手腕侧位　　　C. 掌上斜位　　　D. 腕骨轴位

    E. 以上都不对

答案:D

解析:对腕关节一般采用后前位及侧位投照,豌豆骨与其他腕骨重叠,不能显示豌豆骨位置,腕骨轴位投影呈半月状排列,豌豆骨、大多角骨、钩骨及舟骨的掌面骨质显示清晰,其他部分重叠。豌豆骨很少发生骨折。豌豆骨骨折仅占腕部骨折的 1%,豌豆骨骨折的机制是小鱼际处直接受到暴力撞击,但反复创伤也可以导致骨折。大约半数的豌豆骨骨折伴发上肢其他损伤,它处损伤有时更为重要或明显,豌豆骨骨折常被遗漏;另一个被漏诊的原因是常规 X 线平片上豌豆骨骨折不易看清。较好地显示豌豆骨的 X 线片是在前臂旋后斜位或腕管位的摄片。骨扫描或 CT 检查有助于诊断豌豆骨无菌性坏死是否发生。

304. 腰椎椎管狭窄时,腰椎椎管前后径应小于(　　)。

    A. 10 mm　　　　B. 12 mm　　　　C. 13 mm　　　　D. 15 mm

    E. 16 mm

答案:D

解析:正常腰椎椎管矢状径＞18 mm,腰椎椎管矢状径 15～18 mm 为相对狭窄,腰椎椎管矢状径＜15 mm 为狭窄。

305. 以下关于左心房 X 线投影的描述,不正确的是(　　)。

    A. 右前斜位,位于心脏后缘下段

    B. 左前斜位,位于心脏阴影后缘上段

    C. 右前斜位,观察食管的左心房压迹

    D. 左侧位,位于心后缘上段

E. 后前位,左心房耳位于左心室段与肺动脉段之间

答案: A

解析: 在左侧位片上左心房位于心后缘上段;在左前斜位片上左心房位于心脏阴影后缘上段;在右前斜位上可以观察食管的左心房压迹;在后前位片上左心房耳位于左心室段与肺动脉段之间;但在右前斜位片上位于心脏后缘下段的不是左心房而是右心房。

306. 正常成人人体共由(　　)骨组成。

    A. 204 块   B. 205 块   C. 206 块   D. 207 块

    E. 208 块

答案: C

解析: 成人骨共有 206 块,内含人体最大的籽骨(即髌骨),而不包含其他籽骨和副骨。

307. 人体骨数最多的时期为(　　)。

    A. 新生儿期   B. 婴儿期

    C. 幼儿期   D. 青春期到骨发育成熟期前

    E. 骨发育成熟期

答案: D

解析: 青春期到骨发育成熟期前,骨骼原始及二次骨化中心出现最齐全,且尚未愈合,故 X 线显示骨数最多。

308. 肩关节脱位常见的方向为(　　)。

    A. 前下方   B. 前上方   C. 后下方   D. 后上方

    E. 后方

答案: A

解析: 肩关节是全身活动范围最大、最灵活的关节,但关节盂较浅,关节囊、韧带薄弱松弛,易因外伤发生脱位,占大关节脱位的第二位。肩关节脱位可分为前脱位和后脱位。关节囊前下部缺少韧带和肌腱的加强,故易发生前下脱位,约占 95% 以上,依肱骨头前脱的位置又分为喙突下、盂下和锁骨下脱位,其中以喙突下脱位多见。肩关节后脱位很少见。

309. 关于人体重要淋巴结分布的描述,(　　)正确。

    ① 人体重要淋巴结分布在人体全身各部位。② 淋巴结一般为集合群,分布在身体特定区域。③ 人体重要淋巴结分布在胸腹颈部腹股沟区。④ 人体重要淋巴结分布在颈、腋窝、纵隔、腹主动脉、髂、腹股沟和咽窝区。

    A. ②③   B. ①③   C. ①④   D. ②④

    E. ③④

答案: D

解析: 淋巴结一般为集合群,分布在身体特定的区域,一组淋巴结收容来自一定区域的淋巴管,然后又经淋巴管输送到另一组淋巴结中。人体较重要的淋巴结群有颈部、腋窝、纵隔、腹主动脉、髂、腹股沟和咽窝淋巴结等。

310. 正常肩关节间隙宽约( )。

    A. 2 mm   B. 3 mm   C. 4 mm   D. 7 mm

    E. 8 mm

答案:C

解析:肩关节间隙正常宽度约为 4 mm。

311. 儿童肘关节骨骺最晚出现的是( )。

    A. 肱骨小头   B. 肱骨滑车   C. 尺骨鹰嘴   D. 肱骨内上髁

    E. 肱骨外上髁

答案:E

解析:肱骨远端有 4 个骨骺,出现年龄顺序为肱骨小头 1～2 岁,内上髁 7～8 岁,滑车 9～11 岁,外上髁 11～13 岁,而闭合年龄均在 16～18 岁。其中内上髁较其他 3 个骨骺闭合得较晚。桡骨小头骨骺出现时间为 5～7 岁,尺骨鹰嘴骨骺出现时间为 9～11 岁,二者闭合年龄与内上髁骨骺闭合年龄相同,为 17～20 岁。

312. 有关椎骨的叙述,错误的是( )。

    A. 成人椎骨有 26 块

    B. 椎体是椎骨负重的主要部分

    C. 椎骨内部为松质骨

    D. 椎弓位于椎体后方,由一个椎弓根和一个椎弓板组成

    E. 椎弓后缘正中向后方伸出,形成棘突

答案:D

解析:在幼年时期椎骨有 32～34 块,随着年龄增长,5 块骶椎融合成 1 块骶骨,尾椎合成 1 块尾骨,因此,成人椎骨一般为 26 块。正常椎骨的椎弓位于椎体后方,由两个椎弓根和两个椎弓板组成,椎板的后方联合并向后方伸出形成棘突。

313. 有关骶骨的描述,错误的是( )。

    A. 骶骨由 5 个骶椎融合而成

    B. 骶骨中间部分有 4 条横线,为骶椎融合的痕迹

    C. 骶骨与腰椎为骨性联合,无椎间盘

    D. 骶骨背面粗糙,正中的隆起为骶正中脊,由骶椎棘突融合而成

    E. 骶正中脊外侧有四对骶管裂孔

答案:C

解析:骶骨与第 5 腰椎之间由椎间盘相连,椎间盘属于少动关节。

314. 有关肋骨的描述,错误的是( )。

    A. 肋骨共 12 对

    B. 第 1～7 肋前端与胸骨相连

    C. 第 8～12 肋不与胸骨直接相连,称为真肋

    D. 第 8～10 肋前端借肋软骨与上位肋软骨连接

    E. 肋的后端与胸椎形成关节

答案：C

解析：第8～12肋不与胸骨直接相连,称为假肋;第1～7肋前端与胸骨相连,称为真肋。

315. 关于软骨的说法,正确的是(　　)。

A. 营养依赖于淋巴管　　　　　B. 具有对机体支持和保护作用

C. 有神经支配　　　　　　　　D. 成人仅见于关节软骨

E. 来源于胚胎期的间充质

答案：E

解析：软骨来源于胚胎期的间充质。关节软骨内既无血管,又无神经,其营养由滑液和关节囊滑膜层的血管渗透获得。关节软骨具有弹性,能承受负荷和吸收震荡。

316. 有关肩关节的描述,错误的是(　　)。

A. 肩关节由肱骨头与肩胛骨构成　　B. 肩关节是典型的球窝关节

C. 关节囊薄而松弛　　　　　　　　D. 关节囊的前方缺少肌附着

E. 关节盂浅

答案：D

解析：肩关节由肱骨头与肩胛骨的关节盂构成,是典型的球窝关节。关节盂浅而小。关节囊薄而松弛,关节囊的下方缺少肌附着,成为关节的薄弱处。

317. 有关骨盆的描述,错误的是(　　)。

A. 由骶骨、尾骨与左右髋骨联结而成

B. 上部为大骨盆,下部为小骨盆

C. 界线以上的大骨盆内腔称为骨盆腔

D. 两侧坐骨支与耻骨下支连成耻骨弓

E. 骨盆具有承受、传递重力和保护盆内器官的作用

答案：C

解析：大骨盆内腔实际是腹腔的下部,通常所称的盆腔乃指小骨盆腔。

318. 有关膝关节半月板的描述,错误的是(　　)。

A. 半月板是位于股骨和胫骨关节面之间的纤维软骨板

B. 半月板周缘厚,内缘薄

C. 半月板上面平坦,下面凹陷

D. 两端借韧带附着于胫骨髁间隆起

E. 两侧半月板的前端借膝横韧带相连

答案：C

解析：正常半月板上面凹陷,下面平坦。

319. 有关锁骨的说法,正确的是(　　)。

A. 内侧与胸骨体形成胸锁关节　　　B. 外侧与肩胛骨的喙突形成关节

C. 内侧1/3呈圆形,凸向前　　　　　D. 外侧2/3呈菱形,凸向后

E. 锁骨是上肢带骨

答案：E

解析：锁骨是上肢带骨。其内侧 2/3 呈三棱棒形，凸向前；外侧 1/3 上、下扁平，凸向后。外侧位于喙突上方，内侧与胸骨柄相关节，外侧端与肩峰相关节。

320. 关于肱骨下端的描述，正确的是（　　）。

    A. 外上髁位于滑车的外侧　　　　　B. 内上髁位于肱骨小头的内侧

    C. 尺神经沟在内上髁的后下方　　　D. 肱骨下端后面有冠状窝

    E. 肱骨下端前面有鹰嘴窝

答案：C

解析：肱骨下端较扁，外侧部前面有半球状的肱骨小头，与桡骨相关节；内侧部有滑车状的肱骨滑车，与尺骨形成关节。滑车前面上方有一个窝，称冠状窝；肱骨小头前面有一个窝，称桡窝；滑车后面上方有一个窝，称鹰嘴窝，伸肘时容纳尺骨鹰嘴。小头外侧和滑车内侧各有一个突起，分别称外上髁和内上髁。内上髁后方有一个浅沟，称尺神经沟，尺神经由此经过。下端与体交界处，即肱骨内、外上髁稍上方，骨质较薄弱，受暴力可发生肱骨髁上骨折。肱骨大结节和内、外上髁都可以在体表扪到。

321. 外伤性关节脱位最常见于（　　）。

    A. 肩关节　　　　B. 肘关节　　　　C. 髋关节　　　　D. 腕关节

    E. 踝关节

答案：B

解析：关节外伤性脱位大都发生于活动范围大、关节囊和周围韧带不坚固、结构不稳定的关节，最常见于肘关节。

322. 关于儿童期长骨发育和 X 线解剖的描述，错误的是（　　）。

    A. 儿童长骨为软骨内化骨

    B. 出生时骨干未完全骨化

    C. 骺软骨尚未完全骨化

    D. 儿童长骨由骨干、干骺端、骨骺板及骨骺组成

    E. 出生时股骨下端、胫骨上端即可见二次骨化中心

答案：B

解析：儿童长骨来自软骨内化骨，有 3 个以上骨化中心，1 个在骨干，另外的在两端（骨骺）。前者称为原始骨化中心或一次骨化中心，最早可在胚胎第 6 周出现；后者为继发骨化中心或二次骨化中心，出生时骨干已完全骨化，而两端仍为软骨，称骺软骨。出生后，两端骺软骨内出现继发骨化中心，但股骨下端、胫骨上端及肱骨上端骨骺于出生时即可见二次骨化中心。骺软骨未完全骨化。儿童长骨由骨干、干骺端、骨骺板及骨骺组成。

323. 椎弓崩裂最好发于（　　）。

    A. 椎弓根　　　　　　　　　　　B. 椎弓峡部

    C. 椎板前 1/2 部　　　　　　　　D. 椎板后 1/2 部

    E. 双侧椎板结合处

答案：B

解析:椎弓崩裂最好发于椎弓峡部。崩裂的原因是椎弓峡部先天发育缺陷或薄弱,创伤可能为发病诱因。

324. 椎体的正常变异是(　　)。

　　A. 半椎体　　　　B. 蝴蝶椎　　　　C. 脊柱裂　　　　D. 椎体额外骨突

　　E. 骶尾骨不发育

答案:D

解析:半椎体又称半椎体畸形,是一侧椎体发育形成障碍而引起的椎体畸形,为先天性脊柱畸形最常见的类型,多发生于胸段椎体。蝴蝶椎是椎体的两个软骨中心联合异常,椎体成为左右对称的两个三角形骨块,称为矢状椎体裂,在正位 X 光片上形似蝴蝶的双翼,故称蝴蝶椎。脊柱裂又称椎管闭合不全,是胚胎发育过程中,椎管闭合不全而引起。骶尾骨不发育多是先天性的发育不良,不属于正常变异。

325. X 线片显示成人关节间隙包含(　　)。

　　A. 骨端和关节腔　　　　　　　　B. 骨端和关节软骨

　　C. 关节软骨和关节滑液　　　　　D. 关节软骨、关节腔和关节滑液

　　E. 关节腔和关节滑液

答案:D

解析:X 线片显示的关节间隙内包含关节软骨、关节腔、关节滑液。

326. 连接邻位椎板的韧带是(　　)。

　　A. 黄韧带　　　B. 前纵韧带　　　C. 后纵韧带　　　D. 棘上韧带

　　E. 棘间韧带

答案:A

解析:黄韧带为连接椎板的韧带,从上位椎板的下缘和内面,连至下位椎板的上缘和外缘,参与围成椎管的后壁和后外侧壁,限制脊柱过度前屈。

327. 正常成人寰枢关节间隙不应超过(　　)。

　　A. 1 mm　　　B. 2 mm　　　C. 4 mm　　　D. 5 mm

　　E. 6 mm

答案:B

解析:正常成人寰枢关节间隙(寰椎前结节后缘与枢椎齿状突前缘之间的距离,简称寰齿间距)超过 2 mm,应怀疑脱位;超过 2.5 mm,则肯定有脱位。

328. 颈 1、2 椎管前后径为(　　)。

　　A. 10～11 mm　　B. 11～12 mm　　C. 12～13 mm　　D. 13～14 mm

　　E. 15～16 mm

答案:E

解析:颈 1、2 椎管前后径为 15～16 mm。

329. 腰椎侧隐窝狭窄的 CT 诊断标准为其前后径(　　)。

　　A. ≤1 mm　　　B. ≤2 mm　　　C. ≤3 mm　　　D. ≤4 mm

　　E. ≤5 mm

答案：B

解析：腰椎侧隐窝前后径≤2 mm,肯定为狭窄。

330. 正常颈 3～7 椎管前后径下限为(　　)。

    A. 10 mm   B. 11 mm   C. 12 mm   D. 13 mm

    E. 14 mm

答案：C

解析：正常第 3～7 颈椎椎管前后径下限为 12 mm。

331. 颈椎管狭窄的 CT 诊断标准为正中矢状径(　　)。

    A. ＜10 mm   B. ＜11 mm   C. ＜12 mm   D. ＜13 mm

    E. ＜15 mm

答案：A

解析：颈椎管狭窄的 CT 诊断标准为颈椎椎管中央前后径＜10 mm。

332. 如果齿状突与枢椎不联合,则成为游离骨组织,称终末骨,其诊断年龄为(　　)。

    A. 4 岁   B. 8 岁   C. 10 岁   D. 12 岁

    E. 18 岁

答案：D

解析：齿状突尖部在 2～4 岁时出现继发骨化中心,12 岁时齿状突与枢椎联合,如此时不联合,则成为游离骨组织,称终末骨。

333. 不参与组成腕关节的骨是(　　)。

    A. 舟骨   B. 三角骨   C. 尺骨下端   D. 月骨

    E. 桡骨下端

答案：C

解析：尺骨下端和腕骨间有一个三角软骨盘,因而尺骨下端不直接参与腕关节组成。

334. 关于管状骨的滋养血管走行方向(由骨外向骨内),下列说法正确的是(　　)。

    A. 在上肢均朝向肘关节,在下肢均背离膝关节

    B. 在上肢均朝向肘关节,在下肢均背离踝关节

    C. 在上肢均朝向肩关节,在下肢均背离膝关节

    D. 在上肢均朝向肩关节,在下肢均背离踝关节

    E. 在上肢均朝向肩关节,在下肢均背离髋关节

答案：A

解析：管状骨的滋养血管走行方向(由骨外向骨内),在上肢均朝向肘关节,在下肢均背离膝关节。

335. 关于踝关节正常 X 线表现,说法错误的是(　　)。

    A. 正位片可显示踝关节间隙   B. 正位片可显示胫腓远程关节间隙

    C. 侧位片显示距骨与跟骨最佳   D. 正、侧位片均可显示距舟关节间隙

    E. 侧位片显示内外踝结构最佳

答案：E

解析:正位片显示内外踝结构最佳。

336. 以下选项不属于骨的分类的是(   )。

    A. 长骨   B. 不规则骨   C. 管状骨   D. 短骨

    E. 扁骨

答案:C

解析:骨的分类包括长骨、短骨、扁骨及不规则骨。

337. 骨与关节 X 线摄片检查常规要求不包括(   )。

    A. 一般摄取正、侧位片

    B. 两侧对称的骨与关节改变轻微,难以确诊时,应拍摄对侧相应部位来对照

    C. 应包括周围软组织和邻近的关节

    D. 对脊椎、手足等部位应加摄斜位片

    E. 对髌骨、跟骨可取切线位摄片

答案:E

解析:切线位摄片多用于轮廓呈弧形弯曲的部位,如头颅、面部、肋骨;对髌骨和跟骨常需加摄轴位片。其他项均为骨与关节摄片检查的要求。

338. 关于副骨的表述,不正确的是(   )。

    A. 某一骨骼的多个骨化中心在发育过程中没有合并所致

    B. 由一个额外独立的骨化中心发育而来

    C. 多见于腕骨附近

    D. 多见于跗骨附近

    E. 多见于骨骼附近的肌腱中

答案:E

解析:副骨是某一骨骼的多个骨化中心在发育过程中没能合并所致,也可由一个额外独立的骨化中心发育而来。副骨最常见于腕骨和跗骨周围。籽骨产生于骨骼附近的肌腱中。

339. 关于髋臼角,不正确的表述为(   )。

    A. 经过两侧"Y"形软骨中央连线与髋臼切线的交角

    B. 反映髋臼的发育情况

    C. 正常值为 12°～30°,随年龄增长逐渐增大

    D. 出生时为 30°,1 岁时为 23°,2 岁时为 20°,10 岁时 12° 左右

    E. 髋臼角增大为发育异常

答案:C

解析:髋臼角正常值为 12°～30°,随年龄增长逐渐变小,10 岁时为 12° 左右,即成人的髋臼角。髋臼角增大表明髋臼发育异常。

340. 构成骨盆的骨骼是(   )。

    A. 髂骨   B. 骶骨   C. 耻骨   D. 尾骨

    E. 以上均正确

答案: E

解析: 骨盆是由左、右两侧的髋骨和后面的骶骨、尾骨构成的,髋骨由髂骨、耻骨和坐骨组成。

341. 18 岁后尾骨由 4 节尾椎组成,各尾椎间的连接组织为(　　)。

    A. 松质骨　　　　B. 透明软骨　　　　C. 纤维软骨　　　　D. 韧带

    E. 肌腱

答案: C

解析: 成人尾骨由 4 节退化的椎骨融合而成,尾椎间由纤维软骨相连接。

342. 膝关节前交叉韧带胫骨附着点及后交叉韧带股骨附着点分别是(　　)。

    A. 胫骨前内侧隆突前窝、股骨内侧髁前外缘

    B. 胫骨外后髁间隆突后窝、股骨外侧髁内面

    C. 胫骨前内侧隆突前窝、股骨外侧髁内面

    D. 胫骨外后髁间隆突后窝、股骨内侧髁前外缘

    E. 胫骨前内侧隆突前窝、股骨内侧髁内缘

答案: A

解析: 膝关节交叉韧带位于股骨内侧髁、股骨外侧踝之间,前后两条,互相交叉。前交叉韧带起于胫骨棘的前方,向上、后、外至于股骨外侧髁的内面。后交叉韧带起于胫骨棘的后侧,向上、前、内止于股骨内侧髁的外面。前交叉韧带防止胫骨向前移位;后交叉韧带则防止胫骨向后移位。

343. 正常骨结构的影像学表现,不正确的是(　　)。

    A. 骨膜在 CT 或 MRI 上均可表现为线状影

    B. 骨膜在普通 X 线不能显影

    C. 骨髓在 MRI 上可表现为中等信号或高信号

    D. 骨皮质在 CT 上呈高密度线状或带状影

    E. 骨皮质在 T_1WI 和 T_2WI 上均为极低信号影

答案: A

解析: 骨膜是紧贴非关节面处骨皮质表面的一层菲薄纤维膜。正常情况下,X 线、CT 及 MRI 一般均不能显示和分辨骨膜。

344. 以下关于管状骨骨皮质的 X 线表现,不正确的是(　　)。

    A. 内缘与骨松质相连续　　　　　　B. 骨两端最厚

    C. 密度均匀致密　　　　　　　　　D. 骨干中段最厚

    E. 关节内外脂肪层

答案: B

解析: 管状骨骨皮质的 X 线表现为骨质均匀致密,内缘与骨松质相连续,骨干中段最厚,两端最薄,关节内外可见脂肪层。

345. 关于膝关节的正常 X 线表现,不正确的是(　　)。

    A. 交叉韧带不能显示　　　　　　　B. 内外侧半月板不能显示

  C. 髌骨在侧位片上显示最清楚 D. 髌下脂肪垫不能显示

  E. 侧位片上,股骨内侧髁较外侧髁大

答案:D

解析:膝关节正常 X 线表现片上,髌下脂肪垫可以显示。

346. 半卵圆中心以上的颅脑横断层面上不出现( )。

  A. 额叶   B. 顶叶   C. 枕叶   D. 颞叶

  E. 楔叶

答案:D

解析:正常颞叶出现于半卵圆中心以下层面上。

347. 脑的横断层面上,内囊后肢的位置在( )。

  A. 尾状核头与背侧丘脑之间   B. 豆状核与尾状核头之间

  C. 豆状核与背侧丘脑之间   D. 豆状核与尾状核尾之间

  E. 豆状核与岛叶之间

答案:C

解析:内囊后肢位于豆状核与背侧丘脑之间。

348. 下列颅内钙化中,不属于生理性钙化的是( )。

  A. 侧脑室脉络丛钙化   B. 基底节钙化

  C. 脑垂体钙化   D. 小脑幕钙化

  E. 松果体钙化

答案:C

解析:颅内生理性钙化有脉络丛钙化、松果体钙化、基底节钙化、小脑齿状核钙化、硬脑膜钙化等,其中以松果体钙化最常见。

349. 正常头颅 CT 轴位影像中,鞍上池呈( )。

  A. 长方形或方形   B. 圆形或椭圆形

  C. 三角形或梭形   D. 梯形或双梯形

  E. 五角形或六角形

答案:E

350. 腹膜后位器官包括( )。

  A. 胆囊   B. 胰腺   C. 小肠   D. 肝脏

  E. 脾脏

答案:B

351. 鞍区冠状面 MRI 所见"工"字形结构的组成为( )。

  A. 鞍膈、垂体柄、垂体   B. 鞍膈、海绵窦、垂体

  C. 视交叉、垂体柄、垂体   D. 海绵窦、垂体柄、垂体

  E. 视交叉、海绵窦、垂体

答案:C

解析:鞍区冠状面 MRI 上,视交叉、垂体柄、垂体形成"工"字形影像。

352. 下丘脑的组成包括(　　)。

    A. 视束　　　　　B. 灰结节　　　　　C. 漏斗　　　　　D. 视交叉

    E. 以上均正确

答案:E

解析:下丘脑包括视交叉、视束、终板、灰结节、漏斗、垂体和乳头体。

353. 在颅底层面不能观察到(　　)。

    A. 颈静脉孔　　B. 卵圆孔　　　　C. 破裂孔　　　　D. 枕骨大孔

    E. 蝶骨小翼

答案:E

解析:蝶骨小翼从蝶骨体部前上方向左右平伸,小翼后缘是颅前窝和颅中窝的分界线,小翼根部有视神经管通过。两视神经管内口之间有视交叉沟联系。在蝶骨大翼近根部处由前向后可见圆孔、卵圆孔和棘孔。

354. 脊柱横断扫描,对扫描线确定的描述,不正确的是(　　)。

    A. 扫描线及扫描计划的确定,从侧位定位像上设计

    B. 进行椎体扫描时,扫描线应与椎体前后方向的中轴线一致

    C. 进行椎间盘扫描时,扫描线应是相邻两椎体缘连线夹角的平分线

    D. 椎体与椎间盘兼扫时,应根据脊柱曲度分段确定

    E. 脊柱扫描线确立后的扫描为连续扫描

答案:E

解析:由于脊柱的生理特点,各段椎体,尤其是腰骶椎,各椎体的轴向不一致,相应的扫描线就不一致确立的扫描线只能分别执行,整个椎体的扫描不能连续扫描。

355. 心脏 X 线解剖后前位片上,不参与构成左心缘的有(　　)。

    A. 左心室　　　B. 升主动脉　　　C. 左心耳　　　　D. 主动脉结

    E. 肺动脉段

答案:B

解析:右心缘的构成如下。上段:升主动脉和上腔静脉;下段:右心房,右心膈角区有时可见下腔静脉影。心胸比率一般不大于 0.5。

    左心缘的构成如下。上段:主动脉结;中段:肺动脉段(心腰);中下段:左心耳;下段:左心室(心间)。透视见左心室搏动与大血管相反,在心腰构成反向搏动点。

356. 胃的形态可包括(　　)。

    A. 长型　　　　　B. 牛角型　　　　C. 瀑布型　　　　D. 钩型

    E. 以上都是

答案:E

解析:胃的形态一般分为钩形、长型(或称无力型)、牛角型、瀑布型。

357. 第三脑室正常宽度(　　)。

    A. ≤5 mm　　　B. ≤2 mm　　　C. ≤4 mm　　　D. ≤3 mm

    E. 7 mm

答案:A

解析:第三脑室宽度一般不超过 0.5 cm。

358. 基底节不包括(　　)。

    A. 杏仁核　　　　B. 尾状核　　　　C. 屏状核　　　　D. 豆状核

    E. 内囊

答案:E

解析:基底节又叫基底核,是埋藏在两侧大脑半球深部的一些灰质团块,是组成锥体外系的主要结构。它主要包括尾状核、豆状核(壳核和苍白球)、屏状核以及杏仁复合体。

359. 在 CT 图像上,正常双侧内囊对称,呈(　　)。

    A. 长方形　　　B. 梭形　　　　C. 方形　　　　D. 圆形

    E. "＞＜"形

答案:E

解析:内囊是出入大脑半球的白质束,位于豆状核的内侧,背侧丘脑和尾状核的外侧。水平断面上,呈向外开放的"＞＜"形。前部称内前脚,拐角处称内囊膝,后部称内囊后脚。一侧内囊的传导束与对侧半身的感觉、运动和两眼视野对侧半功能有关。

360. 关于颅底孔、裂的描述中,(　　)正确。

    A. 迷走神经通过茎乳孔　　　　　B. 舌下神经管内口位于颅中窝

    C. 听神经通过内耳道　　　　　　D. 棘孔位于颅后窝

    E. 三叉神经第二支通过卵圆孔

答案:C

解析:茎乳孔为茎突和乳突之间的孔道,是面神经出颞骨的孔道。舌下神经管内口位于颅后窝,枕骨大孔的前外侧缘上方,有舌下神经通过。内耳道内有面神经、听神经及基底动脉或小脑前下动脉的内听支。上颌动脉发出的脑膜中动脉通过棘孔。三叉神经的第三支、下颌神经通过卵圆孔。

361. 影响心脏外形改变的因素包括(　　)。

    A. 年龄　　　　B. 体型　　　　C. 呼吸　　　　D. 体位

    E. 以上都是

答案:E

解析:心脏外形的改变随着前四个选项因素的变化而变化。

362. CT 可以检出的最少心包积液量是(　　)。

    A. 30 mL　　　B. 40 mL　　　C. 50 mL　　　D. 60 mL

    E. 70 mL

答案:C

解析:正常心包腔含有 20~30 mL 液体。当液体量达到 50 mL 时 CT 即可检出。

363. 房间沟、后室间沟和冠状沟的交叉处称为(　　)。

    A. 心房交点　　B. 心室交点　　C. 房室交点　　D. 心房切迹

    E. 以上都不是

答案:C

解析:房间沟、后室间沟和冠状沟的交叉处称为房室交点,是解剖和临床上常用的标志。

364. 心脏右前斜位片主要观察的是( )。

    A. 右心房、肺动脉干　　　　　　　B. 主动脉窗

    C. 右心房、右心室　　　　　　　　D. 左心房、左心室

    E. 左心房、肺动脉干、右心室漏斗部

答案:E

解析:心脏右前斜位(第一斜位)主要用于观察判定右心室漏斗部、肺动脉主干、左心房的形态变化,且是确定左心房是否增大的最佳体位。

365. 正常成年人脑沟宽( )。

    A. 小于 7 mm　　　B. 小于 5 mm　　　C. 小于 8 mm　　　D. 小于 10 mm

    E. 小于 15 mm

答案:B

解析:大脑皮层脑沟宽度<5 mm;小脑半球脑沟1~2条,宽度<2 mm;小脑蚓部脑沟1~4条,宽度<2 mm。

366. 胸部左前斜位片上,( )参与构成心前缘。

    A. 右心房　　　B. 主动脉结　　　C. 左心室　　　　D. 肺动脉段

    E. 左心房

答案:A

解析:心脏左前斜位片上从上到下依次为右心室和右心房,右心房段主要为心耳部构成,随着旋转角度增大,右心房段所占的比例减少。房和室之间的分界一般不清楚,仅有个别的病例能见到轻微的小切迹,代表房室沟。

367. 下述心脏大血管的 X 线测量的正常值及意义,( )是不正确的。

    A. 肺动脉段基线大于 6 cm 为异常

    B. 心脏横径与胸廓横径之比,正常不超过 0.52

    C. 心脏面积增大百分比小于等于 10% 无意义

    D. 心脏横径正常平均(11.75±0.93) cm

    E. 右肺下肺动脉的宽径大于 1 cm 为扩张

答案:E

解析:右肺下肺动脉干上端(与上肺静脉交界的下缘)外缘至中间段支气管外缘的距离的正常值上限为 1.5 cm。成人右肺下肺动脉宽径大于 1.5 cm 提示肺血增多或/和肺动脉高压,在心肺疾病的诊断上有重要意义。

368. 正常腰椎间隙最大的是( )。

    A. 腰 1~腰 2　　　　　　　　　　B. 腰 2~腰 3

    C. 腰 3~腰 4　　　　　　　　　　D. 胸 12~腰 1

    E. 腰 4~腰 5

答案:E

解析:正常腰椎间隙向下逐渐增宽,但腰5~骶1间隙又变窄,相当于第4腰椎~第5腰椎间隙的70%。

369. 膀胱三角指的是( )。

    A. 膀胱底部两侧输尿管开口部至膀胱颈

    B. 膀胱底部两侧至膀胱颈

    C. 膀胱顶部至膀胱颈

    D. 膀胱底部两侧壁至膀胱颈

    E. 以上都不是

答案:A

解析:在膀胱底内面,有一个呈三角形的区域,位于左、右输尿管口和尿道内口之间,此处膀胱黏膜与肌层紧密连接,缺少黏膜下层组织,无论膀胱扩张还是收缩,始终保持平滑,称膀胱三角。膀胱三角是肿瘤、结核和炎症的好发部位,膀胱经检查时应该特别注意。

370. ( )是上呼吸道与下呼吸道的解剖分界。

    A. 环状软骨   B. 口咽部   C. 主支气管   D. 喉咽部

    E. 甲状软骨

答案:A

解析:呼吸系统由呼吸道和肺组成,呼吸道包括鼻、咽、喉、气管和支气管等。环状软骨弓平对第6颈椎。临床上常以喉环状软骨为界,将呼吸道分为上呼吸道和下呼吸道。通常称鼻、咽、喉为上呼吸道,气管和各级支气管为下呼吸道。

371. 咀嚼肌不包括( )。

    A. 咬肌   B. 颞肌   C. 翼内肌   D. 颊肌

    E. 翼外肌

答案:D

解析:咀嚼肌包括咬肌、颞肌、翼外肌、翼内肌等。它们都止于下颌骨,参加咀嚼活动。

372. 不起自眶尖总腱环的眼外肌是( )。

    A. 上斜肌   B. 上直肌   C. 内直肌   D. 外直肌

    E. 下斜肌

答案:E

解析:直肌均起自眶尖视神经孔周围的总腱环,向前附着于眼球赤道部前方,距角膜缘不同距离的巩膜上。上斜肌亦起始于总腱环,沿眼眶的上方向前,至眶内缘,穿过滑车向后外转折。

373. 影响肺血管管径的因素为( )。

    A. 右心输出量   B. 肺血管阻力

    C. 肺间质内压力   D. 肺静脉压

    E. 以上都是

答案:E

解析:影响肺血管管径的因素有右心输出量、肺血管阻力、肺组织的弹性、肺间质内压力、肺静脉压或左心房压力,还有肺泡压、肺动脉压和肺静脉压三者间的相互关系。

374. 脑池是指(　　　)。

    A. 软脑膜与骨膜之间的间隙　　　　　B. 蛛网膜与硬脑膜之间的间隙

    C. 软脑膜与脑皮层之间的间隙　　　　D. 蛛网膜与软脑膜之间的间隙

    E. 软脑膜与硬脑膜之间的间隙

答案:D

解析:蛛网膜下隙位于蛛网膜与软脑膜之间,其内充满脑脊液,此间隙向下与脊髓蛛网膜下隙相连通。蛛网膜下隙在脑沟、裂等处扩大,形成蛛网膜下池或脑池。相邻脑池之间无明显界限,彼此交通。

375. 左肺上叶及部分中叶淋巴引流至(　　　)。

    A. 隆突下淋巴结

    B. 右气管旁淋巴结

    C. 左气管旁及左气管支气管淋巴结(主动脉弓下组)

    D. 右气管支气管淋巴结(奇静脉组)

    E. 以上都是

答案:C

解析:肺叶的淋巴引流有一定的规律。右肺上叶淋巴向右气管支气管上、下淋巴结引流;右肺中叶淋巴向支气管肺淋巴结、气管支气管下淋巴结和右侧气管支气管上淋巴结引流;右肺下叶的淋巴注入支气管肺淋巴结、气管支气管下淋巴结及肺韧带淋巴结。左肺上叶淋巴可向支气管肺淋巴结、主动脉弓淋巴结、动脉韧带淋巴结,左气管支气管上淋巴结及气管支气管下淋巴结引流;左肺下叶淋巴结流入支气管肺淋巴结,但多流入气管支气管下淋巴结,也可向左气管支气管上淋巴结及肺韧带淋巴结引流。两肺下叶底部的一部分淋巴可经肺韧带淋巴结的输出管流入腰淋巴结,故肺癌转移到腹腔器官,并不一定都是血行转移的结果。有时气管淋巴结输出管可与锁骨上及前斜角肌淋巴结相交通,故肺癌也可以向此处转移。

376. 胸骨角两侧通常与第(　　　)肋骨相连。

    A. 4　　　　　　　B. 1　　　　　　　C. 3　　　　　　　D. 2

    E. 5

答案:D

解析:胸骨柄和胸骨体相接的地方有个向前突起的角叫胸骨角,又称 Louis 角。胸骨角是计数肋骨的重要标志,两侧平对第 2 肋,第 4 胸椎的下缘正对胸骨角的水平。肋骨角又称为腹上角,是由两侧肋下缘汇合于胸骨下端所构成的角度。脊肋角是背部第 12 肋骨与脊椎所构成的角度。

377. 关于胃的解剖的认识下列正确的是(　　　)。

    A. 溃疡病多发器官

    B. 胃可分为贲门部、胃底、胃体、胃幽门部四部分

C. 大网膜附着于胃大弯

D. 胃前壁与肝相依部分游离

E. 以上都对

答案：E

解析：溃疡病可发生于消化道的各个部位，以胃、十二指肠溃疡最常见，占消化性溃疡的 95%。溃疡病也可以发生于食管下端、胃肠吻合口及有异位胰腺的梅克尔憩室。胃是溃疡病的好发、多发器官。

胃可以分为四部分：贲门部、胃底、胃体、幽门部。

大网膜是连于胃大弯和横结肠之间的四层结构。前两层是胃前、后壁的腹膜下垂到盆腔上缘构成，在盆腔上缘又急转向上，后两层包裹横结肠。大网膜内含丰富的脂肪组织、血管等，其中存在吞噬细胞，有重要的防御功能，并且有包围炎症、病灶以及防止扩散的作用。大网膜整体形态似围裙状。在难以诊断腹腔疾病时，剖腹外科手术首先要观察大网膜的形态和位置，这样有助于诊断疾病。对以上大网膜内容可以总结一个顺口溜：胃大弯到横结肠，下垂盆缘急转上；重要功能是防御，整体形态围裙状；病灶部位难辨时，观察网膜之趋向。

胃的前壁在右侧与肝的左叶贴近，左侧与膈相邻，介于两者之间的胃前壁直接与腹前壁相贴。

378. 成人十二指肠全长（　　）cm。

  A. 20～25   B. 5～10   C. 15～20   D. 10～15

  E. 30～38

答案：A

解析：成人十二指肠长 20～25 cm，是小肠中最短、管腔最粗并且最固定的部分。它只有部分被腹膜所覆盖，约 2.5 cm（十二指肠上部）在腹膜内，其余的（十二指肠降部、下部和升部）在腹膜后。十二指肠在仰卧位的第 1 和第 3 腰椎水平之间形成一个"C"形。其下支比其上支延伸到中线的更左侧。胰头和侧弯被包绕在"C"形的凹面。十二指肠全部位于脐平面以上。为了便于描述，将其分为 4 个部分：上部，长约 5 cm，是十二指肠中活动度最大的一部分，上部与降部转折处形成弯曲的十二指肠上曲；降部，长 7～8 cm；水平部，又称为下部；升部，长 2～3 cm。十二指肠与空肠转折处形成的弯曲称十二指肠空肠曲。十二指肠空肠曲的上后壁被一束由肌纤维和结缔组织构成的十二指肠悬韧带固定于右膈脚上。十二指肠悬肌和包绕于其下段表面的腹膜皱襞共同构成十二指肠悬韧带，又称为 Treitz 韧带，这是外科手术确定空肠起始的标志。

十二指肠球部：进行钡餐透视的时候，可见十二指肠上部近幽门处有一片底向幽门的三角形或圆锥形钡影，相当于上部近幽门侧 2.5～3.0 cm 的部分，肠壁薄，管腔大，黏膜面光滑平坦，无环状襞，故临床上称此处为十二指肠球。它是十二指肠溃疡及穿孔的好发部位。

379. 脑室系统不包括（　　）。

  A. 第三脑室 B. 中脑导水管 C. 第四脑室 D. 侧脑室

E. 枕大池

答案：E

解析：脑室系统包括双侧侧脑室、第三脑室、第四脑室、导水管。枕大池为脑池中最大的，分为颅内部、颅外部，颅内部 3～4 cm，可高至天幕上，颅外部 1～2 cm，前后宽 0.5～2.0 cm。

380. 关于肝脏分段的标记，不正确的是（　　）。

A. 右肝静脉将右肝分成前、后两段　　B. 以肝静脉为主要分段标记

C. 左肝静脉将左肝分成内、外两段　　D. 右肝静脉将肝分成左、右叶

E. 中肝静脉将肝分成左、右叶

答案：D

解析：中肝静脉将肝脏分成左叶和右叶。

381. 房间隔缺损多发生于（　　）。

A. 卵圆窝　　　B. 冠状窦口　　　C. 腔静脉窦　　　D. 主动脉隆凸

E. 室上脊

答案：A

解析：右心房的后内侧壁主要由房间隔形成，房间隔下部有一处凹陷，称卵圆窝，为胎儿时期卵圆孔闭合后的遗迹，房间隔缺损多发生于此处。

382. 正常成人右下肺动脉主干直径一般不超过（　　）。

A. 2.0 cm　　　B. 0.5 cm　　　C. 1.5 cm　　　D. 1.0 cm

E. 2.5 cm

答案：C

解析：成人右下肺动脉主干直径一般小于 15 mm，如果超过此值，则为肺充血的表现。

383. 颈膨大，脊髓增粗，其横径为（　　）。

A. 21～25 mm　　B. 8～11 mm　　C. 19～20 mm　　D. 12～15 mm

E. 26～30 mm

答案：D

解析：颈膨大范围是颈髓第 4 节到胸髓第 1 节（神经节段）。

384. 下咽部以下的颈椎前软组织厚度最大可达（　　）mm。

A. 16　　　B. 10　　　C. 14　　　D. 12

E. 18

答案：E

解析：食管入口以下颈椎前软组织厚度为 1.2～1.8 cm。本题问的是最厚达到多少。

385. 关于纵裂的描述，错误的是（　　）。

A. 将半球分成两半　　　B. 纵裂内是由硬脑膜构成的大脑镰

C. 内含大脑前动脉、大脑中动脉　　　D. 内含静脉窦

E. 大脑镰可以增强

答案：C

解析: 大脑纵裂池位于两侧大脑半球之间的大脑纵裂内,内有大脑镰插入,故此池分为左、右两部。该池底部绕于胼胝体周围,称为胼胝体周池,向前下延为终板池,向后下续于大脑大静脉池。大脑纵裂池在不同横断面上的表现各异。例如,在胼胝体以上层面中所见为大脑纵裂池全长;在胼胝体出现的层面上大脑纵裂池分为前、后两段,分别位于胼胝体断面的前、后方;在较低的鞍上池层面则只见大脑纵裂池前段。大脑纵裂内上缘为上矢状窦,下方为下矢状窦,增强可以强化。大脑前动脉的前段在大脑镰游离缘的下方转向对侧,并且受压使位置低下,而其后段在大脑镰旁受阻不能同时侧移,这样使前段已移向对侧的远端血管又立即返回中线,于是在大脑镰之下表现了钗状扭曲的血管影,称大脑镰阳性征。

386. MRI 在头颅鞍上池层面可以显示的脑神经有第(　　　)对脑神经。

  A. Ⅱ   B. Ⅲ   C. Ⅴ   D. Ⅵ

  E. Ⅹ

答案: B

解析: 鞍上池可呈"五角星""六角星"或"四角星"形。其区别在于后部结构不同。鞍上池的正前方为额叶直回,两侧为颞叶海马沟回。后方为脑桥或中脑。鞍上池的前角为前纵裂池,双前外侧角通外侧裂。"五角星"鞍上池的后方为脑桥,双后外侧角为桥小脑角池。"六角星"鞍上池的正后角为大脑脚间池,双后外侧角为环池。"四角星"鞍上池后角亦为脚间池。"六角星"与"四角星"鞍上池为后方的中脑。脑神经:高分辨率 MR 多能清晰地显示脑神经。以 T_1WI 显示为佳,呈等信号强度。在颅底层面可以显示 8 对脑神经,在蝶鞍层面能够显示第 Ⅴ 对脑神经,在鞍上池显示第 Ⅲ、Ⅳ 对脑神经。

387. 颞窝前界的解剖结构包括(　　　)。

  A. 茎突和颈鞘   B. 蝶骨大翼和岩骨尖

  C. 颌支、冠状突和颞肌   D. 上颌窦后外侧壁

  E. 鼻腔和鼻咽

答案: D

解析: 颞窝由颧骨、额骨、蝶骨大翼、顶骨和颞骨鳞部组成。颞窝的外界为颧弓,上界及后界为顶骨的颞线,下方以颞下嵴与颞下窝相邻,前界为颧骨及额骨颧突(上颌窦后外侧壁)。颞窝为颞肌的附着处,颞肌呈扇形向下,附着于下颌骨喙突。

388. 大肠全长约(　　　)m。

  A. 2.5   B. 1   C. 2   D. 1.5

  E. 3

答案: D

解析: 成人大肠全长 1.5 m。

389. 常规观察的肝静脉系统有(　　　)。

  A. 右肝静脉、中肝静脉

  B. 右肝静脉、左肝静脉

  C. 门脉、右肝静脉、中肝静脉、左肝静脉

D. 右肝静脉、中肝静脉、左肝静脉

E. 中肝静脉、左肝静脉

答案: D

解析: 肝静脉系统属于出肝血管,包括 3 支主肝静脉和直接开口于肝后下腔静脉的若干支肝短静脉。肝静脉管壁薄,无静脉瓣,且无结缔组织包裹,故手术中容易损伤,造成难以控制的大出血,因此控制肝切除术中大出血是肝脏手术的重点。肝静脉包括左、中、右三支主干及其属支。

390. 将 PACS 各组成部分连成一体的是( )。

A. 存储系统　　B. 显示设备

C. 数据库系统　　D. 通信网络系统

E. 图像采集装置

答案: D

解析: 将 PACS 各组成部分连成一体的是通信网络系统。

391. 下列关于肺的解剖描述中( )是不正确的。

A. 左主支气管比右主支气管长

B. 一般情况下,左肺门位置比右肺门位置高

C. 气管分叉部在右肺动脉的背侧

D. 心胸比例为 0.5

E. 上腔静脉通过右肺动脉背侧

答案: E

解析: 上腔静脉在右肺动脉前方通过。上腔静脉直径约 2 cm,长度约 7 cm,引流上半身的静脉血。右主支气管比左侧的粗,而且较短(长 2.5 cm),走行也较垂直,直接走向肺门。左主支气管:长约 5 cm,在主动脉弓的下方,在食管和主动脉降部的前方,走向下外方,平第 5 胸椎处到达肺门。

392. 半卵圆中心为( )。

A. 连合纤维　　B. 皮层下灰质　　C. 投射纤维　　D. 皮层下纤维

E. 弓形纤维

答案: D

解析: 髓质占大脑半球体积的大部分。较厚的皮层下纤维为半卵圆中心。同侧半球的联合纤维有联络相邻脑回的弓状纤维、连接较长脑回的钩束、扣带束、上纵束和下纵束。连合对侧半球的纤维束为胼胝体、前连合和海马连合,而大脑皮层与其下部结构间脑、基底节、脑干、脊髓的连接纤维,称为投射纤维,包括内囊(前肢、后肢、膝部)、穹隆、外囊和最外囊。

393. 关于基底节的描述,( )正确。

A. 基底节又称纹状体

B. 基底节是白质结构

C. 基底节包括丘脑

D. 基底节包括尾状核、豆状核、屏状核、杏仁核

E. 基底节包括内囊

答案：D

解析：基底节为大脑半球白质内的灰质核团,包括尾状核、豆状核、屏状核、杏仁核。尾状核、豆状核组成纹状体,其与维持肌张力及运动频率有关。而杏仁核与情绪变化有关。

394. (　　)不通过颈静脉孔。

A. 第XI对脑神经　　　　　　　　　　B. 第V对脑神经的第三支

C. 第X对脑神经　　　　　　　　　　D. 第IX对脑神经

E. 颈内静脉

答案：B

解析：骨性颈静脉孔由颞骨和枕骨构成,颞骨岩部的后下缘和枕骨鳞部的前外缘分别构成颈静脉孔的前外侧壁和后内侧壁。颞骨和枕骨向孔内的突起分别称为颞突和枕突,是颈静脉孔内的重要骨性标志,为神经和血管间的分隔。多数情况下两者以纤维连接,也可融合形成骨桥。通常颈静脉孔分为前内侧较小的神经部和后外侧较大的静脉部。神经部较恒定,内有岩下窦,舌咽神经(第IX对脑神经)和迷走神经(第X对脑神经)、副神经(第XI对脑神经)通过,舌咽神经、迷走神经、副神经在一个结缔组织层内通过颈静脉孔。该层结缔组织在颅内与硬膜、在颅外与颅骨骨膜相连接。静脉部变异较大,是颈静脉球所在部位。颈内静脉起始于颈静脉孔。

395. 胸导管经(　　)进入胸腔。

A. 食管裂孔　　　B. 下腔静脉孔　　　C. 胸腹裂孔　　　D. 主动脉裂孔

E. 胸导管裂孔

答案：D

解析：主动脉裂孔在膈肌左脚、膈肌右脚和脊柱之间,平第12胸椎,在正中线稍偏左侧,有主动脉、胸导管、来自胸壁的淋巴管通过,奇静脉和半奇静脉也可通过主动脉裂孔。

396. 肾蒂的解剖顺序由前向后排列应为(　　)。

A. 动脉、肾盂、静脉　　　　　　　　B. 动脉、静脉、肾盂

C. 静脉、动脉、肾盂　　　　　　　　D. 肾盂、静脉、动脉

E. 肾盂、动脉、静脉

答案：C

解析：出入肾门的肾动脉、肾静脉、淋巴管、肾盂及神经等,在肾门部位的总称为肾蒂。右侧肾蒂比左侧短。组成肾蒂诸结构的排列关系,由前向后依次为肾静脉、肾动脉、肾盂,从上到下依次为肾动脉、肾静脉及肾盂。肾蒂是肾手术最重要的部分。

397. 齿突超过腭枕线(　　),可诊断为颅底凹陷症 。

A. 4 mm　　　B. 2 mm　　　C. 3 mm　　　D. 2.5 mm

E. 5 mm

答案：C

解析:腭枕线又称钱伯林线。颅底凹陷症的放射学依据是齿突尖高于腭枕线 3 mm,或在张口位颈椎 X 线检查不能看到寰枢关节侧面。

398. 关于肝门部结构的描述,(　　)是错误的。

A. 肝静脉在第二肝门处汇入下腔静脉

B. 门静脉由脾静脉和肠系膜下静脉汇合而成

C. 肝总管在门静脉的前外侧

D. 肝动脉位于门静脉的前内侧

E. 正常时肝内胆管不显示

答案:B

解析:门静脉起自第 2 腰椎,长约 8 cm,于下腔静脉前方、胰颈后方,由肠系膜上静脉和脾静脉汇合而成。此后,肝门静脉于十二指肠上部、胆管、胃十二指肠动脉等结构的后面向右上行,位于下腔静脉的前方,然后进入小网膜右缘,在网膜孔的前面上行至肝门的右端,进而分支为左、右两支,与肝动脉的相应分支伴行进入肝脏。

399. 男性尿道最狭窄处为(　　)。

A. 膜部　　　　B. 前尿道　　　　C. 海绵体部　　　　D. 前列腺部

E. 以上均不对

答案:A

解析:男性尿道有排精和排尿的功能,起自膀胱的尿道内口,止于阴茎头的尿道外口。成年男性尿道管径为 5～7 mm,长 16～22 cm;可以分为两个部分,相对来说较长的尿道前部位于会阴和阴茎之间,并且被尿道海绵体所包围,起着管道的作用,相对较短的尿道后部位于近端骨盆和尿道海绵体之间,起着泌尿生殖括约肌和尿液通道的作用;分前列腺部、膜部和海绵体部,临床上将尿道前列腺部和膜部合称为后尿道,将海绵体部称为前尿道。尿道分三个狭窄、三个膨大、两个弯曲。三个狭窄分别是尿道内口、尿道膜部和尿道外口,外口最窄,呈矢状裂隙。三个膨大:尿道前列腺部、尿道球部和舟状窝。两个弯曲:凸向下后方、位于耻骨联合下方 2 cm 处恒定的耻骨下弯,包括尿道前列腺部、膜部和海绵体部的起始段;凸向上前方、位于耻骨联合前下方阴茎根与阴茎体之间的耻骨前弯,阴茎勃起或将阴茎上提起时,此弯曲变直而消失。

400. 关于肝门部结构的描述,不正确的是(　　)。

A. 肝总管在门静脉的外侧　　　　B. 门静脉最粗

C. 肝静脉位于门静脉的下后方　　　　D. 肝动脉位于门静脉的前内侧

E. 正常时肝内胆管不显示

答案:C

解析:肝门位于方叶和尾状叶之间,是一条较深的横裂,门静脉、肝动脉和肝神经丛都经此进入肝实质,左、右肝管和淋巴管从此处离开肝脏。在肝门位置,肝总管位于门静脉及其分支的前方,肝动脉及其分支则位于两者之间。所有这些结构都包被于血管旁纤维包膜之内,称为肝包膜,它是一围绕血管进入肝门的疏松结缔组织,与肝包膜的纤维相延续,肝门上方血管、结缔组织和肝包膜的聚集通常被称为"肝门板",手术切开可见胆管和血管的肝内分支。左肝管沿方叶基部下行到分叉部位,一直位于肝外,这一肝外胆管在高位胆管重建时极其有用,空肠可与之吻合形成胆肠分流,以缓解肝总管的狭窄。肝静脉位于门静脉的上方。

401. 女性尿道长度为( )。

    A. 1～4 cm   B. 1.5～6 cm   C. 2～4 cm   D. 4～7 cm

    E. 3～5 cm

答案:E

解析:女性尿道长 3～5 cm,直径 0.6～0.8 cm,较男性尿道短、宽而直,仅有排尿功能。尿道内口约平耻骨联合后面中央或上部。其走行向前下方,穿过尿生殖膈,开口于阴道前庭的尿道外口。尿道内口周围被平滑肌构成的膀胱括约肌环绕。穿过尿生殖膈处被由横纹肌形成的尿道阴道括约肌环绕,可控制排尿。尿道外口位于阴道口的前方、阴蒂的后方 2～2.5 cm 处,被尿道阴道括约肌环绕。在尿道下端有尿道旁腺,其导管开口于尿道周围。尿道旁腺发生感染时可形成囊肿,并可压迫尿道,引起尿路不畅。

402. 椎动脉三角的横断层面上不出现( )。

    A. 椎动脉/椎静脉   B. 前斜角肌

    C. 颈长肌   D. 胸膜顶

    E. 头长肌

答案:E

解析:椎动脉三角外侧界为前斜角肌,内侧界为颈长肌,下界为底,即锁骨下动脉第 1 段,尖为第 6 颈椎横突前结节,三角的后方有胸膜顶、第 6 颈椎横突、第 8 颈神经前支及第 1 肋颈,前方有颈动脉鞘及膈神经,甲状腺下动脉及胸导管(左侧)等。三角内的主要结构有椎动脉、椎静脉、甲状腺下动脉、交感干及颈胸神经节等。

403. 正常人的左肺一般由( )个肺段组成。

    A. 10   B. 7   C. 9   D. 8

    E. 11

答案:D

解析:正常人的左肺一般分为 8 段。上叶 4 段:尖后段、前段、上舌段、下舌段。下叶 4 段:上段、内侧前底段、外侧底段、后底段。

404. 后组鼻窦指的是( )。

    A. 后组筛窦＋上颌窦＋蝶窦   B. 筛窦＋蝶窦

    C. 后组筛窦＋蝶窦   D. 筛窦＋上颌窦＋蝶窦

    E. 上颌窦＋蝶窦

答案:C

解析:后组鼻窦包括后组筛窦和蝶窦。前组鼻窦包括额窦、前组筛窦、上颌窦。

405. 正常腹部平片上( )不能显示。

    A. 双肾   B. 肝脏   C. 胰腺   D. 脾脏

    E. 肠管

答案:C

解析:正常腹部平片中大致能识别的包括横膈、胃泡、肝脏、脾脏、肾脏、肠内气影、腹侧壁、腰大肌、骨骼(包括脊柱、骨盆、肋骨)。

406. 下丘脑不包括(   )。

　　A. 灰结节　　　　B. 乳头体　　　　C. 漏斗　　　　　D. 视交叉

　　E. 穹隆

答案:E

解析:下丘脑是丘脑下方的脑组织。其上方为第3脑室底部,前方为视交叉,其后方为乳头体。人体第3脑室底部下凹形成灰结节,继续向下延伸成为垂体后叶。垂体前叶来源于内胚层,与后叶紧密相连。下丘脑的主要结构有视交叉、视束、灰结节、乳头体、漏斗和垂体,其内有视上核、室旁核等。

407. 肾实质与肾门之间的间隙为(   )。

　　A. 肾窦　　　　　B. 肾皮质　　　　C. 肾乳头　　　　D. 肾锥体

　　E. 肾柱

答案:A

解析:肾内缘中部凹陷处称为肾门,有肾血管、肾盂、神经和淋巴管等出入。肾门的边缘称为肾唇,有前唇和后唇,具有一定的弹性,手术需要分离肾门时,牵开前唇或后唇可扩大肾门,显露肾窦。由肾门深入肾实质所围成的腔隙称为肾窦,被肾血管、肾小盏、肾大盏、肾盂、神经、淋巴管和脂肪等占据。

408. 侧脑室前角外侧是(   )。

　　A. 苍白球　　　　B. 尾状核体部　　C. 内囊前肢　　　D. 尾状核头部

　　E. 尾状核尾部

答案:D

解析:侧脑室外侧邻接尾状核头部,再外侧为内囊。

409. 正常情况下胃肠道内气体的主要来源是(   )。

　　A. 食物本身产气　　　　　　　　B. 血液弥散到肠腔的气体

　　C. 肠内细菌发酵产生的气体　　　D. 咽下的空气

　　E. 以上都不是

答案:D

解析:由口腔吞入的空气是胃肠道内气体的主要来源。吃液体食物时吞入的气体比吃固体食物时吞入的气体要多。有神经性吞咽习惯(吞气症)的人,不吃食物时也吞入大量气体。部分随吞咽进入胃的气体将通过嗳气而再排出,其余的则进入小肠。

410. 不属于 X 线特性的是(   )。

　　A. 穿透性　　　B. 荧光效应　　　C. 衰减效应　　　D. 感光性

　　E. 电离效应

答案:C

解析:X线特性有穿透性、荧光效应、感光效应、电离效应。

411. 下列解剖结构的摄影组合中错误的是( )。

    A. 蝶鞍：Stenver method
    B. 枕骨大孔：Towne method

    C. 乳突：Schüller method
    D. 上颌窦：Water method

    E. 视神经孔：Rhese method

答案：A

解析：检查蝶鞍应使用蝶鞍侧位摄影，查看蝶鞍是否扩大，骨质是否吸收。

岩骨乳突部：斯氏位(Stenver method)。内听道：汤氏位(Towne method)。乳突：许氏位(Schüller method)及梅氏位(Mayer method)。上颌窦：瓦氏位(Water method)。视神经孔：瑞氏位(Rhese method)。汤氏位适用于检查枕骨大孔。

412. 减少影像放大率的方法中，错误的是( )。

    A. 使用小焦点　　B. 增大焦-片距　　C. 缩短焦-片距　　D. 缩短肢-片距

    E. 增大焦-肢距

答案：C

解析：减少影像放大率的方法有增大焦-片距、增大焦-肢距、缩小肢-片距、使用小焦点。

413. 对探测器性能的叙述，错误的是( )。

    A. 对 X 射线能量具有良好的吸收能力

    B. 对较大范围的射线强度具有良好的反应能力

    C. 工作性能稳定，有良好的再现性

    D. 残光少，且恢复常态的时间长

    E. 体积小，灵敏度高，少量射线照射，能获得足够大信息强度

答案：D

解析：探测器将吸收的 X 线光子转换成微弱的电信号，灵敏度高，残光少，且恢复常态时间短。

414. 按诊断用 X 线在体内穿透力由强到弱的顺序排列，正确的是( )。

    A. 气体、液体及软组织、脂肪、骨
    B. 气体、脂肪、液体及软组织、骨

    C. 骨、脂肪、液体及软组织、气体
    D. 脂肪、气体、液体及软组织、骨

    E. 骨、液体及软组织、脂肪、气体

答案：B

解析：正确顺序为气体、脂肪、液体及软组织、骨。X 线在体内各部的穿透力取决于不同组织的密度和厚度。

415. 对影像半影模糊度的控制阈值为( )。

    A. 0.05 mm
    B. 0.20 mm
    C. 0.25 mm
    D. 1.0 mm

    E. 1.5 mm

答案：B

解析：对影像半影模糊的控制阈值为 0.20 mm。

416. 体层摄影最常用于检查（　　）。

 A. 骨骼 B. 气管、支气管、肺

 C. 头颅 D. 腹部

 E. 四肢及关节

答案：B

解析：体层摄影是使某一选定层面上组织结构的影像显示清晰,同时使层面外的结构模糊不清的技术,可用于普通平片上前后重叠或者位置较深,不能很好地显示的病变,常用于检查气管、支气管、肺等。

417. 不属于自动洗片机结构的是（　　）。

 A. 药液循环系统 B. 药液补充系统

 C. 温度控制系统 D. 密度控制系统

 E. 胶片传输系统

答案：D

解析：自动洗片机结构包括药液循环系统、药液补充系统、温度控制系统、胶片传输系统。

418. 软 X 线摄影主要是利用 X 射线的（　　）。

 A. 光电吸收 B. 康普顿吸收 C. 电子对效应 D. 光核反应

 E. 相干散射

答案：A

解析：软 X 线摄影主要是利用 X 射线的光电吸收。X 线光子能量在 40 keV、30 keV、20 keV 时,光电吸收分别占电子能量的 80%、93% 及近 100%。在光电吸收方式中,其吸收系数与被照组织原子序数的 4 次方成正比,因而扩大了 X 线吸收差异,有利于软组织结构层次的显示。

419. 踝关节正位摄片,中心线应对准（　　）。

 A. 内踝 B. 外踝

 C. 内、外踝连线中点 D. 内、外踝连线中点上方 1 cm

 E. 内、外踝连线中点上方 5 cm

答案：D

解析：踝关节正位摄片,中心线应对准内、外踝连线中点上 1 cm。

420. 将 X 线信息影像转换成可见密度影像的介质不含（　　）。

 A. 屏片系统 B. 影像增强系统 C. 电影胶片 D. 观片灯

 E. 荧光屏

答案：D

解析：观片灯是观察影像胶片上的图形所用的器材。

421. 关于放射防护的描述,错误的是（　　）。

 A. 屏蔽防护是主要的防护措施之一

 B. 常使用原子序数较高的物体以阻挡 X 线

C. 可通过增加 X 线源与人体间距离的方法减少辐射量

D. 原发射线的能量比继发射线的能量大,对人体的影响也大

E. 最简易的防护措施是距离防护

答案: D

解析: 继发射线的能量比原发射线的能量小,但继发射线易被吸收,对人体影响大。

422. CR 的后处理功能不包括(　　)。

A. 灰阶处理　　　B. 差值处理　　　C. 能量减影　　　D. 时间减影

E. 窗位处理

答案: B

解析: CR 的后处理功能包括灰阶处理、窗位处理、时间剪影处理及 X 线吸收率减影(能量减影)处理。

423. CR 的四象限理论不包括(　　)。

A. 动态范围　　　B. 影像读出　　　C. 影像处理　　　D. 影像记录

E. 计算机重建

答案: E

解析: CR 四象限理论包括动态范围、影像读出、影像处理、影像记录。

424. 用于 IP 影像擦除的光线是(　　)。

A. X 线　　　B. 红外线　　　C. 强红光　　　D. 强绿光

E. 强光

答案: E

解析: 用于 IP 影像擦除的光线是激光,强光包括激光。

425. 关于多层螺旋 CT 能够同时采集多幅图像的数据,关键的改革是(　　)。

A. 纵轴方向设计了多个数据采集通道

B. 探测器转换速度提高

C. X 线球管的热容量增加

D. 检查床的运动精度提高

E. 采用了滑环技术

答案: A

解析: 多层螺旋 CT 能够同时采集多幅图像的数据,关键的改革是纵轴方向设计了多个数据采集通道。

426. 关于电子束 CT 的描述,错误的是(　　)。

A. 又称超高速 CT

B. 不使用 X 线管

C. 对心脏大血管检查有独到之处

D. 电子束 CT 设备昂贵,检查费用较高

E. 电子束 CT 应用很广泛

答案: E

解析:电子束 CT 又称超高速 CT,它没有 X 线球管。电子束 CT 设备昂贵,检查费用较高,目前电子束 CT 主要用于心脏疾病患者、急症患者及小儿的颅脑和体部扫描,应用并不广泛。电子束 CT 最大的优势就是它的扫描速度非常快,在心脏扫描方面有独到之处。

427. 螺旋 CT 与非螺旋 CT 相比,不同的是(   )。

  A. 纵向分辨率有所下降   B. 横向分辨率有所下降

  C. 高分辨率上升   D. 密度分辨率下降

  E. 空间分辨率保持不变

答案:A

解析:螺旋 CT 与非螺旋 CT 相比,不同的是纵向分辨率有所下降。

428. 与 X 线摄影比较,CT 的优势不包括(   )。

  A. 密度分辨力高   B. 空间分辨力高

  C. 适合进行软组织病变的观察 D. 适合进行腹部实质性脏器的观察

  E. 适合观察脑实质的病变

答案:B

解析:CT 图像的密度分辨力明显高于 X 线图像,空间分辨力则低于 X 线图像。

429. 有关窗技术的论述,错误的是(   )。

  A. 利用窗技术可将任一范围的 CT 值调到人眼可辨别的 16 个灰阶显示

  B. 窗位是指窗宽上限与下限 CT 值的平均值(中点)

  C. 窗位与窗中心指的是同一个概念

  D. 调窗的目的是适应胶片的感光度

  E. 对不同组织影像可采用不同窗宽、窗位采集

答案:D

解析:窗技术是根据诊断需要,调节图像的对比度和亮度的调节装置,它包括窗宽和窗位,调窗是为了把观察的组织结构更清晰地显示出来,而与胶片的感光度无关。

430. 关于窗位的概念,正确的是(   )。

  A. 窗位相当于显示灰阶的中心 B. 窗位规定所显示 CT 值的范围

  C. 不同机器的窗位值不同 D. 窗位与所显示的组织 CT 值无关

  E. 通常窗位选择以水的 CT 值为标准

答案:A

解析:窗位相当于显示灰阶的中心。窗宽表示信号强度值的范围。

431. 有关像素和体素的概念,错误的是(   )。

  A. 像素是体素在成像时的表现 B. 像素是一个二维概念

  C. 体素是一个三维概念 D. 像素越小,图像的分辨率相对越高

  E. CT 图像的基本组成单元称为体素

答案:E

解析:CT 图像的基本组成单位称为像素。

432. 与扫描后图像放大相比,放大扫描(靶扫描)的优势是(　　)。

    A. 密度分辨力增加　　　　　　B. 空间分辨力增加

    C. 扫描时间缩短　　　　　　　D. 扫描范围增加

    E. 辐射剂量降低

答案:B

解析:靶扫描是指对感兴趣区进行局部放大扫描的一种方法,可使图像的空间分辨力增加。

433. 与头颅 CT 扫描的亨氏暗区有关的因素是(　　)。

    A. 鸡冠　　　　B. 枕骨粗隆　　　　C. 额骨嵴　　　　D. 岩骨锥体

    E. 鼻窦

答案:D

解析:头颅 CT 扫描的亨氏暗区是指在双侧岩骨椎体之间形成一条横行低密度影,此伪影可干扰桥小脑角病变的显示。

434. 不必进行增强扫描的是(　　)。

    A. 鉴别纵隔内结构　　　　　　B. 鉴别血管与肿大淋巴结

    C. 大血管畸形　　　　　　　　D. 肺肿块合并肺不张

    E. 畸胎瘤

答案:E

解析:畸胎瘤内含多种成分,如脂肪、钙化或骨骼、毛发,不必增强扫描。

435. CT 检查技术的中文名称与英文缩写,错误的是(　　)。

    A. 超高速 CT(UFCT)　　　　　B. 动脉型门静脉造影 CT(CTAP)

    C. 脑池造影 CT(CTC)　　　　　D. 定量 CT(QCT)

    E. 高分辨 CT(HRCT)

答案:B

解析:动脉性门静脉造影 CT 的英文缩写为 CTAP。

436. 髋关节 CT 后处理图像(图 7-43)为(　　)。

    A. VR(容积演示)

    B. SSD(表面阴影遮盖)

    C. VE(仿真内镜)

    D. MIP(最大密度投影)

    E. MPR(多方位重组)

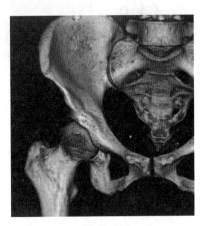

图 7-43

答案:A

解析:髋关节 CT 后处理图像为 VR(容积演示)。

437. 能够提高图像密度分辨力的正确措施是(　　)。

    A. 减薄层厚　　B. 增加矩阵　　　C. 增加管电流　　　D. 增加螺距

    E. 减小像素的边长

答案:C

解析: 对同一台 CT,密度分辨力的提高与矩阵、层厚、电压及毫安秒有关,电压及毫安秒越大,每个像素获得的光子量越多,密度分辨力越高。

438. CT 图像的质量参数不包括( )。

    A. 扫描视野   B. 噪声与伪影

    C. 空间分辨力和密度分辨力   D. 部分容积效应

    E. 周围间隙现象

答案: A

解析: 扫描视野与 CT 图像的质量无关。

439. 放射状伪影多见于( )。

    A. 患者的随意运动   B. 患者的不随意运动

    C. 患者体内外有高密度物质   D. 采集系统故障

    E. 图像重建故障

答案: C

解析: 患者随意运动,可产生运动伪影;密度高,可产生放射伪影;采集系统故障,可产生条纹和放射状伪影。

440. CT 在肺癌诊断中的价值是( )。

    A. 对肺癌术前分期   B. 显示较小的隐匿性病灶

    C. 为纤维支气管镜检作向导   D. 筛选行纵隔镜检查的病例

    E. 肺癌的病理分型

答案: A

解析: CT 在肺癌诊断中的价值是对肺癌术前分期。

441. 某 MR 设备,其主磁体场强度高且均匀,只要通一次电,电流就永久地在线圈内流动,产生一个恒定磁场。此设备主磁体可能是( )。

    A. 常导磁体   B. 永久磁体   C. 阻抗磁体   D. 超导磁体

    E. 电磁体

答案: D

解析: 超导型主磁体采用超导材料制作主线圈,并置于液氦低温中,一次通电后电流持续存在,并产生稳定的磁场,场强高且均匀。

442. 在 TOF 血流成像中,血流信号增强是由于( )。

    A. 存在偶回波效应   B. 血液本身的 T_1 值极短

    C. 存在假性门控现象   D. 存在血流饱和现象

    E. 存在流入性增强效应

答案: E

解析: 在 TOF 血流成像中,血流信号增强是由于存在流入性增强效应。

443. 与 CT 技术相比,不是 MRI 优点的是( )。

    A. 无电离辐射   B. 有高密度分辨力

    C. 可进行多方位成像   D. 可进行多参数成像

E. 显示解剖结构和病变敏感

答案:B

解析:CT 具有高密度分辨力,MRI 具有高软组织分辨力。

444. SE 的过程是( )。

　　A. 90°—180°—90°—180°　　　　B. 90°—90°—90°—90°

　　C. 90°—180°—180°—90°　　　　D. 90°—180°—180°—180°

　　E. 180°—90°—180°—90°

答案:A

解析:自旋回波序列(SE)的主要过程包括 90°RF 脉冲—等待 TE/2—180° 复位脉冲—等待 TE/2—记录信号—等待 T—重复上述过程。

445. 若欲较好地显示血管狭窄,常采用( )。

　　A. 2D-TOF　　　B. 3D-TOF　　　C. 2D-PC　　　　D. 3D-PC

　　E. CE-MRA

答案:E

解析:若欲较好地显示血管狭窄,常采用 CE-MRA,对比增强磁共振血管成像。TOF:时间飞跃法。PC:相位对比法。

446. 有机碘类对比剂的基本化学结构为( )。

　　A. 一碘苯环的衍生物　　　　　B. 二碘苯环的衍生物

　　C. 三碘苯环的衍生物　　　　　D. 四碘苯环的衍生物

　　E. 五碘苯环的衍生物

答案:C

解析:有机碘类对比剂基本化学结构为三碘苯环衍生物。

447. 右前斜位摄片,服钡剂的目的是观察( )。

　　A. 右心房压迫食管情况　　　　B. 右心室压迫食管情况

　　C. 左心房压迫食管情况　　　　D. 左心室压迫食管情况

　　E. 全心压迫食管情况

答案:C

解析:心脏右前斜位摄片时,服钡剂的目的是观察左心房压迫食管的情况。

448. 属于 MRI 细胞外对比剂的是( )。

　　A. 磁显葡胺　　B. 硫酸钡　　　C. 氧气　　　　　D. 二氧化碳

　　E. 氮气

答案:A

解析:目前临床应用广泛的钆制剂属于细胞外对比剂。

449. 应用 MRI 钆类对比剂,错误的方法是( )。

　　A. 静脉注射　　　　　　　　　B. 水稀释后直接口服

　　C. 液体稀释后静脉注射　　　　D. 稀释后直接腔内注射

　　E. CSF 直接注射

答案：E

解析：MRI 钆类对比剂不可 CSF（脑脊液）直接注射。

450. 关于 MMC 的抗肿瘤作用，错误的是（ ）。

    A. 抑制 DNA 复制

    B. 对 RNA 无直接作用

    C. 对细胞周期的 S 期及 G2 期最敏感

    D. 此药物属于细胞周期非将异性药物

    E. 具有氨甲酰酯和乙烯亚胺基团

答案：C

解析：丝裂霉素（MMC）为细胞周期非特异性药物，含有的氨甲酰酯及乙烯亚胺基团能抑制 DNA 的复制，主要对细胞分裂周期 G1 晚期和 S 期敏感。

451. 不属于下腔静脉滤器植入的适应证是（ ）。

    A. 复发性肺栓塞   B. 患者禁忌抗凝治疗

    C. 盆部静脉内有漂浮血栓   D. 下腔静脉畸形

    E. 癌症患者下肢深静脉血栓形成

答案：D

解析：复发性肺栓塞、禁忌抗凝、盆腔及下肢静脉血栓为适应证。下腔静脉畸形为禁忌证。

452. 关于食管内支架置入术的适应证，正确的是（ ）。

    A. 食管癌狭窄   B. 食管结核   C. 完全梗阻   D. 弥漫性狭窄

    E. 食管平滑肌瘤

答案：A

解析：食管内支架植入术的适应证包括恶性食管狭窄、食管-气管瘘、食管纵隔瘘、术后吻合口瘘、食管破裂、良性食管狭窄、贲门失弛缓、放疗前预置。

453. 不属于急诊肝动脉栓塞适应证范畴的是（ ）。

    A. 肝动脉手术结扎后已发生肝缺血坏死

    B. 医源性肝动脉损伤

    C. 肝破裂手术治疗后复发

    D. 肝动脉分支出血引起休克

    E. 创伤性胆道出血

答案：A

解析：肝动脉手术结扎后出现的肝缺血坏死属于正常术后反应，无须介入治疗。

454. 治疗巴德-吉亚利综合征（布加氏综合征）时发现下腔静脉血栓，宜先溶栓再做介入治疗，以防止血栓脱落造成（ ）。

    A. 主动脉栓塞   B. 下腔静脉栓塞

    C. 肺动脉栓塞   D. 上腔静脉狭窄或栓塞

    E. 腘静脉栓塞

答案:C

解析: 如果治疗巴德-吉亚利综合征时发现下腔静脉血栓,宜先溶栓再做介入治疗,以防止血栓脱落造成肺动脉栓塞。

455. 某患者,男性,61岁,肝硬化病史15年,现白细胞4.1 g/L,红细胞3.5 g/L,血小板54 g/L,超声检查显示脾肋间厚5.5 cm。最适当的治疗是(   )。

    A. 脾切除术　　　B. 给予升血药物　　C. 输血　　　　　　D. 部分性脾栓塞

    E. 给予凝血药

答案:D

解析: 诊断考虑肝硬化,脾功能亢进,治疗首选部分性脾栓塞。

456. 不适合行血管内支架治疗的血管是(   )。

    A. 肾动脉　　　　B. 髂动脉　　　　C. 足背动脉　　　　D. 锁骨下动脉

    E. 颈动脉

答案:C

解析: 足背动脉管径相对较细,位置表浅,不适合置入内支架。

457. 针对骨和软组织的恶性肿瘤,行经导管化疗与栓塞的主要优点不包括(   )。

    A. 肿瘤靶区药物浓度是静脉化疗时的6～30倍

    B. 全身不良反应较少

    C. 控制肿瘤进一步生长浸润

    D. 增加栓塞后外科手术出血机会

    E. 减少种植复发的机会

答案:D

解析: 经导管灌注化疗可增加靶器官药物浓度,降低外周血药物浓度,从而减少药物的毒性反应;经导管栓塞可减少肿瘤血供,减缓肿瘤生长,减少外科手术出血及术后种植复发概率。

458. 图7-44中,箭头所指位置准确的解剖描述是(   )。

    A. 下颌角　　　　B. 下颌骨喙突

    C. 下颌骨体　　　D. 下颌骨升支

    E. 下颌骨髁突

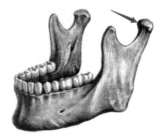

图7-44

答案:E

解析: 图中箭头所指的是下颌骨髁突。下颌支是下颌底伸向后上方的骨板,上端有两个突起,前方的称为冠突,后方的称为髁突。

459. 图7-45 中,箭头所指的解剖结构是(   )。

    A. 豆状核　　　　B. 尾状核　　　　C. 上丘脑　　　　　D. 半卵圆中心

    E. 内囊膝部

答案:B

解析: 图中箭头所指的是尾状核。尾状核位于背侧丘脑的外侧,呈"C"形围绕豆状核和背侧丘脑,可分为头、体、尾。

460. 图 7-46 中,箭头所指的结构是(　　　)。

　　A. 鼻腔　　　　　B. 额窦　　　　　　C. 上颌窦　　　　D. 蝶窦

　　E. 筛窦

答案:D

解析:图中箭头所指的是蝶窦,位居蝶骨体内,被薄的骨板分隔成左、右腔,向前开口于蝶筛隐窝。

461. 图 7-47 中,箭头所指的结构是(　　　)。

　　A. 二头肌　　　　B. 颈长肌　　　　　C. 舌下腺　　　　D. 颌下腺

　　E. 腮腺

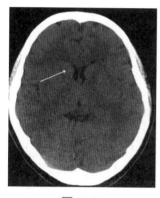
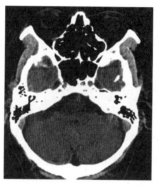
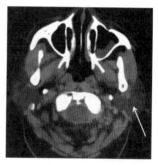

图 7-45　　　　　　　　　　图 7-46　　　　　　　　　　图 7-47

答案:E

解析:图中箭头所指的是腮腺。腮腺是最大的唾液腺,位于外耳道的前下方、下颌后窝内及下颌支的深面。

462. 蝶鞍层面不能看到的结构是(　　　)。

　　A. 蝶骨小翼　　　B. 前床突　　　　　C. 视交叉　　　　D. 四脑室

　　E. 枕骨大孔

答案:E

解析:蝶鞍层面不能看到的结构是枕骨大孔。

463. 关于膝关节的描述,正确的是(　　　)。

　　A. 是人体 X 线片上最大的关节间隙

　　B. 股骨和胫骨不在一条轴线上

　　C. 腓肠小骨为一小籽骨,好发于腓肠肌内侧头

　　D. 成人膝关节间隙为 6～8 mm

　　E. 髌上囊若见透亮影则应怀疑关节腔积液

答案:B

解析:膝关节是人体最大、最复杂的关节,成人膝关节间隙没有统一标准。髌上囊密度增大,可怀疑积液。腓肠小骨即腓肠豆,位于腓肠肌外侧头的前面。

464. 在 MRI 矢状位上,钱伯林线是指( )。

    A. 颅前点与颅后点之间的连线   B. 硬腭到枕骨凹线下缘之间的连线

    C. 沿斜坡后缘的延续线   D. 硬腭后缘到枕骨大孔后缘连线

    E. 斜坡后缘与枕骨大孔后缘连线

答案:D

解析:钱伯林线指硬腭后缘与枕骨大孔后缘连线。正常者枢椎齿状突低于此线,若枢椎齿状突高于此线 3 mm 以上,即为颅底凹陷。

465. 中央前回是( )。

    A. 运动中枢   B. 视觉中枢   C. 感觉中枢   D. 听觉中枢

    E. 嗅觉中枢

答案:A

解析:躯体运动区为中央前回和中央旁小叶前部。躯体感觉区为中央后回和中央旁小叶后部。视觉区为距状沟上下方的枕叶皮质。听觉区为颞横回。嗅觉区为海马旁回钩的内侧部及其附近。

466. 有关锁骨的描述,正确的是( )。

    A. 锁骨内 1/3 向后凸   B. 锁骨外 1/3 向前凸

    C. 锁骨的外侧端为肩峰端   D. 锁骨内 2/3 段下缘可见喙突粗隆

    E. 锁骨外 1/3 段下缘可见菱形切迹

答案:C

解析:锁骨的外侧端为肩峰端,内侧端为胸骨端。

467. 关于髋臼角的描述,错误的是( )。

    A. 成人的髋臼角为 10°

    B. 3 岁左右儿童的髋臼角为 20°

    C. 新生儿髋臼角小于 34°

    D. 髋臼发育不良者髋臼角可达 50°～60°

    E. 5 岁左右儿童的髋臼角为 25°

答案:E

解析:新生儿髋臼角正常值为 30°,1 岁以后髋臼角正常值不超过 25°,2 岁髋臼角正常值为 20°,成人髋臼角正常值为 10°。如角度增大,表示髋臼变浅。

468. 图 7-48 中,箭头所指的解剖结构是( )。

    A. 喙突   B. 锁骨

    C. 肱骨髁   D. 肩胛冈

    E. 肩峰

答案:E

解析:图 7-48 箭头所指的是肩峰。肩胛冈的前外侧端向前外伸展的骨突起称为肩峰。

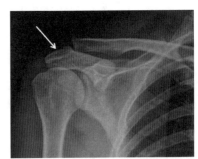

图 7-48

469. 有关髋关节断层解剖,不正确的是(   )。

    A. 股骨头呈球形   B. 髋关节间隙呈月牙形

    C. 股骨头骨小梁呈星芒状   D. 髋臼中部凹陷

    E. 髋臼中部光滑平坦

答案:E

解析:髋臼中部凹陷,为髋臼窝,其与小骨盆腔以薄层骨壁相隔。

470. 有关 X 线的描述,错误的是(   )。

    A. 不同组织密度差别形成亮度差异   B. 密度越大,X 线衰减越大

    C. 厚度越大,X 线衰减越小   D. 骨组织为高密度

    E. 气体为低密度

答案:C

解析:X 线通过人体组织后的衰减与组织厚度及密度均相关。厚度相同,密度越大,衰减越大。密度相同,厚度越大,衰减越大。

471. 图 7-49 中,箭头所指的是(   )。

    A. 左无名静脉

    B. 右肺上动脉

    C. 左肺上静脉

    D. 左颈总动脉

    E. 左锁骨下动脉

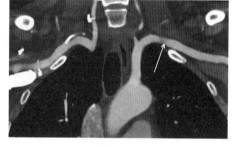

图 7-49

答案:E

解析:图中箭头所指的是左锁骨下动脉。左锁骨下动脉起于主动脉弓。锁骨下动脉从胸锁关节后方斜向外至颈根部,呈弓状经胸膜顶前方,穿斜角肌间隙,至第 1 肋外缘延续为腋动脉。

472. 左肺下叶与右肺下叶基底段分支不同的是(   )。

    A. 外段   B. 后段   C. 背段   D. 前内段

    E. 外及后基底段

答案:D

解析:左肺下叶与右肺下叶基底段分支不同的是前内段。

473. 横膈一般位于(   )。

    A. 第 3 或第 4 前肋水平   B. 第 4 或第 5 前肋水平

    C. 第 5 或第 6 前肋水平   D. 第 6 或第 7 前肋水平

    E. 第 7 或第 8 前肋水平

答案:C

解析:一般右膈顶在第 5 肋前端至第 6 前肋间水平,相当于第 9 或第 10 后肋骨平面,右膈较左膈高 1～2 cm。

474. 胸骨角后方正对的椎间盘是(   )。

    A. 第 1～2 胸椎间盘   B. 第 2～3 胸椎间盘

C. 第 3~4 胸椎间盘　　　　　　　　　D. 第 4~5 胸椎间盘

E. 第 5~6 胸椎间盘

答案：D

解析：平静呼吸时,胸骨角平第 4 胸椎下缘,即第 4~5 胸椎的椎间盘。

475. 关于对比剂增强的"四腔心"层面,(　　　)是错误的。

A. 可见左心室　　B. 可见右心室　　　C. 可见左心房　　　D. 可见右心房

E. 可见升主动脉

答案：E

解析："四腔心"层面为左、右心室和左、右心房共同显示的层面,此层面上一般不可见升主动脉。

476. 与胸骨角相连的肋软骨是(　　　)。

A. 第 1 肋软骨　　B. 第 2 肋软骨　　　C. 第 3 肋软骨　　　D. 第 4 肋软骨

E. 第 5 肋软骨

答案：B

解析：与胸骨角相连的肋软骨是第 2 肋软骨。

477. 下列结构中位于前纵隔的是(　　　)。

A. 主动脉　　　　B. 肺动脉　　　　　C. 胸腺　　　　　　D. 气管

E. 心脏

答案：C

解析：胸腺位于前纵隔内,胸骨之后。气管、升主动脉、心脏之前的较透亮的倒置狭长三角形区域为前纵隔,其中主要有胸腺和前纵隔淋巴结。

478. 男性乳头的位置,相当于(　　　)。

A. 第 10 胸椎水平　　　　　　　　　　B. 第 6 胸椎水平

C. 第 8 胸椎水平　　　　　　　　　　 D. 第 4 胸椎水平

E. 第 2 胸椎水平

答案：B

解析：锁骨中线:经锁骨中点做垂线,男性乳头大致位于此线上,所以此线又称乳头线。男性乳头一般位于第四肋间与锁骨中线交界处,相当于第 6~7 胸椎水平。

479. 疑有肺尖处病灶时,应选择的摄片位置是(　　　)。

A. 胸部后前位　　B. 胸部侧位　　　　C. 胸部斜位　　　　D. 胸部前弓位

E. 胸部点片

答案：D

解析：疑有肺尖处病灶时,应选择的摄片位置是胸部前弓位。

480. 图 7-50 中,箭头所指的是(　　　)。

A. 膈角　　　　　B. 肾动脉　　　　　C. 肾上腺　　　　　D. 脾动脉

E. 肠系膜上动脉

答案：C

解析：图 7-50 中箭头所指的是肾上腺。肾上腺位于腹膜之后，肾的上内方，与肾共同包在肾筋膜内。

481. 图 7-51 中，箭头所指的是（　　）。

    A. 左肾静脉　　　B. 脾静脉　　　　　C. 肠系膜上静脉　　D. 肠系膜上动脉

    E. 左侧肾上腺

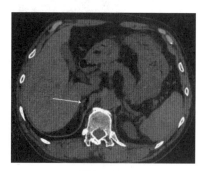 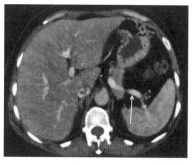

图 7-50　　　　　　　　　　　　图 7-51

答案：B

解析：图 7-51 中箭头所指的是脾静脉。脾静脉由数条小静脉在脾门处汇合而成，经过胰的后方；回收脾、胰和部分胃的静脉血。

482. 图 7-52 中，箭头所指的是（　　）。

    A. 肾上腺　　　　B. 胰头　　　　　C. 胆总管　　　　　D. 门静脉

    E. 胆囊

答案：B

解析：图 7-52 中箭头所指的是胰头。胰头为胰右端膨大部分，其上、下方和右侧被十二指肠包绕。

483. 图 7-53 中，箭头所指的解剖结构是（　　）。

    A. 肠系膜上动脉　　　　　　　B. 脾动脉

    C. 腹腔动脉　　　　　　　　　D. 肾动脉

    E. 肠系膜下动脉

答案：D

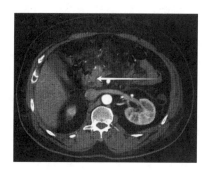 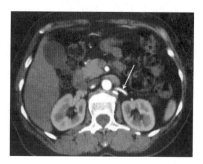

图 7-52　　　　　　　　　　　　图 7-53

解析:图 7-53 中箭头所指的是肾动脉。肾动脉约平对第 1～2 腰椎,起自腹主动脉侧壁,横行向外,到肾门附近分为前、后两干,经肾门入肾。

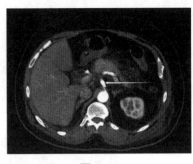

图 7-54

484. 图 7-54 中,箭头所指的解剖结构是(　　)。

    A. 腹主动脉

    B. 肝右动脉

    C. 肠系膜下动脉

    D. 腹腔动脉

    E. 肾动脉

答案:D

解析:图 7-54 中箭头所指的是腹腔干。腹腔干起自腹主动脉前壁,分为胃左动脉、肝总动脉、脾动脉 3 个大支。

485. 诊断前列腺肥大的最佳选项是(　　)。

    A. 上缘低于耻骨联合水平　　　　B. 横径超过 5 cm

    C. 超过耻骨联合上方 1 cm　　　　D. 横径超过 3 cm

    E. 超过耻骨联合上方 0.5 cm

答案:B

解析:正常前列腺不超过耻骨联合上缘。当前列腺上缘超过耻骨联合上方 2 cm 或横径大于 5 cm,则考虑前列腺肥大。

486. 输尿管的生理狭窄有(　　)。

    A. 1 个　　　　　B. 4 个　　　　　C. 2 个　　　　　D. 5 个

    E. 3 个

答案:E

解析:输尿管有 3 个生理性狭窄,分别在与肾盂连接处、越过骨盆边缘及与髂血管相交处和进入膀胱处。

487. 有关十二指肠的解剖特点,错误的是(　　)。

    A. 憩室好发于降部　　　　　　　B. 十二指肠各段均为羽毛状皱襞

    C. 球部蠕动为整体性收缩　　　　D. 十二指肠乳头位于十二指肠降部内侧

    E. 壶腹部位于降部内侧

答案:B

解析:十二指肠降部与空肠黏膜皱襞相似,呈羽毛状。

488. 在 CT 影像上辨别正常胰头、胰体交界部时,其背侧血管应该是(　　)。

    A. 腹主动脉、下腔静脉　　　　　B. 肠系膜上静脉和肠系膜上动脉

    C. 门静脉和肠系膜上静脉　　　　D. 肾动脉和右肾静脉

    E. 脾静脉和脾动脉

答案:C

解析:胰头和胰体交界处为胰颈,胰颈后方为肠系膜上静脉和脾静脉,汇合成肝门

静脉。

489. 某患者,女性,65 岁,高血压 20 多年,突然左侧肢体乏力伴有流涎、饮水呛咳 2
小时,颅脑 CT 平扫未见异常。MRI 检查方法中最能解决问题的是(　　)。

  A. PWI   B. DWI   C. MRA   D. DTI

  E. MRS

答案:B

解析:DWI 显示早期脑梗死的敏感性极高,可在梗死发生后 1～6 小时显示病灶,临
床上常用于早期及超急性期脑梗死的诊断和鉴别诊断。

490. 诊断先天性心脏病的常用造影方法是(　　)。

  A. 左心室造影   B. 右心造影

  C. 腔静脉造影   D. 主动脉造影

  E. 冠状动脉造影

答案:B

解析:诊断先天性心脏病的常用造影方法是右心造影。

491. 关于心胸比例的描述,正确的是(　　)。

  A. 心脏最大横径与胸廓最大横径之比

  B. 心脏最大横径是左心室最大横径

  C. 胸廓最大横径为最大胸廓处的外径

  D. 充分呼气后这一比例为 1∶2

  E. 未成年人的心胸比例可能较小

答案:A

解析:心胸比例为心脏最大横径与胸廓最大横径之比。心脏最大横径为中线分别至
左、右心缘各自最大径之和。胸廓横径为通过右侧横膈最高点两侧胸廓内缘的距离(也就
是肋骨内缘的距离)。充分吸气后摄片,正常成人心胸比例为 1∶2 或 50% 以下,未成年人
的心胸比例则可能稍大。

492. 肾囊肿硬化治疗的适应证不包括(　　)。

  A. 囊肿直径小于 1 cm

  B. 引起肾性高血压

  C. 与集合系统不交通

  D. 引起明显肾盂积水

  E. 引起临床症状

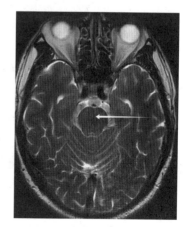

答案:A

解析:肾囊肿硬化治疗的适应证不包括囊肿直径小于
1 cm。

493. 图 7-55 中,箭头所指的是(　　)。

  A. 小脑   B. 第四脑室

  C. 颞叶   D. 脑桥

图 7-55

E. 侧脑室下角

答案: D

解析: 图 7-55 中箭头所指部位准确的解剖描述是脑桥。脑干从下往上,由延髓、脑桥和中脑 3 部分组成,中脑是较为缩窄的部分,向上延续为间脑,脑桥和延髓卧在枕骨基底节部斜坡上,延髓向下经过枕骨大孔与脊髓相连。

494. 图 7-56 中,箭头所指位置准确的解剖描述是

（   ）。

A. 子宫角部　　B. 输卵管峡部

C. 宫颈　　　　D. 输卵管壶腹部

E. 宫腔

答案: D

解析: 图 7-56 中箭头所指位置准确的解剖描述为输卵管壶腹部。输卵管壶腹部起于输卵管峡部外端,沿卵巢前缘上行,至卵巢的上端,移行于漏斗部,长 5～10 cm,占输卵管全长的 1/2,输卵管壶腹部是卵子受精处。

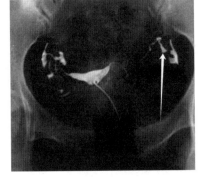

图 7-56

495. 图 7-57 中,箭头所指位置准确的解剖描述是（   ）。

A. 结肠动脉　　B. 乙状结肠动脉

C. 直肠上动脉　D. 中结肠动脉

E. 回结肠动脉

答案: C

解析: 图 7-57 中箭头所指位置准确的解剖描述为直肠上动脉。直肠上动脉是肠系膜上动脉直接延续,走行在乙状结肠网膜内,至第 3 骶椎高度分为左、右两支下行,分布于直肠。

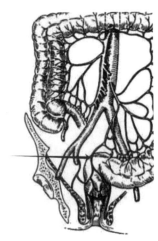

图 7-57

496.【共用选项题】

A. 右心房左下方,由 3 个三角形的瓣叶组成

B. 左心房室口的纤维环,有两个近似三角形的瓣叶,分为前瓣、后瓣

C. 右心室漏斗部的顶端,由 3 个半月形瓣叶构成

D. 主动脉前庭区,由 3 个半月形瓣叶构成

E. 左心房室口的纤维环,由 3 个三角形的瓣叶组成

（1）二尖瓣结构是（   ）。

（2）肺动脉瓣结构位于（   ）。

（1）**答案:** B

解析: 左房室口周围有纤维环,称二尖瓣环,环上有两片近似三角形的瓣叶,呈二尖瓣,分为前瓣和后瓣。

（2）**答案:** C

解析: 右心室漏斗部上端借肺动脉口通肺动脉干,肺动脉口周缘有 3 个彼此相连的半

月形纤维环,为肺动脉瓣环,环上附有3个半月形的肺动脉瓣。

497.【共用选项题】

    A. 舌骨   B. 甲状软骨   C. 环状软骨   D. 会厌

    E. 声襞

（1）口咽与喉咽的分界线是（   ）。

（2）分隔喉腔与咽腔的解剖结构是（   ）。

答案:（1）D （2）C

解析: 口咽位于会厌上缘与腭帆之间,向前经咽峡通口腔。其外侧壁腭舌弓与腭帆之间的腭扁桃体窝内容纳腭扁桃体。

喉上界是会厌上缘,下界是环状软骨下缘,以环状软骨气管韧带连接气管。杓状软骨尖和会厌软骨侧缘的黏膜皱襞为杓会厌襞,分隔喉腔和咽腔。环状软骨、杓状软骨在同一层面出现,选项中没有杓会厌襞,故选C环状软骨。

498.【共用选项题】

    A. 肝静脉出肝处   B. 肝门静脉及其右支出现

    C. 肝圆韧带裂出现   D. 肝右后下静脉出现

    E. 左肾上极

（1）在肝的横断层标本上,第一肝门出现的标记是（   ）。

（2）在肝的横断层标本上,第二肝门的标记是（   ）。

答案:（1）B （2）A

解析: 肝门静脉及其右支的出现是第一肝门出现的标志。第二肝门定义是肝腔静脉沟上份肝左静脉、肝中静脉、肝右静脉出肝处。

499.【共用选项题】

    A. 第4腰椎间盘平面   B. 第5腰椎间盘平面

    C. 前列腺出现平面   D. 前列腺消失平面

    E. 阴囊消失平面

（1）在断层解剖学中,男性盆部和会阴的上界是（   ）。

（2）在断层解剖学中,男性盆部和会阴的下界是（   ）。

答案:（1）B （2）E

解析: 在断层解剖学中,男性盆部和会阴的上界为第5腰椎间盘平面,下界为阴囊消失平面。

500.【共用选项题】

    A. 经第3骶椎下份的横断层面   B. 经第5骶椎上份的横断层面

    C. 经股骨头上份的横断层面   D. 经盆部和会阴的正中矢状层面

    E. 经盆部和会阴的正中冠状层面

（1）显示子宫体、卵巢和输卵管最好的层面是（   ）。

（2）显示阴道、子宫颈和子宫体最好的层面是（   ）。

答案:（1）B （2）D

解析：子宫体、卵巢和输卵管基本在同一个层面上，在第5骶椎层面上显示较佳，子宫体居中，左前方为乙状结肠，右前方为回肠。子宫后方依次为乙状结肠、直肠。子宫两侧可见含有大小不等的卵泡的卵巢断面。子宫体、阴道和子宫颈在矢状位同一层面上，正中矢状面显示较佳。

501.【共用选项题】

    A. 经第3骶椎下份的横断层CT图像

    B. 经第5骶椎上份的横断层CT图像

    C. 经髋臼上缘的横断层CT图像

    D. 经耻骨联合上份的横断层CT图像

    E. 女性盆部和会阴正中矢状面的MRT_2WI图像

    （1）能够显示子宫底、左髂内静脉和左卵巢的是（   ）。

    （2）由前向后分别为膀胱、子宫和直肠占据的是（   ）。

    （3）能够显示子宫腔、直肠壶腹和骶管的是（   ）。

答案：（1）A （2）C （3）E

解析：正中矢状面可以显示中线较多结构，如骶管、子宫腔、阴道及宫颈。经过髋臼上缘的横断面，输尿管从前向后显示的结构有膀胱、子宫、直肠。经过第3骶椎下份显示乙状结肠被切为前、后两个断面，直肠位于椎体右前方，并与乙状结肠直接相连，回肠集中于断面的右前部，子宫底位于断面中央，两侧为子宫阔韧带和卵巢。经耻骨联合上份的横断层CT图像显示阴道较佳，阴道表现为类圆形软组织阴影，偶见当中的低密度区，代表阴道腔隙及分泌液。

502.【共用选项题】

    A. 胰腺   B. 肾上腺   C. 门静脉   D. 肝总管

    E. 下腔静脉

    （1）位于肾前间隙的解剖结构是（   ）。

    （2）位于肾周间隙的解剖结构是（   ）。

    （3）位于胰头后方的解剖结构是（   ）。

答案：（1）A （2）B （3）E

解析：肾前间隙内的解剖结构有胰腺、十二指肠、升结肠、降结肠、肠系膜动脉、肠系膜静脉、淋巴结及脂肪组织。肾后间隙内无实质性脏器。肾周间隙内有肾、肾上腺、血管和脂肪组织。胰头后方是下腔静脉。

503.【共用选项题】

    A. 卵圆孔   B. 圆孔   C. 棘孔   D. 破裂孔

    E. 眶上裂

    （1）三叉神经上颌支通过（   ）。

    （2）三叉神经眼支通过（   ）。

    （3）颈内动脉通过（   ）。

答案：（1）B （2）E （3）D

解析:三叉神经上颌支(第二支)通过圆孔。动眼神经、滑车神经、三叉神经眼支(第一支)和展神经通过眶上裂。颈内动脉和导静脉通过破裂孔。

504.【共用选项题】

　　A. 水成像　　　　　　　　B. 功能性 MRI 成像

　　C. 脂肪抑制　　　　　　　D. MRI 对比增强检查

　　E. MR 血管造影

　　(1)有助于鉴别出血、肿瘤和炎症的是(　　)。

　　(2)静脉注入顺磁性物质的检查是(　　)。

答案:(1)D　(2)E

解析:对比增强扫描可以鉴别大部分出血、肿瘤、炎症。静脉注入顺磁性对比剂的检查为常规增强扫描、血管造影等,MRI 对比增强检查即向靶组织内加入顺磁性物质,提高与周边组织的对比度。

505.【共用选项题】

　　A. 三角肌　　B. 冈下肌

　　C. 肩胛下肌　　D. 前锯肌

　　E. 胸大肌

图 7-58 为经肩关节下份横断层,肩关节与胸外侧壁之间的三角形间隙。

　　(1)图注 6 是(　　)。

　　(2)图注 7 是(　　)。

　　(3)图注 4 是(　　)。

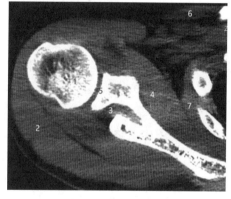

图 7-58

答案:(1)E　(2)D　(3)C

解析:1 是肱骨头,2 是三角肌,3 是冈下肌,4 是肩胛下肌,5 是肩甲盂,6 是胸大肌,7 是前锯肌。

　　　　(叶　平　张　野　陈丙力　刘　侃　张　静　鹿巧霞　张庆锋)

参考文献

[1] 赵喜平. 磁共振成像系统的原理及其应用 [M]. 北京:科学出版社,2000.

[2] 李坤成. 全国医用设备使用人员(MRI 医师)上岗考试指南 [M]. 北京:军事医学科学出版社,2009.

[3] 姜树学. 人体断面解剖学 [M]. 2 版. 北京:人民卫生出版社,2006.

[4] 全国卫生专业技术资格考试用书编写专家委员会. 2022 全国卫生专业技术资格考试指导 放射医学技术 [M]. 北京:人民卫生出版社,2021.

[5] 李松龄. 人体正常数据手册 [M]. 北京:科学技术文献出版社,1981.

[6] 郑学源. 人体解剖学组织胚胎学熟记歌诀 [M]. 北京:人民军医出版社,1999.

[7] 唐元升,张秀珍,韩殿存. 人体医学参数与概念 [M]. 济南:济南出版社,1995.

[8] 于春水,郑传胜,王振常. 医学影像诊断学 [M]. 5 版. 北京:人民卫生出版社,2022.

[9] 全国卫生资格考试编写专家委员会. 2023 全国卫生专业技术资格考试指导 放射医学 [M]. 北京:人民卫生出版社,2022.

[10] 全国卫生资格考试编写专家委员会. 2024 全国卫生专业技术资格考试指导 放射医学 [M]. 北京:人民卫生出版社,2023.

[11] 李真林,于兹喜. 医学影像检查技术学 [M]. 5 版. 北京:人民卫生出版社,2022.